Berliner Gefäßchirurgische Reihe Band 10

Herausgegeben von W. Hepp

B. Luther ▮ W. Hepp ▮ (Hrsg.)

Kruropedale Arterienverschlüsse

B. Luther W. Hepp (Hrsg.)

Kruropedale Arterienverschlüsse

Mit 72 zum Teil farbigen Abbildungen in 94 Einzeldarstellungen und 25 Tabellen

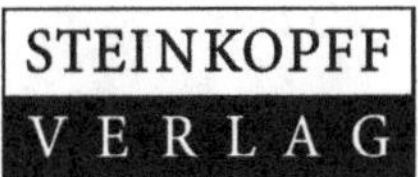

Prof. Dr. med. Dr. phil. BERND LUTHER
Ärztlicher Direktor der Klinik für Gefäßchirurgie –
vaskuläre und endovaskuläre Chirurgie
HELIOS Klinikum Krefeld
Lutherplatz 40
47805 Krefeld

Prof. Dr. med. WOLFGANG HEPP
Haaner Straße 114
42719 Solingen

ISBN 978-3-7985-1761-5 Steinkopff Verlag

Bibliografische Information der Deutschen Nationalbibliothek
Die Deutsche Nationalbibliothek verzeichnet diese Publikation in der
Deutschen Nationalbibliografie; detaillierte bibliografische Daten sind im Internet
über http://dnb.d-nb.de abrufbar.

Steinkopff Verlag
ein Unternehmen von Springer Science+Business Media

www.steinkopff.com

Redaktion: Dr. Annette Gasser Herstellung: Klemens Schwind
Umschlaggestaltung: Erich Kirchner, Heidelberg
Satz: K+V Fotosatz GmbH, Beerfelden

SPIN 12031382 85/7231-5 4 3 2 1 0 – Gedruckt auf säurefreiem Papier

Vorwort

Dieser Band aus der Reihe der Berliner Gefäßchirurgischen Symposien beschäftigt sich mit den Möglichkeiten der Diagnostik und Therapie von Verschlussprozessen der Arterien des Unterschenkels und des Fußes. Das Thema ist von großer Bedeutung, zum einen wegen der Häufung dieser Erkrankungen in der Bevölkerung moderner Industriestaaten und zum anderen wegen der hohen Morbidität und Mortalität der Patientengruppe und der nicht seltenen invalidisierenden Gliedmaßenamputationen. Dieses Schicksal zu verhindern stellt eine vordringliche Aufgabe der heutigen Gesundheitspolitik dar.

Den Autoren dieses Buches ist die kompakte und verständliche Aufarbeitung der Diagnostik und multimodalen Therapie des Krankheitsbildes zu verdanken. Für jeden Gefäßmediziner nachvollziehbar wird die Bedeutung einer sauberen gefäßmorphologischen Darstellung kruropedaler Schädigungsmuster aufgezeigt. Erst so kann eine Therapieoption mit größter Erfolgsaussicht festgelegt werden. Die Behandlungsmöglichkeiten umfassen konservative, thrombolytische, operative und endovaskuläre Methoden. Dabei sind häufig Kombinationen der einzelnen Methoden sinnvoll. Da es sich ausnahmslos um schmalkalibrige Arterien der Endstrombahn handelt, sind kleinste Fehler und Unregelmäßigkeiten mit einer schlechten Prognose bezüglich der Erhaltung der Extremität verbunden. Deshalb sind die intraoperative Qualitätskontrolle und die konsequente Nachsorge unabdingbare Standards.

Die kruropedale Arterienrekonstruktion wird heute nur an ausgewiesenen Zentren durchgeführt. Unser Ziel muss aber sein, dass diese Methoden die größtmögliche Verbreitung unter Gefäßmedizinern finden. Insofern ist dieses Buch als Anleitung zum eigenen Tun im Interesse aller amputationsbedrohten Patienten zu verstehen.

Krefeld und Haan, im November 2008

Bernd Luther
Wolfgang Hepp

Inhaltsverzeichnis

Diagnostik

Konservative Therpie

Lysetherpie

Endovaskuläre Therapie

Gefäßchirurgische Therapie

Autorenverzeichnis

Dr. med. K. Amendt
Klinik für Innere Medizin I
Diakoniekrankenhaus
Speyerer Straße 91–93
68163 Mannheim

Dr. med. M. Engelhardt
Abteilung für Gefäßchirurgie
Bundeswehrkrankenhaus Ulm
Oberer Eselsberg 40
89081 Ulm

Dr. med. J. Hanzlick
Fachbereich Gefäßchirurgie
Caritas Krankenhaus St. Josef
Landshuter Straße 65
93053 Regensburg

Dr. med. T. Horn
Dermatologische Klinik
HELIOS Klinikum Krefeld
Lutherplatz 40
47805 Krefeld

Dr. med. S. Langer
Universitätsklinikum Aachen
Klinik für Gefäßchirurgie
Pauwelsstraße 30
52074 Aachen

Prof. Dr. med. Dr. phil. B. Luther
Klinik für Gefäßchirurgie –
vaskuläre und endovaskuläre
Chirurgie
HELIOS Klinikum Krefeld
Lutherplatz 40
47805 Krefeld

Dr. med. M. Naundorf
Klinik für vaskuläre
und endovaskuläre Chirurgie
DRK-Kliniken Köpenick
Salvador-Allende-Straße 2–8
12559 Berlin

Priv.-Doz. Dr. med. A. Neufang
Klinik für Herz-, Thorax-
und Gefäßchirurgie
Klinikum der Johannes-
Gutenberg-Universität
Langenbeckstraße 1
55131 Mainz

Dr. med. J. Nickel
Institut für Röntgendiagnostik
Asklepios Klinik Pasewalk
Prenzlauer Chaussee 30
17309 Pasewalk

Priv.-Doz. Dr. med. T. Pfeiffer
Klinik für Gefäßchirurgie –
vaskuläre und endovaskuläre
Chirurgie
Hegau-Bodensee-Klinikum
Virchowstraße 10
78224 Singen

Priv.-Doz. Dr. med. R. I. Rückert
Chirurgische Klinik
Franziskus-Krankenhaus
Budapester Straße 15–19
10787 Berlin

Dr. med. Fragiska Sigala
Lecturer in Vascular Surgery
University of Athens
Medical School
Etheros 7–9
11364 Athens, Greece

Dr. med. A. Stübinger
Gefäßchirurgische Abteilung
Universitätsklinikum Erlangen
Krankenhausstraße 12
91054 Erlangen

Prof. Dr. med. V. Triponis
Zirgostraße 1–4
2040 Vilnius
Litauen

Dr. med. M. Weinrich
Klinik für Allgemein-,
Viszeral- und Gefäßchirurgie
Klinikum Worms
Gabriel-von-Seidl-Str. 81
67550 Worms

Diagnostik

Erste klinische Erfahrungen mit der Darstellung kruropedaler Anschlussgefäße mittels 4D-MRA vor extrem distaler Bypass-Anlage

S. Langer, K.M. Ruhl, G. Mommertz, F. Sigala, T.A. Koeppel, J.E. Wildberger, E. Spüntrup, M.J. Jacobs

First clinical experiences of preoperative 4D-MRA assessment of crural and pedal target vessels prior to distal bypass surgery

Summary. There is a great demand for adequate preoperative imaging of target vessels prior to extreme distal bypass surgery. Precise information about diameter, patency, morphology and run off arteries is mandatory. Selective intraarterial subtraction angiography (DSA) is considered to be the current gold standard. The magnetic resonance angiography (MRA) represents an interesting alternative. Well known disadvantages of DSA like direct artery puncture or contrast agent side effects such as allergy or nephrotoxiticy can be avoided. However, due to low grade quality for imaging of peripheral vessels, the technique has not yet achieved wide acceptance and had to be improved. The time resolved, contrast enhanced, four dimensional magnetic resonance angiography (4D-MRA) is an innovative development which satisfies the preoperative surgical demands. The 4D-MRA may possibly replace DSA in near future.

Zusammenfassung. Zur Planung und Durchführung eines distalen kruralen oder pedalen Bypasses ist eine Bildgebung zu fordern, welche Informationen über das Kaliber, die Durchgängigkeit, die Morphologie und den Abstrom des Anschlussgefäßes liefert. Goldstandard ist gegenwärtig die intraarterielle orthograde digitale Subtraktionsangiographie (DSA) via A. femoralis communis. Aufgrund der bekannten Nachteile der DSA durch die Notwendigkeit einer direkten arteriellen Punktion sowie kontrastmittelinduzierter Nebenwirkungen wie Allergie und Nephrotoxizität ist die Magnetresonanzangiographie (MRA) eine vielversprechende Alternative. Wegen einer mangelnden Abbildungsqualität in der Peripherie konnte sie sich bisher bei oben genannter Fragestellung nicht durchsetzen, was eine Optimierung dieser Methode erforderte. Die kontrastmittelverstärkte, zeitlich aufgelöste, 4-dimensionale Magnetresonanzangiographie (4D-MRA) ist eine neue, innovative Weiterentwicklung dieser radiologische Untersuchungstechnik, die den einleitend genannten Forderungen entspricht und die DSA in Zukunft ablösen könnte.

■ Einleitung

Zur operativen Therapieplanung vor extrem distaler Bypass-Anlage ist eine Bildgebung anzustreben, welche dem in der peripheren Bypass-Chirurgie ambitionierten Gefäßchirurgen genaue Informationen über die Qualität eines Anschlussgefäßes liefert. Hierbei sind Aussagen zu Kaliber, Durchgängigkeit, Morphologie und Abstrom entscheidend. Als bisheriger Goldstandard gilt die orthograde Feinnadel-DSA (DSA: digitale Subtraktionsangiographie), in der Regel via ipsilateraler A. femoralis communis oder aber bei frei durchgängiger A. femoralis superficialis ggf. auch Darstellung durch Einbringen eines Katheters von weiter distal. Die hinreichend bekannten Nachteile des Verfahrens sind die Notwendigkeit einer direkten arteriellen Punktion sowie die kontrastmittelbedingten Nebenwirkungen wie Nephrotoxizität und Allergie. Dies wiegt umso schwerer, als die Hauptgruppe der pedal zu rekonstruierenden Patienten Diabetiker mit oftmals vorbestehender Niereninsuffizienz sind [10]. Somit ist die Suche nach einer alternativen, aber ebenfalls effektiven Bildgebung zusätzlich zum bisherigen Goldstandard sinnvoll. Eine mögliche Alternative könnte grundsätzlich - neben der hochauflösenden farbkodierten Duplexsonographie - die Magnetresonanzangiographie (MRA) darstellen. Die Vorteile bestehen neben der reduzierten Invasivität in der erheblich geringeren dosisabhängigen Nephrotoxizität des Kontrastmittels und der beinahe nicht vorhandenen allergischen Komplikationen. Mit der kontrastmittelverstärkten 4-dimensionalen MRA (4D-MRA) steht nunmehr eine neue Technik zur Verfügung, die neben einer hohen örtlichen Auflösung als vierte Dimension die zeitliche Auflösung berücksichtigt. Damit besteht die Möglichkeit der Differenzierung von arteriellen und venösen Gefäßen, was bei der herkömmlichen 3D-MRA insbesondere im Fußbereich und bei Kurzschlüssen im Rahmen eines diabetischen Fußsyndroms häufig Probleme bereitet hat [6].

■ Methodik

Patienten mit kritischer Beinischämie mit vorab entweder farbduplexsonographisch, konventionell angiographisch oder konventionell MR-angiographisch nachgewiesener pAVK vom Unterschenkeltyp wurden zur Detektion potenzieller Anschlussgefäße für einen pedalen Bypass mittels 4D-MRA untersucht.

Die Untersuchungen wurden an einem 3,0-Tesla-Ganzkörpermagnetresonanztomographen (Achieva, Philips Medical Systems, Best, Niederlande) durchgeführt. Die Patienten befanden sich in Rückenlage, und ein Fuß wurde in einer 8-Kanal-Kopfspule fixiert. Abbildung 1 zeigt einen Patienten während der Untersuchung, Abbildung 2 einen Fuß in der verwendeten 8-Kanal-Kopfspule.

Die MRA wurde mit einer sagittalen T1-gewichteten 3D-Gradientenechosequenz mit folgenden Parametern durchgeführt:

- Repetitionszeit/Echozeit (TR/TE): 4,2/1,6 ms;
- Flipwinkel (FA): 30°;
- Messfeld: 290 mm;

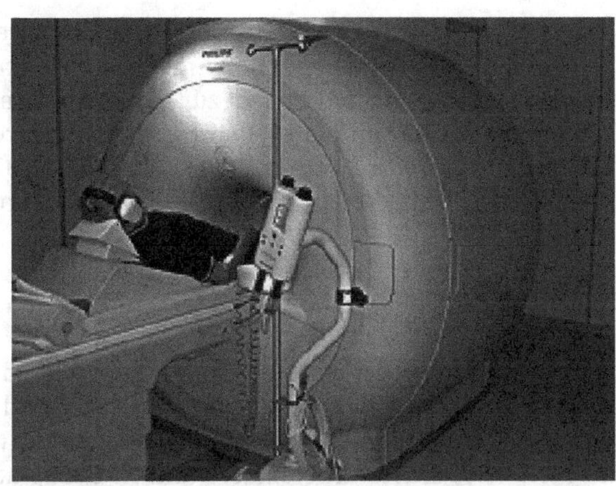

Abb. 1. Patient im 3-Tesla-Magnetresonanztomographen

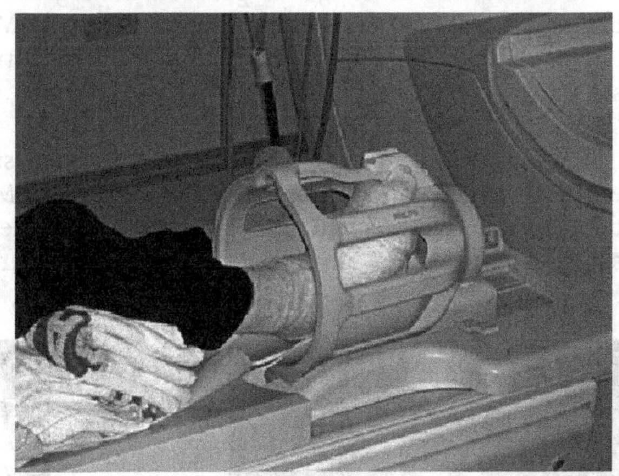

Abb. 2. Fuß in einer 8-Kanal-Kopfspule

- Matrixgröße: 352^2;
- 120 Schichten;
- örtliche Auflösung: $0{,}8 \times 0{,}8 \times 1{,}6$ mm^3, rekonstruiert zu $0{,}6 \times 0{,}6 \times 0{,}8$ mm^3.

Um eine zeitliche Auflösung von 3,9 s pro Dynamik zu erreichen, wurde eine parallele Bildgebung (SENSE) mit einer Beschleunigung um den Faktor 4 in antero-posteriorer Richtung und um den Faktor 2 in Rechts-links-Richtung verwandt. Bei jedem Patienten wurden 16 dynamische Messungen durchgeführt, um sowohl die arterielle als auch die venöse Phase darstellen zu können.

Paramagnetisches Kontrastmittel (0,5 mmol Gadobensäuredimegluminsalz/l; MultiHance, Altana Pharma, Konstanz) wurde maschinell über eine periphere Venenverweilkanüle (Spectris Solaris EP MR Injection System, Medrad Inc., Indianola, PA, USA) injiziert. Dabei verabreichte man eine adaptierte Dosis von 0,2 mmol/kg KG mit einem Fluss von 3,0 ml/s, gefolgt von 30 ml physiologischer Kochsalzlösung mit der gleichen Flussrate. Die Datenakquisition wurde manuell etwa 10 s nach Beginn der Kontrastmittelinjektion gestartet, um mindestens eine native Phase zur dynamischen Subtraktion aufzunehmen. Rotierende Maximumintensitätsprojektionen wurden über einen 180°-Sektor mit 20 Rekonstruktionen von den subtrahierten Bildern erstellt.

Es wurden bisher 18 Patienten nach diesem Protokoll untersucht.

Ergebnisse

Unsere Zwischenergebnisse sind vielversprechend. Arterien und Venen konnten bei einer zeitlichen Auflösung von <4 s und gleichzeitig hoher örtlicher Auflösung mit einer rekonstruierten Voxelgröße von $0{,}6 \times 0{,}6 \times 0{,}8\ mm^3$ bis in die Peripherie sicher differenziert und in Bezug auf die Anschlussfähigkeit beurteilt werden. Die neuartige zeitliche Auflösung kommt in den Abbildungen 3 und 4 zur Darstellung. Sie gehören zum gleichen Untersuchungsgang. Abbildung 3 zeigt die „arterielle Phase“ einer 4D-MRA bei einer Patientin mit einem diabetische Fußsyndrom und vordiagnostiziertem Unterschenkelquerschnittverschluss. Abbildung 4 stellt die spätere „venöse Phase“ mit dem Abstrom des Kontrastmittels dar.

Bei den ersten untersuchten Patienten fanden sich intraoperativ gute Übereinstimmungen mit den präoperativ erhobenen MR-angiographischen Befunden, sodass nachfolgend eine prospektive vergleichende Untersuchung zwischen selektiver DSA und 4D-MRA begonnen wurde. Abbildung 5 zeigt einen

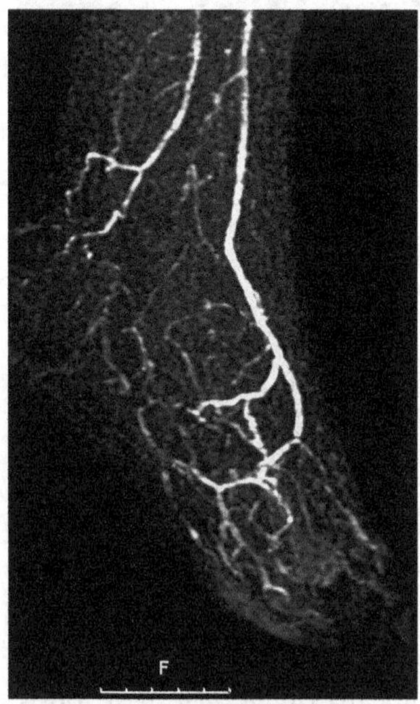

Abb. 3. „Arterielle Phase“

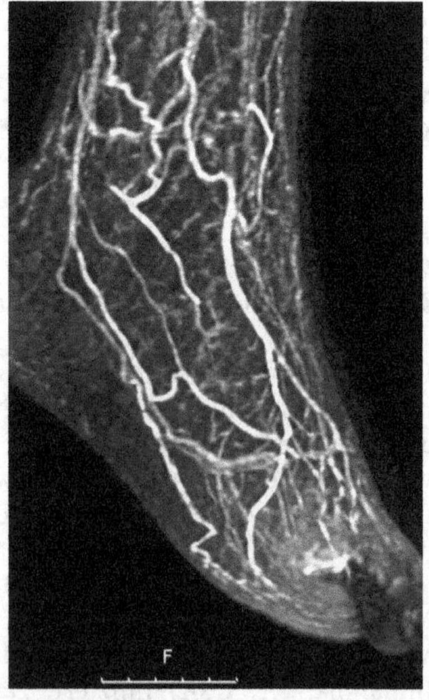

Abb. 4. „Venöse Phase“

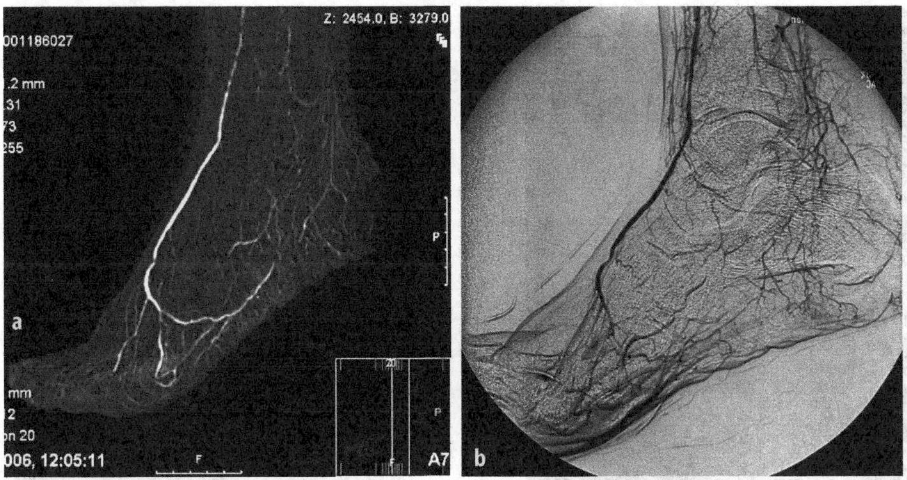

Abb. 5a, b. Vergleichende Darstellung der pedalen Gefäße mittels 4-dimensionaler Magnetresonanzangiographie (**a**) und digitaler Subtraktionsangiographie (**b**).

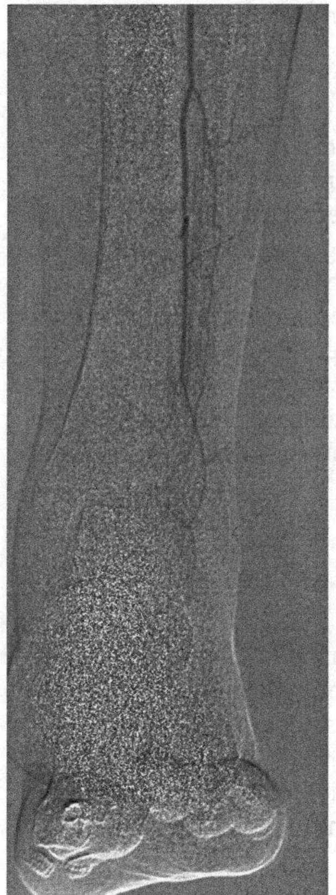

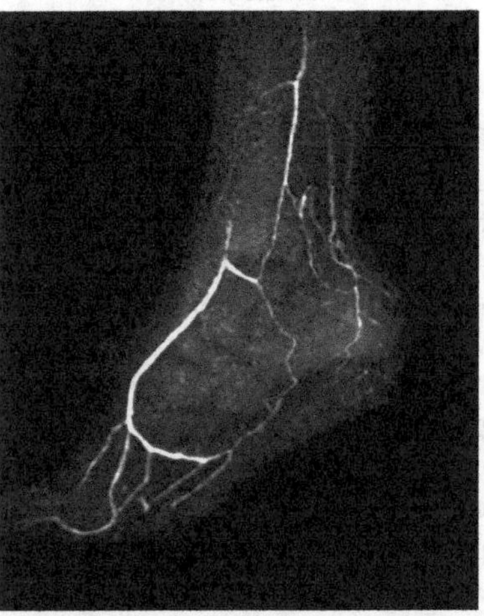

Abb. 7. 4-dimensionales Magnetresonanzangiogramm der gleichen Patientin wie in Abbildung 6 mit Darstellung eines inkompletten Fußbogens

Abb. 6. Abbruch des Kontrastmittels in der distalen A. fibularis, „leeres" selektives Angiogramm pedal

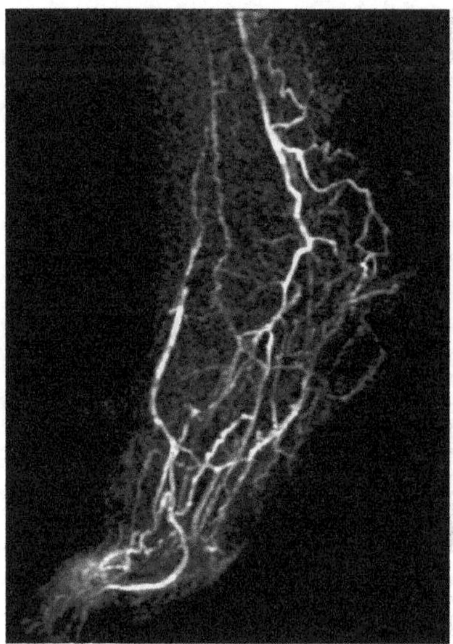

Abb. 8. Präoperatives 4-dimensionales Magnetresonanzangiogramm

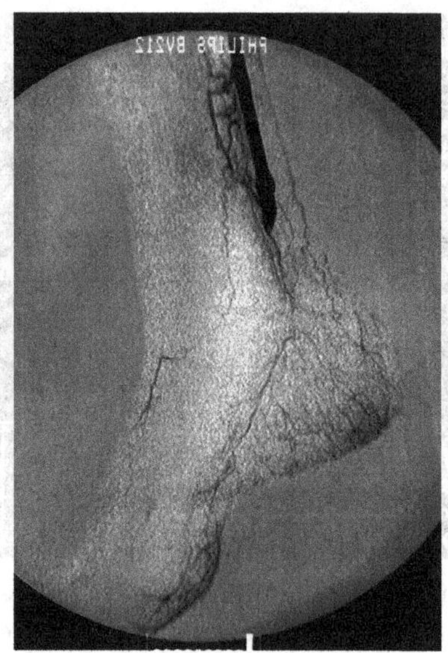

Abb. 9. Intraoperative digitale Subtraktionsangiographie mit dem C-Bogen mit Darstellung der distalen Anastomose

Fall mit vergleichbarer Beurteilbarkeit der pedalen Arterien bei beiden Untersuchungstechniken. Wir fanden jedoch auch in bisher 2 Fällen – in Abbildung 6 und Abbildung 7 dargestellt – bei pedal „leerem Angiogramm" in der 4D-MRA noch Anteile des Fußbogens. Zur postoperativen Bypass-Kontrolle wurde die 4D-MRA in 2 Fällen eingesetzt. Abbildung 8 zeigt den präoperativen 4D-MRA-Befund eines ischämischen Fußes, Abbildung 9 die intraoperative Kontroll-C-Bogen-DSA nach distalem Bypass-Anschluss an die A. tibialis posterior. Abbildung 10 stellt im Rahmen der postoperativen 4D-MRA neben der Offenheit des implantierten kruralen Bypasses zudem die gute Perfusion des vorab kritischen Vorfuß sowie die kräftige Füllung des Fußrückenvenenplexus dar. Die Kontrastmittelaussparung im Anastomosenbereich ist artifiziell auf Metallclipligaturen zurückzuführen.

▮ Diskussion

Die MRA-Technik hat sich vor dem Hintergrund immer leistungsstärkerer Geräte bis hin zu Feldstärken von 3 Tesla in den vergangenen 20 Jahren rasant entwickelt. Hierbei sind in der Vergangenheit verschiedene Techniken beschrieben worden. Im Jahre 1984 wurde die ohne Kontrastmittel arbeitende „Time-of-flight"-Technik publiziert [1], 1985 folgte die erste MR-Angiographie [9] und als Weiterentwicklung die „Three-dimensional"-MRA (3D-MRA) [2]. Die 1994 erstmals publizierte kontrastverstärkte („contrast enhanced") 3D-MRA [5] ist die Untersuchungstechnik, mit der heute die meisten Becken-/

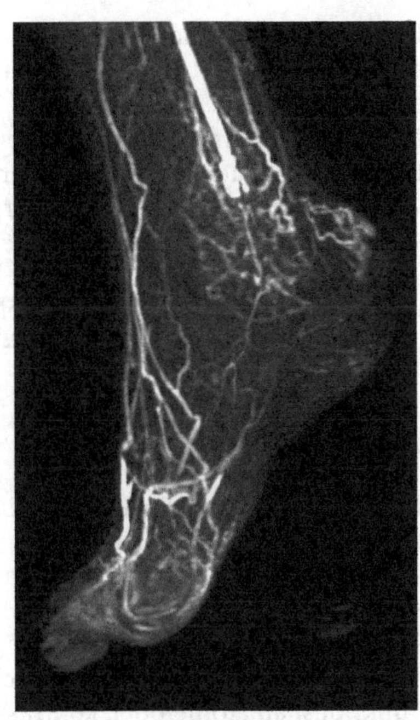

Abb. 10. Postoperative Kontrolle mittels 4-dimensionaler Magnetresonanzangiographie

Bein-MRA durchgeführt werden, also mittlerweile durchaus ein Routineverfahren und jedem Gefäßchirurgen aus der täglichen Praxis bekannt. Weitere erwähnenswerte Neuerungen waren die Einführung der Tischverschiebetechnik mit Bolusverfolgung und die „Whole-body"-MRA im Jahre 2000 [7]. Mit der Optimierung von Geräten und Untersuchungstechniken verbesserte sich auch die Abbildungsqualität kruropedaler Gefäße. Neuere Publikationen basieren überwiegend auf der 3-dimensionalen, kontrastmittelverstärkten MRA und konnten bereits Vorteile gegenüber dem bisherigen, oben genannten Goldstandard postulieren [4]. Uns steht nunmehr mit der kontrastmittelverstärkten 4D-MRA eine Technik zur Verfügung, die eine weitere Optimierung verspricht, da hier als vierte Dimension neben einer optimierten Ortsauflösung eine zeitliche Auflösung mit abgebildet wird. Im angloamerikanischen Schrifttum wird diese Technik als „time resolved contrast enhanced three dimensional MRA" bezeichnet, also nominal als Weiterentwicklung der 3D-Technik interpretiert. In den Publikationen der vergangenen Jahre wurde diese vierdimensionale Technik vornehmlich bei neuroradiologischen und kardiologischen Fragestellungen untersucht, z.B. für die Darstellung intrakranieller arteriovenöser Shunts oder für die Diagnostik kleinerer pulmonaler Embolien. Vereinzelt wurde aber auch über die Darstellung peripherer Beingefäße [8] oder über die Darstellung von Dialysefisteln berichtet [11].

Über die Darstellung ausschließlich distaler kruraler bzw. pedaler Gefäße mittels 4D-MRA gibt es keine Publikationen. Dabei ist die zeitliche Auflösung der pedalen Durchblutung deswegen besonders interessant, weil hier nun exakt zwischen Arterien und Venen differenziert werden kann (Abb. 3 und 4).

Denn bisher war das schwierige Kontrastmittel-Timing beim Querschnittverschluss für die MRA ein limitierender Faktor, da es zu einer gemeinsamen Abbildung von Venen und Arterien kam [3]. Bei der hier vorgestellten Methode spielt diese bekannte störende „venöse Überlagerung" jedoch keine wesentliche Rolle mehr. Zudem bestehen gerade bei Diabetikern häufig pedale arteriovenöse Shunts, welche die Interpretation der 3D-MRA bisher deutlich erschwerten.

Gegenstand unserer laufenden Untersuchung ist nun die systematische Bewertung potenzieller Anschlussgefäße mit der kruropedalen 4D-MRA im Vergleich zur orthograden Feinnadel-DSA als etablierte Referenzmethode.

Schlussfolgerung

Die kruropedale 4D-MRA ist eine neue, innovative radiologische Untersuchungstechnik zur Lokalisierung und Darstellung „okkulter" Anschlussgefäße für extrem distale Bypasses, vor allem auch bei vorgeschalteten Verschlussprozessen. Die Aussagekraft der Methode scheint entsprechend unserer Zwischenergebnisse der orthograden Feinnadel-DSA ebenbürtig, möglicherweise sogar überlegen zu sein. Zusätzlich bleiben den Patienten Komplikationen wie Punktionshämatome oder kontrastmittelinduzierte Nebenwirkungen erspart.

Literatur

1. Feinberg DA, Crooks LE, Hoenninger J et al. (1984) Pulsatile blood velocity in human arteries displayed by magnetic resonance imaging. Radiology 153:177–180
2. Hale JD, Valk PE, Watts JC et al. (1985) MR imaging of blood vessels using three-dimensional reconstruction: Methodology. Radiology 157:727–733
3. Hofmann W, Forstner R, Sattlegger P, Uguruologu A, Magometschnigg H (2001) Die bildgebende Diagnostik pedaler Anschlussgefäße. Gefäßchirurgie 6:98–102
4. Kreitner KF, Kalden P, Neufang A et al. (2000) Diabetes and peripheral arterial occlusive disease: prospective comparison of contrast-enhanced three-dimensional MR angiography with conventional digital subtraction angiography. AJR Am J Roentgenol 174:171–179
5. Prince MR (1994) Gadolinium-enhanced MR aortography. Radiology 191: 155–164
6. Lang W, Horch RE (2006) Distale Extremitätenrekonstruktion mit pedalem Bypass und Lappenplastiken beim diabetischen Fußsyndrom nach Vakuumvorbehandlung. Zentralbl Chir 131:146–150
7. Ruehm SG, Goyen M, Quick HH et al. (2000) Ganzkörper-MRA auf einer rollenden Tischplattform (Angiosurf). Fortschr Röntgenstr 172:670–674
8. Swan JS, Carroll TJ, Kennell TW et al. (2002) Time-resolved three-dimensional contrast-enhanced MR angiography of the peripheral vessels. Radiology 225:43–52
9. Weeden VJ, Meuli RA, Edelman RR et al (1985) Projective imaging of pulsatile flow with magnetic imaging. Science 230:946–948
10. Wölfle K, Schaal J, Rittler S, Bruijnen H, Loeprecht H (2003) Infrainguinale Bypassoperationen bei Patienten mit terminaler Niereninsuffizienz und kritischer Beinischämie: Lohnt sich der Aufwand? Zentralbl Chir 128:709–714
11. Zhang J, Hecht EM, Maldonado T, Lee VS (2006) Time-resolved 3D MR angiography with parallel imaging for evaluation of hemodialysis fistulas and grafts: initial experience. AJR Am J Roentgenol 186:1436–1442

Konservative Therapie

Konservative Behandlung bei infrainguinaler peripherer arterieller Verschlusskrankheit (pAVK)

K. Amendt

Conservative treatment in infrainguinal peripheral arterial occlusive disease (PAOD)

Summary. Fontaine stage II (intermittent claudication) of peripheral arterial occlusive disease is the domain of conservative therapy.

Basic therapy of atherosclerosis consists of exact management of cardiovascular risk factors adapted to international guidelines in combination with administration of inhibitors of platelet function, regardless of localisation and severity of disease.

As a specific vascular non invasive therapy, walking exercise in combination with the administration of cilostazol is in the center of attention. Cilostazol significantly improves walking capacity and quality of life of these patients. Concerning mortality of this group of high risk patients, therapy with cilostazol is safe. Because of an insufficient evidence of efficacy, other orally administered drugs are not recommended. The threefold activity of cilostazol (on endothelial cells, smooth muscle cells and platelets) makes it superior to a simple platelet inhibitor. Cilostazol is an anti-atherothrombotic substance with demonstrated additional efficacy on cerebral arteries (secondary stroke prevention) and coronary arteries after PCI (bare metal stents).

In patients with stenoses or occlusions of iliac arteries, beneficial effects under conservative treatment can not be expected; in these cases, invasive therapy is indicated. Individual demands of each patient concerning his walking capacity and quality of life, restricted by his comorbidity, are crucial in the differential indication between invasive vs. conservative treatment.

Focussing on specific vascular treatment, the high risk of mortality must not be ignored. Therefore it essential to control cardiac and cerebrovascular findings as a routine in patients with PAOD.

Zusammenfassung. Das Stadium II (Claudicatio intermittens) der arteriellen Verschlusskrankheit der unteren Extremitäten ist die Domäne der konservativen Therapie.

Als Basistherapie der Atherosklerose ist das exakte Management der kardiovaskulären Risikofaktoren nach internationalen Leitlinien in Kombination mit der Gabe von Thrombozytenfunktionshemmern zu sehen, unabhängig von Lokalisation und Schweregrad der Erkrankung.

Als spezifische nichtinvasive angiologische Therapie steht die physikalische Behandlung mit Gehtraining in Kombination mit der Gabe von Cilostazol weit im Vordergrund. Cilostazol verbessert signifikant die Gehleistung und auch die Lebensqualität der Patienten. Die Therapie mit Cilostazol ist gerade bezüglich der Mortalität dieses Risikokollektivs sicher. Für andere oral verfügbare Medikamente gibt es bei der pAVK keine ausreichenden Wirkungsnachweise und deshalb auch keine Empfehlungen.

Cilostazol ist wegen seiner 3fachen Wirkung (auf Endothelzelle, Muskelzelle und Thrombozyt) mehr als ein Thrombozytenfunktionshemmer. Cilostazol ist ein Antiatherothrombotikum mit bewiesener Wirksamkeit auch an den hirnversorgenden Arterien (Sekundärprävention des Schlaganfalles) und bei Koronarinterventionen (Minderung der Re-Stenose-Rate von Koronarstents).

Bei Verschlüssen und Stenosen der Beckenarterien ist ein befriedigendes Ergebnis der rein konservativen angiologischen Therapie nicht zu erwarten, hier sind invasive Therapieformen indiziert. Der individuelle Anspruch des Patienten an seine Gehleistung und damit seine Lebensqualität, limitiert durch seine Begleiterkrankungen, ist bei der Differenzialindikationsstellung zur konservativen vs. invasiven Therapie entscheidend.

In keinem Fall darf man in Hinblick auf die spezifisch angiologische Therapie der pAVK das hohe Mortalitätsrisiko der Patienten übersehen. Eine regelmäßige Überwachung des kardialen und des zerebrovaskulären Befundes ist bei Patienten mit pAVK deshalb unabdingbar.

∎ Einleitung

Die periphere arterielle Verschlusskrankheit (pAVK) ist eine klinische Manifestation der obliterierenden Atherosklerose. Zusammen mit der koronaren Herzerkrankung und der zerebrovaskulären Durchblutungsstörung ist sie die Hauptmanifestation dieser degenerativen Gefäßerkrankung. Die Prävalenz und auch die Inzidenz dieser Erkrankung nehmen durch die Überalterung der Bevölkerung und der damit steigenden Zahl an Patienten mit ungünstigem Risikofaktorenprofil in der Bundesrepublik wie auch international deutlich zu. Einer der Hauptgründe ist sicher die zunehmende Prävalenz des Diabetes mellitus Typ 2, die derzeit auf 5–8% geschätzt wird.

Neuere epidemiologische Daten aus der Bundesrepublik (getABI-Studie) [7] zeigen, dass die pAVK mit einer Prävalenz von etwa 18–20% Männer und Frauen über 65 Jahren betrifft.

Die Prognose der Patienten mit pAVK ist direkt proportional zum Schweregrad ihrer Durchblutungsstörung; sie ist mit der einer Tumorerkrankung zu vergleichen. Dies wiederum erklärt, warum bereits heute, besonders aber in naher Zukunft, eine zunehmende volkswirtschaftliche Belastung für die Behandlung dieser Patienten auf uns zukommen wird.

Die effektivste Intervention, um in der Zukunft Kosten für die Behandlung der obliterierenden Atherosklerose einsparen zu können, ist die Primärprävention, die bereits im Kindesalter einsetzen muss.

Inhalt dieses Beitrags soll aber sein, das Spektrum der konservativen Therapieansätze bei bereits eingetretener arterieller Verschlusskrankheit im Stadium II nach Fontaine aufzuzeigen.

Indikationen zur konservativen oder invasiven Therapie der pAVK

Die entscheidenden Kriterien bei der Differenzialindikationsstellung zur invasiven vs. konservativen Therapie sind prinzipiell:

- Das klinische Stadium der Erkrankung (Fontaine I–IV): Im Stadium II (Claudicatio intermittens) besteht ein nur geringes Risiko des Extremitätenverlustes (2% pro 5 Jahre) bei allerdings bereits sehr hoher Mortalität (25–30% pro 5 Jahre). Die Stadien III und IV werden als „kritische Extremitätenischämie" bezeichnet. Hier bestehen ein sehr hohes Risiko für einen Extremitätenverlust (30% pro Jahr) und eine massiv erhöhte kardiovaskuläre Mortalität (25% pro Jahr).
- Der individuelle Anspruch des Patienten an seine Gehfähigkeit (Stadium II).
- Die Möglichkeiten, aber auch das Temperament des angesprochenen Therapeuten.

Bei gegebener Indikation zur invasiven Therapie entscheiden morphologische Kriterien der Gefäßläsionen über die Indikation zur Gefäßoperation oder zur perkutanen Katheterintervention. Die Läsionen werden nach internationalen Richtlinien in unterschiedliche Grade der Komplexität eingeteilt (TASC A–D) [10].

Die limitierenden Faktoren jeder Therapie sind:

- Verfügbarkeit der unterschiedlichen Behandlungsmethoden,
- individuelle Abwägung des Nutzens gegen das Risiko der Behandlung in Kenntnis der Begleiterkrankungen des Patienten und der Erfolgsaussichten, auch im Langzeitverlauf der jeweiligen Therapieform,
- Erfahrung und Expertise des Therapeuten sowie dessen Kenntnis und Akzeptanz der Methoden.

Gefährlich, aber durchaus unter dem derzeitigen Kostendruck des Gesundheitssystems üblich, ist das folgende aktuelle Verständnis: „Was bringt die korrekte Therapie dieses Patienten dem Krankenhaus (gDRG/Casemix-Punkte)?" bzw. „Wenn dieser Patient diese Therapie braucht, können wir uns das in unserer Klinik leisten oder sollen das nicht andere tun? Oder sollten wir etwas Kostengünstigeres anbieten?"

Die aktuell übliche Gretchen-Frage ist somit: Wem nützt die Therapie eigentlich? Die einzig korrekte und ethische Antwort auf diese Frage lautet: Die Therapie hat ausschließlich dem Patienten zu nützen!

▮ Prinzipien der Therapie bei arterieller Verschlusskrankheit

Bei jeder Form der manifesten Atherosklerose ist prinzipiell eine Sekundärprävention zur Verhinderung weiterer ischämischer Ereignisse durchzuführen. Diese **Basistherapie** der Atherosklerose bedeutet eine Verhinderung von Myokardinfarkt, Schlaganfall, Extremitätenverlust und schließlich kardiovaskulärem Tod.

Die **spezifisch gefäßmedizinische Behandlung** zur Perfusionssteigerung bzw. Perfusionsstabilisierung muss stadiengerecht durchgeführt werden. Sie soll eine Stabilisierung bzw. Verbesserung der Lebensqualität des Patienten durch Verbesserung der Gehfähigkeit und der allgemeinen Mobilität sowie durch Reduktion des Ischämieschmerzes bewirken.

Als tertiäre Prävention ist die Stabilisierung des Erfolgs einer durchgeführten spezifischen Behandlung zu sehen, so z.B. die Re-Okklusions-Prophylaxe nach Operation oder Intervention.

▮ Basistherapie

Als Basistherapie bei manifester Atherosklerose ist die Sekundärprävention der Erkrankung durch Behandlung der zugrunde liegenden Risikofaktoren in Kombination mit einer Thrombozytenfunktionshemmung zu sehen. Die derzeit international gültigen Therapieempfehlungen für die arterielle Verschlusskrankheit wurden 2005 durch die American Heart Association und das American College for Cardiology (AHA/ACC) [11] und das sog. TASC-II-Dokument 2006 [13] in großer Übereinstimmung definiert und die Evidenzgrade der jeweiligen Empfehlungen weitgehend übereinstimmend festgelegt.

Im Folgenden werden die Empfehlungen zur Therapie der einzelnen Risikofaktoren der Atherosklerose kurz dargestellt.

Risikofaktorenmanagement

▮ **(Zigaretten-)Rauchen.** Dieses muss definitiv eingestellt werden. Alle Methoden der Raucherentwöhnung sind – bei allerdings schlechtem klinischen Ergebnis – anzuwenden (AHA/ACC: B/Klasse I; TASC II: A).

▮ **Diabetes mellitus.** Der Diabetes ist durch diätetische Maßnahmen und durch eine medikamentöse Therapie so einzustellen, dass der HbA_{1c}-Wert unter 7% (besser: nahe an 6%) liegt. Das heißt, es sind im Wesentlichen normale Blutzuckerwerte – dem Gesunden vergleichbar – anzustreben. (AHA/ACC: C/Klasse IIa; TASC II: C). Alle Maßnahmen zur Prophylaxe der Entwicklung eines diabetischen Fußsyndroms sind zu ergreifen (AHA/ACC: B/Klasse I).

▮ **Hyperlipoproteinämie.** Wie bei der koronaren Herzerkrankung muss auch bei der symptomatischen arteriellen Verschlusskrankheit der LDL-Cholesterin-Wert unter 100 mg/dl gesenkt werden (AHA/ACC: B/Klasse I; TASC II: A). Bei zusätzlichen Symptomen anderer Gefäßprovinzen (koronare und zerebrale Strombahn) ist eine LDL-Spiegel-Absenkung unter 70 mg/dl anzustreben (AHA/ACC: B/Klasse IIa; TASC II: B). Therapie der Wahl ist hier die Gabe eines Statins (AHA/ACC: B/Klasse I; TASC II: A), evtl. in Kombination mit Ezetrol. Bei Hypertriglyzeridämie oder niedrigem HDL-Cholesterin-Wert sollen Fibrate oder soll Niacin verordnet werden, jeweils allein oder in Kombination (AHA/ACC: C/Klasse IIa; TASC II: B).

▌ **Arterielle Hypertonie.** Wie bei koronarer Herzerkrankung und zerebrovaskulärer Durchblutungsstörung sind Blutdruckwerte unter 140/90 mmHg bei allen Patienten mit pAVK anzustreben (AHA/ACC: A/Klasse I; TASC II: A). Liegt gleichzeitig ein Diabetes mellitus oder eine Niereninsuffizienz vor, so sollte der Blutdruck unter 130/80 mmHg liegen (AHA/ACC: A/Klasse I; TASC II: A). Die Behandlung ist entsprechend der Europäischen Guideline (JNC-VII aus dem Jahre 2003) durchzuführen. Es muss noch einmal klargestellt werden, dass die β-Blocker-Therapie bei pAVK in keinem Stadium kontraindiziert ist (AHA/ACC: A/Klasse I; TASC II: A). ACE-Hemmer werden hier als Therapeutikum der ersten Wahl angesehen, und zwar bei symptomatischen (AHA/ACC: B/Klasse IIa) als auch bei asymptomatischen (AHA/ACC: C/Klasse IIb) Patienten, da sie nachweislich das kardiovaskuläre Risiko senken.

▌ **Hyperhomocysteinämie.** Die Substitutionstherapie mit Vitamin B_6, Vitamin B_{12} und Folsäure wird übereinstimmend abgelehnt (AHA/ACC: C/Klasse IIb; TASC II: B). Interventionsstudien dieser Art haben für die Patienten keinen Vorteil belegt.

Therapie mit Thrombozytenfunktionshemmern

Die Basistherapie wird durch die Verordnung eines Thrombozytenfunktionshemmers komplettiert. Es ist durch Endpunktstudien bewiesen, dass die Therapie mit Thromobzytenfunktionshemmern das Risiko für Schlaganfall, Myokardinfarkt und kardiovaskulären Tod um 23–30% reduzieren kann. Dies gilt auch für die arterielle Verschlusskrankheit. Standardtherapeutikum ist hierbei Acetysalicylsäure (ASS) in einer Dosierung von 75–325 mg/Tag.

Für Ticlopidin gibt es wegen der fehlenden Wirkungsüberlegenheit gegenüber ASS und Clopidogrel bei deutlich höherer Nebenwirkungsrate (Leukopenie) derzeit in Deutschland keine Empfehlung.

ASS ist bei Patienten mit symptomatischer arterieller Verschlusskrankheit mit (AHA/ACC: A/Klasse I, TASC II: A) oder ohne (TASC II: C) andere Manifestationsform der Atherosklerose lebenslang indiziert.

Die Alternative zu ASS ist Clopidogrel bei symptomatischer pAVK (AHA/ACC: B/Klasse I; TASC II: B), wobei die Indikation für das deutlich teurere Clopidogrel in jedem Fall zu überprüfen ist. Die alleinige Indikation „Magenunverträglichkeiten von ASS“ ist nicht sinnvoll, da die Kombinationsbehandlung mit einem Protonenpumpeninhibitor und ASS bezüglich der Blutungsinzidenz der Therapie mit Clopidogrel allein überlegen ist. Für Dipyridamol gibt es keine Daten bei der arteriellen Verschlusskrankheit.

Spezifische konservative angiologische Therapie

Eine ausschließlich konservative Therapie im Stadium der kritischen Extremitätenischämie (Stadien III und IV nach Fontaine) ist nur dann möglich, wenn eine invasive Behandlung (Angioplastie oder Gefäßoperation) ausscheidet und der Extremitätenerhalt sinnvoll erscheint. Ansonsten ist die kritische Extremitätenischämie die Domäne der invasiven Therapie.

Es darf nicht unerwähnt bleiben, dass auch im Stadium II nach Fontaine, bevor man sich zu einer rein konservativen angiologischen Therapie entschließt, die Morphologie der Gefäßläsion bekannt sein muss. Es ist vollkommen sinnlos, eine relevante Beckenarterienobliteration konservativ behandeln zu wollen – die Therapieergebnisse sind hier schlecht. Der Patient verliert Zeit und deshalb schnell seine Motivation.

Ebenso muss man akzeptieren, dass mit modernen Verfahren der Angioplastie in den Händen eines erfahrenen und verantwortungsbewussten Therapeuten Beckenarterienverschlüsse und -stenosen wie auch längere Läsionen im Bereich der femoropoplitealen Arterien durchaus mit vertretbarem Risiko und gutem Langzeitergebnis interventionell angehbar sind.

▮ **Gehtraining.** Bei Claudicatio intermittens ist eine Behandlung mit Gehtraining, am besten kontrolliert in Gruppen, sinnvoll und wird empfohlen (AHA/ACC: A/Klasse I; TASC II: A). Es wird hier angegeben, das Gehtraining 3-mal pro Woche mit einer Dauer von jeweils 30–45 min über insgesamt mindestens 12 Wochen durchzuführen. Das Problem dieses Therapieverfahrens ist sicher die mangelnde Verfügbarkeit von Gehsportgruppen, zudem die mangelnde Motivation des Patienten. Schließlich ist auch die Ko-Inzidenz mit anderen körperlichen Gebrechen wie Gelenkveränderungen, respiratorische Insuffizienz und kardiale Insuffizienz, die ein Training unmöglich machen, limitierend [6].

Erstaunlich ist die Tatsache, dass Gehtraining mit einem höchstmöglichen Evidenzgrad empfohlen wird. Bei einer kritischen Durchsicht der Literatur zeigt sich allerdings, dass dieser Evidenzgrad nicht durch wissenschaftlich kontrollierte Studien untermauert ist. In keiner Weise ist jedoch an der Notwendigkeit und Sinnhaftigkeit dieser Methode zu zweifeln; die Literaturqualität rechtfertigt hingegen lediglich eine Empfehlung aufgrund von Expertenmeinungen (Evidenzgrad C) [3].

Medikamentöse Therapie der Claudicatio intermittens

▮ **Parenterale Behandlung.** In den internationalen Leitlinien wird die Therapie mit i.v. appliziertem Prostaglandin E_1 (Alprostadil) nicht empfohlen, auch wenn eingeräumt wird, dass positive Wirkungen – gerade in der europäischen Literatur – dokumentiert sind. Trotzdem hält man sich bei der Empfehlung dieser parenteralen Behandlung sehr bedeckt, obwohl gerade in Deutschland mehrere placebokontrollierte Untersuchungen Wirkungsnachweise erbringen konnten. Diese positiven Effekte wurden in einer von uns publizierten Metaanalyse belegt [2].

■ **Perorale Therapie.** In den vergangenen 25–30 Jahren ist die orale medikamentöse Behandlung die am schärfsten diskutierte Therapiemethode der Claudiatio intermittens gewesen. Als Kanditaten wurden diesbezüglich gehandelt und leider auch verkauft: Naftidrofuryl, Pentoxifyllin, Buflomedil, Carnitin, Gingko Biloba, Vitaminpräparate, Omega-3-Fettsäuren und viele andere. In den letzten Jahren ist Cilostazol zur oralen Behandlung der Claudicatio intermittens zugelassen (seit 1988 in Japan, seit 1999 in den USA und schließlich seit 2007 auch in Deutschland). Im Vergleich zu allen anderen Substanzen wird Cilostazol mit dem höchsten Empfehlungsgrad in den aktuellen internationalen Leitlinien (AHA/ACC: A/Klasse I; TASC II: A) zur oralen Behandlung der Claudicatio intermittens empfohlen. Zur Vollständigkeit sei erwähnt, dass auch für Naftidrofuryl eine erkennbare Effektivität bezüglich der Gehstrecke und – weniger – der Lebensqualität nachgewiesen werden konnte. Alle anderen genannten Substanzen sind als Placebo zu werten und sollten auf keinen Fall – gerade unter dem Kostenaspekt – verordnet werden.

■ **Cilostazol.** Da diese Substanz erst sei Anfang 2007 in Deutschland verfügbar ist, soll in diesem Beitrag näher auf diese Substanz eingegangen werden. Cilostazol ist ein Phosphodiesterase-III-Inhibitor. Seine Wirksamkeit wird durch eine Erhöhung des intrazellulären cAMP-Spiegels gesteuert. Einerseits wird der Abbau des cAMP spezifisch unterbrochen, andererseits wird die Synthese von cAMP über einen Anstieg des Adenosinspiegels gesteigert, dessen Abbau spezifisch gehemmt wird. Im Gegensatz zu allen anderen in der Atherosklerosetherapie verwendeten Medikamenten wirkt es an 3 Zellgruppen, die entscheidend an den Schlüsselreaktionen der Entstehung einer atherosklerotischen Läsion beteiligt sind: Endothelzelle, glatte Muskelzelle, Thrombozyt. Am Endothel resultiert die Erhöhung des cAMP-Spiegels in einem antiinflammatorischen und damit antiatherogenen Effekt. Vermittelt wird dies durch eine Hemmung der Zytokine (z.B. MCP-1: Monocyte Chemotactic Protein-1, „platelet-derived growth factor", Tumornekrosefaktor α), eine Verringerung der Ausschüttung von Adhäsionsmolekülen (z.B. „vascular cell adhesion molecule 1"), die Steigerung der Angioneogenese und die Stimulation der Re-Endothelialisierung, um nur einige nachgewiesene Mechanismen zu nennen. Alle diese Einzeleffekte münden in eine Reduktion der Apoptose ein.

An der glatten Muskelzelle führt Cilostazol ebenfalls zu einer Hemmung der Proliferation. Es hat einen gefäßerweiternden Effekt und führt zu einer Steigerung der Angioneogenese.

Sehr gut untersucht ist die Wirkung am Thrombozyten mit Hemmung der Ausschüttung von Thrombozytenaktivierungsmarkern, Blockade der Freisetzung von Aggregationssubstanzen, Hemmung der Produktion von Thromboxan A_2 und Reduktion der Bildung von Glykoprotein-IIb/IIIa-Komplexen. Insgesamt bewirkt Cilostazol eine Hemmung der Thrombozytenaktivierung und -aggregation sowie eine Reduktion der Sekretion z.B. von P-Selektin. Diese Einzelwirkungen münden in einen insgesamt antithrombotisch-antiatherogenen Effekt ein.

Erstaunlich ist die Tatsache, dass Cilostazol trotz dieser Effekte an Thrombozyten im Gegensatz zu ASS und Clopidogrel keine Verlängerung der Blutungszeit bewirkt. Die Kombination von entweder ASS oder Clopidogrel mit Cilostazol führt nicht zu einer signifikanten Steigerung der Blutungszeit durch die Einzelsubstanzen. Selbst bei der Kombination aller 3 Substanzen zeigt sich kein signifikanter Unterschied zur inzwischen häufig angewendeten dualen Thrombozytenfunktionshemmung mit ASS und Clopidogrel. Selbst unter der Kombinationsbehandlung mit Cilostazol und oralen Antikoagulanzien (Vitamin-K-Antagonisten) ließ sich keine vermehrte Blutungsneigung nachweisen [16]. Wie auch immer – die Gründe, warum diese Thrombozytenfunktionshemmung durch Cilostazol nicht in einer vermehrten Blutungsneigung resultiert, sind nicht klar [5].

Zusammenfassend kann man die Wirkung von Cilostazol folgendermaßen beschreiben: Cilostazol ist eine Substanz, die endothelgerichtet antithrombotisch wirkt, indem sie die endotheliale Zellfunktion verbessert, die Anzahl der aktivierten und teilaktivierten Thrombozyten reduziert und darüber hinaus die Interaktion dieser Thrombozyten mit aktivierten Endothelzellen unterbricht [9].

Dieser Effekt der Reduktion der Atherosklerose konnte sowohl in Tierexperimenten [12] als auch am Menschen [1] nachgewiesen werden.

Soweit zur theoretischen Vorstellung über die Wirkungsweise von Cilostazol bei Atherosklerose.

Im Folgenden werden die klinischen Wirkungen der Substanz bei Patienten mit manifester Atherosklerose dargestellt. In insgesamt 8 Phase-III-Studien konnte an 2700 Patienten mit arterieller Verschlusskrankheit im Stadium II nachgewiesen werden, dass Cilostazol dosisabhängig die schmerzfreie und die maximale Gehstrecke sowie die Lebensqualität bei Patienten mit pAVK im Vergleich zu Placebo signifikant verbessert [14]. Nach halbjähriger Therapie ist eine Verdopplung der maximalen und der schmerzfreien Gehstrecke zu erwarten. Bei 3-armigen Studien (Cilostazol vs. Placebo vs. Pentoxifyllin) war Pentoxifyllin dem Cilostazol signifikant unterlegen und in seiner Wirksamkeit einem Placebo vergleichbar.

Als häufige Nebenwirkungen von Cilostazol sind Kopfschmerzen und Stuhlunregelmäßigkeiten in Form von weichen Stühlen (bis hin zu Durchfällen) bei einem Drittel der Patienten zu erwarten. Diese Nebenwirkungen verschwinden allerdings in aller Regel innerhalb der ersten 10 Tage der Behandlung. Von allen in den Studien behandelten Patienten mussten nur insgesamt 3,7% die Behandlung wegen Nebenwirkungen abbrechen [14].

Da Cilostazol zur Familie der Phosphodiesterase-III-Inhibitoren gehört, wurde die Substanz anfänglich stark unter dem Aspekt der Therapiesicherheit überwacht. Begründet wird dies durch die Tatsache dass Milrinone und Amrinone (beides Phosphodiesterase-III-Inhibitoren) in der Vergangenheit bei Patienten mit kongestiver Herzinsuffizienz (NYHA-Stadien III und IV) zu einer Übersterblichkeit durch komplexe Herzrhythmusstörungen geführt hatten. Die Sicherheitsdaten aus den Phase-III-Studien zu Cilostazol sowie die Daten aus den Beobachtungen nach Zulassung der Substanz in Japan und den USA belegen die Sicherheit von Cilostazol. Kardiovaskuläre Nebenwirkungen traten nicht häufiger auf als unter Placebo oder Pentoxifyllin [5, 14]. Dennoch war für die Zulassungsbehörden die Sicherheitslage nicht ausreichend, sodass eine gesonderte Sicherheitsstudie mit dem primären Endpunkt „Gesamtmortalität" in den USA durchgeführt wurde.

Bei dieser CASTLE-Studie (Cilostazol: A STudy in Long-term Effect; Veröffentlichung in Vorbereitung) wurden 1435 Patienten placebokontrolliert behandelt. Mehr als 700 Patienten erhielten Cilostazol in der Standarddosis von 2-mal 100 mg/Tag und wurden für bis zu 3 Jahre überwacht. Nach 36 Monaten betrug die Gesamtmortalitätsrate unter Cilostazol 8,9% und unter Placebo 10,6%. Auch die kardiovaskuläre Mortalität und die Morbidität waren unter Cilostazol nicht höher als unter Placebo. Gegen Ende der Beobachtungsphase zeigte Cilostazol in der Kurvenanalyse eine Überlegenheit bezüglich der kardiovaskulären Mortalität, welche allerdings gegenüber Placebo statistisch nicht signifikant war.

Es kann somit als bewiesen angesehen werden, dass die Behandlung von Patienten mit pAVK durch Cilostazol kein erhöhtes kardiovaskuläres Risiko birgt.

In Kenntnis der Daten aus der Literatur ist der Beipackzettel der Substanz (Pletal) absolut unverständlich und irreführend.

Cilostazol ist eine Antiatherothrombotikum. Es verbessert bei Patienten mit pAVK signifikant Gehleistung und Lebensqualität. Cilostazol ist bei der Therapie der pAVK sicher.

In der praktischen Durchführung ist Cilostazol 2-mal täglich in einer Dosierung von 100 mg nüchtern einzunehmen. Auf Interaktion mit anderen Medikamenten ist zu achten, da die Substanz über die Zytochrome P_{3A4} und P_{2C19} verstoffwechselt wird. Dies trifft vor allem auf die gleichzeitige Behandlung mit Kalziumantagonisten, Omeprazol, Makrolidantibiotika und Antimykotika (Inhibitoren durch Verdrängung von Cilostazol am Abbauenzym) sowie auf eine parallele Therapie mit CSE-Hemmern (Substrate, die wegen ihrer schwächeren Bindung an das Abbauenzym durch Cilostazol verdrängt werden) - außer Pravastatin und Fluvastatin - zu [4].

Unter dem Aspekt, dass Cilostazol kein ausschließlicher Thrombozytenfunktionshemmer, sondern ein Antiatherothrombotikum ist, darf nicht unerwähnt bleiben, dass es auch zur Sekundärprävention beim Schlaganfall in einer placebokontrollierten prospektiven Studie bei 1000 Patienten eingesetzt wurde. Für den primären Endpunkt „erneuter Schlaganfall, kernspin- oder computertomographisch kontrolliert", und die sekundären Endpunkte „Schlaganfall", „Myokardinfarkt" und „Tod" konnte Cilostazol eine relative Risikoreduktion von 41,7% bzw. 38,8% erreichen. Besonders lakunäre Infarkte („small vessel disease") ließen sich hochsignifikant in ihrem Auftreten reduzieren [10]. Dies bedeutet eine „number needed to treat" von 41,5/Jahr bzw. 50/Jahr gegenüber Placebo. Im historischen Vergleich gegenüber ASS bei ähnlichen Studiendesigns bedeutet dies eine deutliche Überlegenheit von Cilostazol.

Auch bei Koronarinterventionen mit Implantation von „bare-metal stents" ließ sich für die Dreifachkombination aus Acetylsalicylsäure, Clopidogrel und einer 6-monatigen Nachbehandlung mit Cilostazol im Vergleich zur Standardtherapie (Acetylsalicylsäure und Clopidogrel) plus Placebo eine signifikant bessere angiographisch kontrolliert Offenheitsrate nachweisen. Am deutlichsten zeigte sich dieser Vorteil gegenüber Placebo bei Diabetikern, bei langen Läsionen im Bereich der LAD („left anterior descending artery") und bei kleinen Gefäßkalibern [8].

Literatur

1. Ahn CW, Lee HC, Park SW et al. (2001) Decrease in carotid intima media thickness after 1 year of cilostazol treatment in patients with type 2 diabetes mellitus. Diabetes Res Clin Pract 52 (1):45–53
2. Amendt K (2005) PGE-1 and other prostaglandins in the treatment of intermittent claudication: A meta-analysis. Angiology 56(4):409–415
3. Amendt K (2006) Ist der allgemein akzeptierte therapeutische Nutzen des Gehtrainings bei Patienten mit arterieller Verschlusskrankheit evidenzbasiert? Hämostaseologie 26:224–228
4. Beil W (2007) Cilostazol, ein neues Medikament zur Therapie der Claudicatio intermittens. Perfusion 20 (3): 90–92
5. Chapman TM, Goa KL (2003) Cilostazol. A review of ist use in intermittent claudication. Am J Cardiovasc Drugs 3(2):117–138
6. De la Haye R, Diehm C, Blume J et al. (1992) Eine epidemiologische Untersuchung zur Einsetzbarkeit und zu den Grenzen der physikalischen Therapie/Bewegungstherapie bei der arteriellen Verschlusskrankheit im Stadium II nach Fontaine. VASA 38(Suppl):5–40
7. Diehm C, Schuster A, Allenberg J et al. (2004) High prevalence of peripheral arterial disease and co-morbidity in 6880 primary care patients. Cross-sectional study. Atherosclerosis 172: 95–105
8. Douglas JS, Holmes DR Jr, Kereiakes D et al. (2003) Cilostazol for Restenosis trial: a randomized, double blind study following coronary artery stent implantation [Abstract]. Circulation 108:4
9. Goto S (2005) Cilostazol: Potential mechanism of action for antithrombotic effects accompanied by low rate of bleeding. Atherosclerosis 6 (4 Suppl 6):3–11
10. Gotoh F, Tohgi H, Hirai S et al. (2000) Cilostazol Stroke Prevention Study: a placebo-controlled double-blind trial for secondary prevention of cerebral infarction. J Stroke Cerebrovasc Dis 9:147–157
11. Hirsch AT, Haskal ZJ, Hertzer NR et al. (2006) ACC/AHA 2005 practice guidelines for the management of patients with peripheral arterial disease (lower extremities, renal, mesenteric, and abdominal aortic). Circulation 113:e463–e465
12. Kim MJ, Park K-G, Lee K-M et al. (2005) Cilostazol inhibits vascular smooth muscle cell growth by downregulation of the transcription factor E2F. Hypertension 45: 552–556
13. Norgren L, Hiatt WR, Dormandy LA et al. (2007) Inter-society consensus for the management of peripheral arterial disease (TASC II). Eur J Endovasc Surg 33:1–75
14. Pratt CM, Camerota AJ (2001) New therapeutic options in the management of claudication. Am J Cardiol 87(Suppl):1D–43D
15. Thompson PD, Zimet R, Forbes WP, Zhang P (2002) Meta-analysis of results from eight randomizes, placebo-controlled trials on the effect of Cilostazol on patients with intermittent claudication. Am J Cardiol 90:1314–1319
16. Wilhite DB, Camerota AJ, Schmieder FA et al. (2003) Managing of PAD with multiple platelet inhibitors: The effect on combination therapy on bleeding time. J Vasc Surg 38:710–713

Alprostadil (Prostaglandin E_1) steigert den Blutfluss infragenualer Venen-Bypasses in den Stadien III und IV der pAVK beim Typ-2-Diabetiker

T. Pfeiffer, K. Balzer, B. T. Müller, S. Pourhassan,
B. Biermaier, W. Sandmann

Alprostadil (prostaglandin E_1) increases blood flow of below-knee venous bypass grafts in arterial occlusive disease with critical limb ischemia

Summary. Many clinical studies were able to demonstrate an improvement of treadmill exercise performance by intravenous administration of prostaglandin E_1 (PGE_1) in patients suffering from arterial occlusive disease (AOD) Fontaine's stage II. In stages III and IV of AOD, PGE_1 showeda significant response of ulcer healing, pain reduction as well as decreased rates of major amputation and death in some randomised studies. Since we have seen positive therapeutical effects of PGE_1 in diabetics before as well as after peripheral bypass grafting, we investigated the intraoperative effect of intraarterially administered PGE_1 in type 2 diabetic patients undergoing below-knee venous bypass grafting for critical limb ischemia.

The prospective study included 26 typ 2 diabetics, 20 men and 6 woman with a mean age of 69.7 years, presenting with stages III (n=2) and IV (n=24) of AOD. All patients underwent below-knee venous bypass grafting. The distal anastomosis was performed at the segment III of the popliteal artery (n=10), the fibular artery in the proximal (n=4) and distal segment (n=6), and the distal segment of the posterior tibial artery (n=6). After completion of the bypass grafting, blood flow velocity in the distal part of the graft was measured intraoperatively by application of a doppler ultrasound probe (8 MHz). Measurements were performed before and 3 minutes after administration of 20 µg Alprostadil (prostavasin, Schwarz Pharma, Monheim) into the bypass graft. After injection of Alprostadil, Doppler-frequency and blood flow velocity increased by 126±129% (mean ±SD). Twenty-one patients presented with a monophasic profile of blood flow before as well as after PGE_1 injection. In 5 patients, a biphasic profile with negative diastolic flow changed into a monophasic profile with orthograde flow. The systemic blood pressure decreased after PGE_1 injection (systolic 9, average 7, diastolic 6 mmHg). The average decrease of peripheral vascular resistance was 48%. Decrease of blood pressure, increase of blood flow velocity in the graft, and decrease of peripheral vascular resistance were statistically significant ($p < 0.001$; Wilcoxon-Test). In all patients, the bypass graft was patent after 30 days postoperatively. No patient presented with graft occlusion or limb loss.

This study demonstrates a significant increase in blood flow of below-knee bypass grafts by intraoperative injection of PGE_1 caused by vasodilatation and decreased peripheral vascular resistance. This PGE_1 effect presents probably the most important mechanism of preventing early graft occlusion. Additionally, protective long-term effects of PGE_1 concerning ischemia and reperfusion injury seem to be important. The results of this study support some hypothetical therapeutical aims of PGE_1 in type 2 diabetics undergoing bypass grafting: decreasing early graft occlusions, improving long-term patency and accelerating healing of ischemic ulcers.

▌ **Zusammenfassung.** Zahlreiche Studien konnten eine Verbesserung der Gehstrecke durch eine i.v. Applikation von Prostaglandin E_1 (PGE_1) bei Patienten im Stadium IIb der peripheren arteriellen Verschlusskrankheit (pAVK) belegen. In den Stadien III und IV zeigte PGE_1 bei Patienten, bei denen eine invasive arterielle Revaskularisation nicht mehr möglich war, in mehreren randomisierten Studien eine signifikante Verbesserung der Ulkusabheilung, eine Schmerzreduktion sowie eine Reduzierung von Majoramputationen und der Letalität. Da wir unter der Therapie mit PGE_1 bei Diabetikern sowohl vor als auch nach peripherer Revaskularisation positive Effekte beobachtet haben, überprüften wir im Rahmen einer prospektiven Studie bei Diabetikern die intraoperative Wirkung von PGE_1 auf die periphere arterielle Perfusion nach Bypass-Revaskularisation.

Bei insgesamt 26 Typ-2-Diabetikern, 20 Männern und 6 Frauen mit einem Durchschnittsalter von 69,7 Jahren in den Stadien III ($n=2$) und IV ($n=24$) der pAVK, wurden infragenuale Venen-Bypasses angelegt. Die distale Anastomose erfolgte an der A. poplitea im Segment III ($n=10$), an der A. fibularis im proximalen ($n=4$) und mittleren Drittel ($n=6$) sowie an der A. tibialis posterior distal ($n=6$). Nach Fertigstellung des Bypasses wurde intraoperativ im Bereich der distalen Anastomose die Flussgeschwindigkeit im Bypass mit Hilfe einer auf das Gefäß aufgebrachten Ultraschallsonde dopplersonographisch (8 MHz) bestimmt. Die Messung erfolgte vor sowie 3 min nach Gabe von 20 µg Alprostadil (prostavasin, Schwarz Pharma, Monheim) in den Bypass.

Nach Gabe von Alprostadil nahmen Dopplerfrequenz, Flussgeschwindigkeit und proportionale Flussmenge im Mittel um 126±129% zu. Bei 21 Patienten bestand vor und nach Gabe von Alprostadil ein monophasisches Flussprofil, bei 5 Patienten kehrte sich ein biphasisches Profil mit negativem diastolischen Fluss in ein monophasisches Profil mit antegrad gerichtetem Fluss um. Der systemische Blutdruck sank unter der Alprostadil-Gabe im Mittel um 7 mmHg (systolisch 9, diastolisch 6). Die mittlere Widerstandsabnahme des peripheren Empfängersegments lag bei 48%. Blutdrucksenkung, Flussgeschwindigkeitszunahme und Widerstandsabnahme unter Applikation von Alprostadil waren statistisch hochsignifikant ($p<0{,}001$; Wilcoxon-Test). Bei allen Patienten war der angelegte Venen-Bypass nach 30 Tagen funktionstüchtig, bei keinem Patienten lag ein Sofort- oder Frühverschluss vor, ebenso war bei allen Patienten die Extremität erhalten.

In der vorliegenden Studie konnte die deutliche Perfusionssteigerung infragenualer Venen-Bypasses durch die intraoperative Gabe von PGE_1 mit signifikanter Vasodilatation und Widerstandssenkung der revaskularisierten Strombahn demonstriert werden. Diese PGE_1-Wirkung stellt sehr wahrscheinlich die wesentliche Komponente in der Verhinderung von Frühverschlüssen der Rekonstruktionen dar. Zusätzlich müssen aber auch ischämie- und reperfusionsprotektive Langzeitwirkungen von PGE_1 berücksichtigt werden. Das Studienergebnis unterstützt daher verschiedene hypothetische Therapieziele der Gabe von PGE_1 bei Typ-2-Diabetikern: Senkung der Frühverschlussrate von infragenualen Venen-Bypasses, Verbesserung der Langzeitfunktion und Beschleunigung der Abheilung ischämischer Läsionen.

Einleitung

Die therapeutische Wirkung von Prostaglandin E_1 (PGE_1) wurde bisher am besten an Patienten mit Claudicatio intermittens untersucht. Zahlreiche Studien konnten eine Verbesserung der Gehstrecke durch eine i.v. Applikation belegen, die auch nach Beendigung der Therapie weiter anhielt [7]. Auch die i.v. Gabe einer Vorstufe von PGE_1 (AS-013) zeigte eine positive Wirkung hinsichtlich der Gehleistung [1]. Dennoch wird die PGE_1-Behandlung der Claudicatio intermittens seitens des TASC II Inter-Society Consensus on Peripheral Arterial Disease in der Gesamteinschätzung als nicht ausreichend evidenzbasiert eingestuft. In den Stadien III und IV der peripheren arteriellen Verschlusskrankheit (pAVK) wurde der Einsatz von PGE_1 bei Patienten, bei denen eine invasive arterielle Revaskularisation nicht mehr möglich war, im Rahmen mehrerer randomisierter Studien - einige davon placebokontrolliert - untersucht. In der Metaanalyse zeigte PGE_1 eine signifikante Verbesserung hinsichtlich der Studienendpunkte „Ulkusabheilung", „Schmerzreduktion", „Majoramputation" und „Tod" [2].

Infragenuale Bypass-Rekonstruktionen weisen im Vergleich zu iliakalen und femoropoplitealen supragenualen Rekonstruktionen eine erhöhte Rate von Sofort- und Frühverschlüssen auf. Die Zahl der Typ-2-Diabetiker unter diesen Patienten ist besonders hoch. Vor diesem Hintergrund setzten wir PGE_1 bisher nicht nur bei Patienten ein, bei denen eine gefäßchirurgische (offen chirurgisch oder endovaskulär) Revaskularisation nicht mehr möglich war, sondern auch bei Patienten während und nach infragenualer Bypass-Rekonstruktion. Da wir unter der Therapie mit PGE_1 bei Diabetikern sowohl vor als auch nach peripherer Revaskularisation positive Effekte beobachtet hatten, überprüften wir im Rahmen einer prospektiven Studie bei Diabetikern die Wirkung von PGE_1 auf die periphere arterielle Perfusion nach Bypass-Revaskularisation.

Patienten und Methodik

Im Rahmen einer prospektiven Studie wurde bei insgesamt 26 Patienten mit Typ-2-Diabetes und pAVK ein infragenualer Venen-Bypass angelegt. Alle Bypasses wurden in Reversed-Technik vom selben Operateur durchgeführt. Unter den Patienten waren 20 Männer mit einem Durchschnittsalter von 69,7

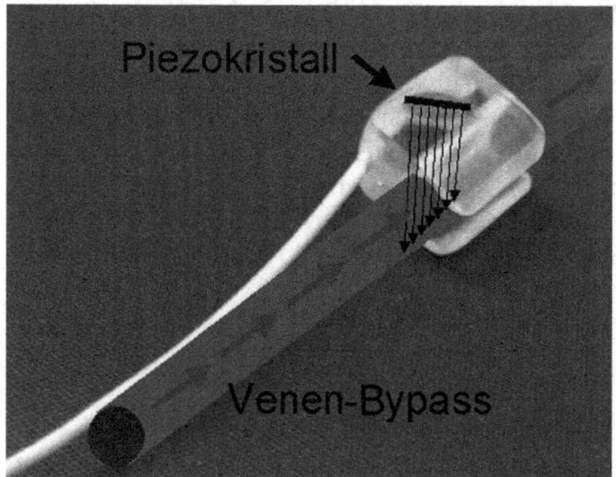

Abb. 1. Schematische/fotografische Darstellung der verwendeten intraoperativen Dopplersonde zur Messung der Flussgeschwindigkeit im Venen-Bypass vor sowie 3 min nach Gabe von Prostaglandin E_1 bei unveränderter Sondenposition

(61–80) Jahren und und 6 Frauen mit einem Durchschnittsalter von 69,7 (61–86) Jahre. Bei 2 Patienten lag ein Stadium III, bei 24 ein Stadium IV der pAVK vor. Die distale Anastomose erfolgte an der A. poplitea im Segment III (n = 10), an der A. fibularis im proximalen (n = 4) und mittleren Drittel (n = 6) sowie an der A. tibialis posterior distal (n = 6). Nach Fertigstellung des Bypasses, Freigabe des Blutstroms und Bluttrockenheit der Anastomosen wurde intraoperativ im Bereich der distalen Anastomose die Flussgeschwindigkeit im Bypass mit Hilfe einer auf das Gefäß aufgebrachten Flusssonde dopplersonographisch (8 MHz) bestimmt (Abb. 1). Der Beschallungswinkel betrug 60° und war durch die Bauart des Schallkopfes, der auf das Gefäß aufgesetzt wurde, fixiert. Die Messung erfolgte nach Erreichen gleichmäßiger systolischer und diastolischer Blutdruckwerte über einen Zeitraum von 5 min vor sowie 3 min nach Gabe von 20 µg Alprostadil (prostavasin, Schwarz Pharma, Monheim) in den Bypass. Die Injektionszeit für das Alprostadil betrug eine Minute.

▮ Ergebnisse

Nach Gabe von Alprostadil nahmen Dopplerfrequenz, Flussgeschwindigkeit und proportionale Flussmenge im Mittel um 126±129% zu. Die systolischen Werte stiegen durchschnittlich um 40±26% (Mittelwert ± Standardabweichung) an (Abb. 2). Bei 5 Patienten lag vor der Gabe von Alprostadil ein negativer diastolischer Fluss bei biphasischem Profil des dopplersonographischen Flusssignals vor. Bei allen dieser 5 Patienten kehrte sich der negative diastolische Flussanteil nach Gabe von Alprostadil in einen antegrad gerichteten Fluss mit monophasischem Flussprofil um. Bei den übrigen 21 Patienten war das Fluss-

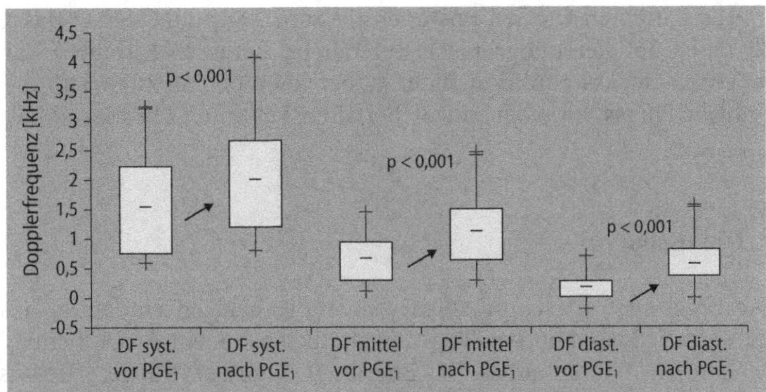

Abb. 2. Systolische (*syst*), diastolische (*diast*) und mittlere (*mittel*) Dopplerfrequenz (*DF*) an infragenualen Venen-Bypasses bei Typ-2–Diabetikern mit pAVK in den Stadien III und IV vor und 3 min nach Gabe von Prostaglandin E_1 (*PGE_1*) (Box & Whisker Plot). Wilcoxon-Test, $p < 0{,}001$

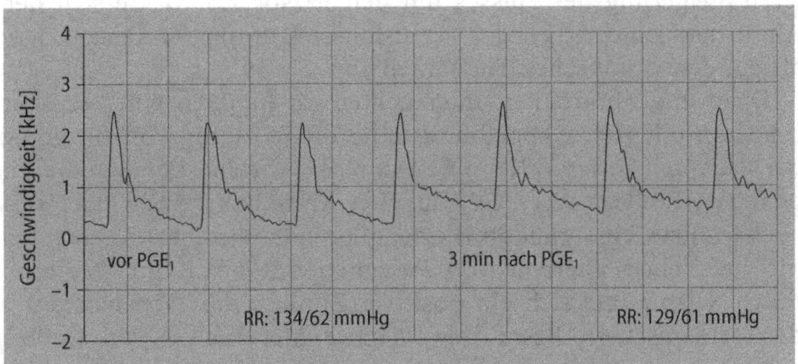

Abb. 3. Intraoperatives Messdiagramm eines 71-jährigen männlichen Patienten mit Diabetes mellitus Typ 2 und pAVK im Stadium IV nach Anlage eines femoro-poplitealen (Segment III) V. saphena-magna-Reversed-Bypasses. Vor Gabe von 20 µg Alprostadil (Prostaglandin E_1, *PGE_1*) in den Bypass: Blutdruck (*RR*) von 134/62 mmHg (*links*); 3 min nach Gabe von 20 µg Alprostadil in den Bypass: Blutdruck von 129/61 mmHg (*rechts*). Jeweils monophasisches Flussprofil mit Steigerung der systolischen, diastolischen und mittleren Dopplerfrequenz

signal sowohl vor als auch nach Gabe von Alprostadil monophasisch (Abb. 3). Der systemische Blutdruck sank unter Alprostadil-Gabe im Mittel um 7 (systolisch 9, diastolisch 6) mmHg ab. Die mittlere Widerstandsabnahme des peripheren Empfängersegments lag bei 48%. Blutdrucksenkung, Flussgeschwindigkeitszunahme und Widerstandsabnahme unter Applikation von Alprostadil waren statistisch hochsignifikant ($p < 0{,}001$; Wilcoxon-Test). Hierbei wurde die geringe Blutdrucksenkung durch die starke Abnahme des peripheren Widerstandes deutlich überkompensiert, so es bei allen Patienten durch Alprostadil zu einer Steigerung des systolischen und diastolischen Blutflusses im Venen-Bypass und im Empfängersegment kam.

Alle Patienten wurden postoperativ zum Zeitpunkt der Entlassung und nach 30 Tagen dopplersonograpisch untersucht. Bei allen Patienten war der angelegte Venen-Bypass funktionstüchtig, bei keinem Patienten lag ein Sofort- oder Frühverschluss vor, ebenso war bei allen Patienten die Extremität erhalten.

Diskussion

Die Ergebnisse dieser prospektiven Studie belegen eindeutig, dass PGE_1 nach intraarterieller Gabe bei Typ-2-Diabetikern zu einer deutlichen Senkung des peripheren Widerstandes im Empfängersegment führte. Hieraus resultierten eine Steigerung der Flussmenge im peripheren Venen-Bypass sowie eine Perfusionssteigerung der revaskularisierten Strombahn. Bei einigen Patienten kam es hierbei zu einer Umwandlung eines biphasischen, während der Diastole retrograd gerichteten Flusses in einen monophasischen, während der gesamten Zeit des Herzzyklus antegrad gerichteten Blutstroms. Bei einer mittleren Steigerung des Flusses um den Faktor 2,3 wirkte sich der Einfluss von Alprostadil hinsichtlich der Perfusionssteigerung stärker auf den diastolischen als auf den systolischen Flussanteil aus.

Diem und Mitarbeiter untersuchten im Rahmen einer randomisierten, placebokontrollierten Doppelblindstudie die Wirkung von i.v. appliziertem PGE_1 bei Patienten mit pAVK im Stadium III. Hierbei konnten sie eindeutig einen positiven Einfluss von PGE_1 auf den Krankheitsverlauf nachweisen [3]. Sakaguchi führte eine randomisierte, placebokontrollierte Doppelblindstudie zur intraarteriellen Therapie von Patienten mit pAVK im Stadium IV mit PGE_1 durch. Hier zeigte sich ein positiver Einfluss der Wirksubstanz auf die Größe der ischämischen Ulzera [8]. In einer Metaanalyse von Creuzig und Mitarbeitern demonstrierten insgesamt 7 randomisierte und kontrollierte Studien zu PGE_1 mit zusammen 643 Patienten in den Stadien III und IV der pAVK eine signifikant bessere Wirkung von PGE_1 hinsichtlich Ulkusheilung und Schmerzreduktion verglichen mit der Placebogruppe. Auch für den kombinierten Studienendpunkt „Majoramputation oder Tod" zeigte die Behandlung mit PGE_1 deutlich bessere Ergebnisse [2].

Diabetiker und Nichtdiabetiker weisen deutliche Unterschiede in der Lokalisation ihrer atherosklerotischen Gefäßläsionen auf. Während bei Nichtdiabetikern überwiegend Becken-, Oberschenkel- und Knieetage betroffen sind, konzentrieret sich die Verschlusskrankheit bei Diabetikern typischerweise auf die Unterschenkel- und Fußarterien. Hinderer und Mitarbeiter untersuchten in einer retrospektiven Studie den unterschiedlichen Einfluss von PGE_1 in der Therapie von Diabetikern und Nichtdiabetikern. Die Studie ergab eine signifikant höhere Erfolgsrate der intraarteriellen Therapie von PGE_1 bei den Diabetikern [6].

Nicht allein für die Erleichterung der Indikationsstellung zur invasiven Revaskularisation oder Amputation sind Prädiktoren für den Erfolg einer Therapie mit PGE_1 in den Stadien III und IV der pAVK wünschenswert. Heidrich und Mitarbeiter untersuchten in einer im Jahre 2005 publizierten retrospektiven Analyse an 767 Patienten die Effektivität der PGE_1-Therapie bei kritischer Extremitätenischämie (Stadien III und IV). Darüber hinaus versuchten sie, Prädiktoren des Therapieerfolgs zu identifizieren. Ihre Ergebnisse zeigten, dass selbst bei extrem schlechter zirkulatorischer Situation mit Unterschenkelverschlussdrücken von <35 mmHg und Sauerstoffpartialdrücken der Haut ($tcpO_2$) von <15 mmHg, Mehretagenläsionen, multiplen Voroperationen und Begleiterkrankungen noch klinisch relevante positive Resultate mit der PGE_1-Therapie erzielt werden konnten. Insgesamt konnte kein einziger Parameter von klinischer Relevanz als signifikanter Prädiktor des Therapieerfolgs identifiziert werden [5].

Die Mechanismen der PGE_1-Wirkung bei Patienten mit pAVK sind vielfältig und nicht auf die reine Vasodilatation beschränkt. So wirkt PGE_1 durch die Hemmung von Monozyten und Neutrophilen thrombozytenaggregationshemmend, fibrinolysefördernd und antiinflammatorisch. Darüber hinaus wurde in neuerer Zeit auch die Hemmung der Expression bzw. Freisetzung von Adhäsionsmolekülen, proinflammatorisch wirksamen Zytokinen, Matrixkomponenten und Wachstumsfaktoren beschrieben [7]. Während die Vasodilatation und die Perfusionssteigerung der Makrozirkulation durch PGE_1 sofort einsetzt, scheinen die übrigen Wirkmechanismen für die Langzeiteffekte von PGE_1 verantwortlich zu sein. Hierbei konnte nach perkutaner transluminaler Angioplastie (PTA) in Verbindung mit der ein- oder mehrmaligen intraarteriellen Gabe von PGE_1 am Behandlungstag eine Steigerung der Mikrozirkulation, bestimmt durch die Messung des perkutanen Sauerstoffpartialdrucks ($tcpO_2$), bis 4 Wochen nach PTA gemessen werden [4].

In der vorliegenden Studie konnte die deutliche Perfusionssteigerung infragenualer Venen-Bypasses durch die intraoperative Gabe von PGE_1 mit signifikanter Vasodilatation und Widerstandssenkung der revaskularisierten Strombahn demonstriert werden. Diese PGE_1-Wirkung stellt sehr wahrscheinlich die wesentliche Komponente in der Verhinderung von Frühverschlüssen der Rekonstruktionen dar, eine technisch einwandfreie Revaskularisation vorausgesetzt. Zusätzlich müssen aber auch ischämie- und reperfusionsprotektive Langzeitwirkungen von PGE_1 berücksichtigt werden. Das Studienergebnis unterstützt daher verschiedene hypothetische Therapieziele von PGE_1 bei Typ-2-Diabetikern: Senkung der Frühverschlussrate von infragenualen Venen-Bypasses, Verbesserung der Langzeitfunktion und Beschleunigung der Abheilung ischämischer Läsionen.

Literatur

1. Belch JJ, Bell PR, Creissen D et al. (1997) Randomized, double-blind, placebo-controlled study evaluating the efficacy and safety of AS-013, a prostaglandin E1 prodrug, in patients with intermittent claudication. Circulation 95:2298–2302
2. Creuzig A, Lehmacher W, Elze M (2004) Meta-analysis of randomised controlled prostaglandin E1 studies in peripheral arterial occlusive disease stages II an IV. Vasa 33:137–144

3. Diehm C, Hibsch-Miller C, Stammler F (1988) Intravenöse Prostaglandin E1-Therapie bei Patienten mit peripherer arterieller Verschlusskrankheit (AVK) im Stadium III: eine doppelblinde, placebo-kontrollierte Studie. In: Heinrich H, Böhme H, Rogatti W (Hrsg) Prostaglandin E_1-Wirkung und therapeutische Wirksamkeit. Springer, Heidelberg, S 133–143
4. Heider P, Wildgruber M, Wolf O, Schuster T, Lutzenberger W, Berger H, Eckstein HH (2008) Improvement of microcirculation after percutaneous transluminal angioplasty in the lower limb with Prostaglandin E1. Prostaglandins Other Lipid Mediat 2008 Sep 11 (Epub ahead of print)
5. Heidrich H, Schmidt T, Fahrig C (2005) Are there predictors for the outcome of a PGE_1 treatment in peripheral arterial disease with critical limb ischemia? Vasa 34: 101–107
6. Hinderer S, Brachmann R, Nedder KH, Bucher J, Beischer W (1991) Administration of prostaglandin E1 in diabetics and non-diabetic patients with severe Fontaine stage IIb arterial occlusive disease. Vasa 20:100–108
7. Reiter M, Bucek RA, Stümpflen A, Minar E (2003) Prostanoids for intermittent claudication. Cochrane Database of Systemic Reviews, Issue 4
8. Sakaguchi S (1984) Prostaglandin E_1 intra-arterial infusion therapy in patients with ischemic ulcer of the extremities. Int Angiol 3:39–42
9. Schrör K, Hohlfeld T (2004) Mechanisms of anti-ischemic action of prostaglandin E_1 in peripheral arterial occlusive disease. Vasa 33:119–124

Periphere Perfusionsverbesserung und klinische Ergebnisse nach ambulanter CT-gestützter lumbaler Sympathikolyse bei Patienten mit schwerer pAVK*

J. Nickel, W. Brinckmann, R. Andresen

Improvement of peripheral blood supply and clinical outcome after ambulatory CT-assisted lumbar sympathicolysis in patients with severe peripheral arterial disease (PAD)

Summary

Purpose: The clinical improvements reported by patients after lumbar sympathicolysis were to be verified and quantified by colour coded duplex sonography (CCDS).

Material and methods: CT-assisted lumbar sympathicolysis was performed on 136 patients (105 men, 31 women; mean age: 66.1 years; range 43–82 years) with PAD (Fontaine stages IIb–IV) on an outpatient basis after exhaustive surgical and interventional therapy. Puncture was performed via a dorsolateral approach, a 22 G Seibel-Grönemeyer Chiba biopsy needle being placed intercavovertebrally or interaortovertebrally at the level of the arch pedicle of the third lumbar vertebral body. A medication mixture consisting of 96% alcohol, 0.5% Carbostesin and added amounts of contrast medium was administered when the needle was correctly positioned. An average of 10 ml (6–12 ml) of the sympathicolytic was applied, only one side being treated at one time. Before and abour 120 minutes after intervention as well as 6 months post-intervention, systolic and end-diastolic flow velocities and blood volumes per minute were determined by CCDS. Additionally, the retroperitoneal space was examined by ultrasound after 6 months. The clinical outcome and the complications were assessed by a standardized questionnaire.

Results: In all patients, sympathicolysis was performed without technical complications. Starting on day 1 post-intervention, 4 patients complained of dysaesthesia in the inguinal and thigh area, another patient developed an erectile dysfunction; all these complications were completely reversible. 131/136 (96%) of patients showed a significant increase in peripheral circulation immediately after the intervention, and a significant persistent effect was seen in 120/136 (88%) after 6 months. Particulary patients with PAD stages III and IV had a clinical benefit.

* Dieser Beitrag ist unter dem Titel „Ambulante, CT-gestützte lumbale Sympathikolyse bei Patienten mit schwerer pAVK: Einfluss auf die periphere Perfusion sowie die klinischen Beschwerden“ zuerst erschienen in: Zentralbl Chir 2008; 133:349–354.

Conclusion: Lumbar sympathicolysis is a therapeutic option in severe PAD with few complications; it is effective, minimally-invasive and ambulatory to perform, and should be considered after angiographic-interventional and surgical measures have been exhausted. The significant clinical improvements can be explained in part due to the improvement in perfusion verified by CCDS.

Zusammenfassung

Ziel: Die von den Patienten mitgeteilten klinischen Verbesserungen nach lumbaler Sympathikolyse sollten mittels farbkodierter Duplexsonographie (FKDS) überprüft und quantifiziert werden.

Material und Methoden: Bei 136 Patienten (105 Männer, 31 Frauen; Durchschnittsalter: 66,1 Jahre; Altersbereich: 43–82 Jahre) mit pAVK (Fontaine-Stadien IIb–IV) wurde nach ausgeschöpfter operativer bzw. interventioneller Therapie ambulant eine CT-gestützte lumbale Sympathikolyse durchgeführt. Die Punktion erfolgte von dorsolateral, wobei eine 22-G-Seibel-Grönemeyer-Chiba-Biopsienadel in Höhe der Bogenwurzel von LWK 3 intercavovertebral bzw. interaortovertebral platziert wurde. Ein Medikamentengemisch, bestehend aus 96%igem Alkohol, 0,5%igem Carbostesin und Kontrastmittel, wurde bei korrekter Nadelposition appliziert. Wir injizierten im Durchschnitt 10 ml (6–12 ml) des Sympathikolytikums, wobei immer nur eine Seite pro Sitzung versorgt wurde. Vor und etwa 120 min nach der Intervention sowie 6 Monate post interventionem wurden mittels FKDS die systolischen und enddiastolischen Flussgeschwindigkeiten sowie das Blutminutenvolumen bestimmt. Zusätzlich erfolgte nach 6 Monaten eine sonographische Kontrolle des Retroperitonealraums. Die klinischen Ergebnisse und die Komplikationen wurden mittels eines standardisierten Fragebogens erfasst.

Ergebnisse: Bei allen Patienten ließ sich die Sympathikolyse technisch komplikationslos durchführen. Beginnend am ersten postinterventionellen Tag beklagten 4 Patienten Missempfindungen im Leisten- und Oberschenkelbereich, ein weiterer Patient entwickelte eine erektile Dysfunktion. Sämtliche Komplikationen bildeten sich komplett zurück. 131/136 (96%) der Patienten zeigten unmittelbar postinterventionell eine signifikante Zunahme der peripheren Durchblutung, wobei sich bei 120/136 (88%) nach 6 Monaten ein signifikant anhaltender Effekt feststellen ließ. Insbesondere Patienten mit einer pAVK der Stadien III und IV zeigten eine klinische Verbesserung.

Schlussfolgerung: Bei schwerer pAVK ist die lumbale Sympathikolyse eine komplikationsarme, effektive, minimal-invasive und ambulant durchzuführende Therapieoption, die nach Ausschöpfen der angiographisch-interventionellen bzw. operativen Maßnahmen in Erwägung gezogen werden sollte. Die signifikanten klinischen Verbesserungen lassen sich zum Teil mit der mittels FKDS objektivierten Perfusionsverbesserung erklären.

Einleitung

Patienten mit schwerer peripherer arterieller Verschlusskrankheit (pAVK) weisen oft ein chronisch fortschreitendes Krankheitsbild auf [17, 33]. Trotz verbesserter rekonstruktiv-operativer Maßnahmen und Fortschritten der endovaskulär-interventionellen Therapien sind diese irgendwann erschöpft. Konservative Maßnahmen mit forciertem Gehtraining und medikamentöser Therapie können durch eine Grenzstrangausschaltung weiter unterstützt werden [27, 32]. Bereits 1899 wurde von Jaboulay [19] die erste Sympathektomie erfolgreich durchgeführt. Die Technik wurde 1913 durch Leriche [22] verbessert. Die ersten chemischen Sympathikusausschaltungen mit 85%igem Alkohol wurden 1926 veröffentlicht [35], und eine erste größere Studie mit akzeptablen Ergebnissen wurde von Haxton im Jahre 1949 vorgestellt [15]. Aufgrund der Invasivität der offenen oder der endoskopischen videoassisterten Sympathektomie kommt heute vor allem die CT-gestützte Sympathikolyse als minimal-invasives und komplikationsarmes Verfahren zum Einsatz [9, 10, 18]. Als Agens für die chemische Sympathikolyse wird heutzutage aufgrund der besseren Steuerbarkeit statt Phenol hochkonzentrierter Alkohol verwendet [15, 23, 27, 32, 35]. Der pathophysiologische Mechanismus der lumbalen Sympathikolyse beruht auf dem Ausschalten der durch sympathische Fasern bedingten Vasokonstriktion, was zu einer Verbesserung der Perfusion der Kollateralen und zu einer Senkung des Widerstandes der präkapillären Gefäße führt [9, 28]. Im Rahmen der pAVK zählen Verschlüsse der Unterschenkel- und Fußarterien, kombinierte Ober- und Unterschenkelverschlüsse, trophische Ulzera der Unterschenkel und der Füße, Nekrosen der Zehen, okklusive Erkrankungen wie die Endangitis obliterans und vasokonstriktive Erkrankungen wie der Morbus Raynaud zu den wichtigsten Indikationen einer Neurolyse am Grenzstrang [6, 27, 30]. Des Weiteren werden Interventionen bei Hyperhidrosis [1, 30], sympathisch unterhaltenen Schmerzsyndromen wie dem chronischen regionalen Schmerzsyndrom Typ I, Phantom-, Thorax-, Herpes-zoster- und Narbenschmerzen sowie bei Volkmann-Kontraktur mit gutem Erfolg durchgeführt [11, 27].

In der nachfolgend ausgeführten Studie wird die Durchführbarkeit einer ambulanten CT-gestützten lumbalen Sympathikolyse bei Patienten mit schwerer pAVK gezeigt. Zudem werden das klinische Outcome mittels Fragebogen evaluiert und die Durchblutungsverhältnisse durch eine farbkodierte Duplexsonographie (FKDS) objektiviert.

Material und Methoden

Bei 136 Patienten mit schwerer pAVK der unteren Extremität (105 Männer, 31 Frauen; Durchschnittsalter: 66,1 Jahre; Altersbereich: 43–82 Jahre) wurde nach Indikationsstellung im Rahmen unseres chirurgisch-angiologischen Konsils eine beidseitige CT-gestützte lumbale Sympathikolyse durchgeführt. Behandelt wurden Patienten mit Fontaine-Stadien IIb–IV, wobei Patienten mit höheren Fontaine-Stadien (III–IV) stärker repräsentiert waren (Tabelle 1). Fünfunddrei-

Tabelle 1. Patientenverteilung hinsichtlich der pAVK-Stadien

pAVK-Stadien	Anteil Patienten [%]
IIb	20
III	48
IV	32

ßig Prozent der Patienten hatten einen länger bestehenden Diabetes mellitus. Die Sympathikolyse wurde nach ausgeschöpfter operativer bzw. interventioneller Therapie jeweils in einem ambulanten Setting durchgeführt. Nach Aufklärung der Patienten wurden vor der Intervention mittels FKDS (Gerät: Toschiba Aplio) die systolischen und enddiastolischen Flussgeschwindigkeiten sowie das Blutminutenvolumen der A. tibialis anterior oder der A. tibialis posterior in Höhe des oberen Sprunggelenks bestimmt. Patienten mit einem bereits deutlich gesteigerten enddiastolischen Fluss als möglicher Hinweis auf eine Autosympathikolyse wurden ausgeschlossen. Weitere Kontraindikationen waren eine vorhandene Gerinnungsstörung sowie zuvor diagnostizierte aortoiliakale Verschlüsse.

Zur Interventionsplanung erfolgte in Bauchlage des Patienten eine kraniokaudale Spiral-CT des mittleren Lendenwirbelsäulenbereichs. Zur besseren Abgrenzbarkeit der Ureteren wurde die Untersuchung nach i.v. Boluskontrastmitttelgabe durchgeführt. Nach Festlegung der Eingangsebene in Höhe der Bogenwurzel von LWK 3 erfolgte nach zuvor durchgeführter Hautdesinfektion und Lokalanästhesie die Punktion von dorsolateral mit einer 22-G-Seibel-Grönemeyer-Chiba-Biopsienadel (Länge: 10, 15 oder 20 mm), welche unter Berücksichtigung des Stichwinkels und des Abstandes zur Haut bis nach intercavovertebral bzw. interaortovertebral vorgeschoben wurde. Bei korrekter Nadelposition erfolgte die schrittweise Applikation eines Medikamentengemisches, bestehend aus 96%igem Alkohol, 0,5%igem Carbostesin und Kontrastmittel, unter wiederholten CT-Kontrollscans. Die durchschnittlich applizierte Menge des Sympathikolytikums betrug im Durchschnitt 10 ml (6–12 ml), wobei immer nur eine Seite pro Sitzung versorgt wurde. Die Therapie der Gegenseite erfolgte in einem Abstand von einer Woche.

Zum Entlassungszeitpunkt (etwa 120 min nach der Intervention) sowie 6 Monate post interventionem wurden wiederum mittels FKDS die systolischen und enddiastolischen Flussgeschwindigkeiten sowie das Blutminutenvolumen bestimmt. Bei der Wiedervorstellung nach 6 Monaten wurde zusätzlich eine sonographische Kontrolle des Retroperitonealraums zum Ausschluss einer Harnstauung durchgeführt. Zu diesem Zeitpunkt erfolgte auch die Befragung der Patienten, wobei die Veränderungen des Wärmegefühls, der Gehstrecke und der Schmerzsymptomatik sowie das Abheilen einer evtl. vorhandenen Nekrosen und ggf. aufgetretene Komplikationen erfasst wurden.

▮ Ergebnisse

Bei allen Patienten konnte die Sympathikolyse technisch komplikationslos durchgeführt werden, wobei sich bei nahezu allen Patienten auf den CT-Kontrollscans jeweils eine regelrechte Verteilung des Medikamentengemisches zeigte (Abb. 1). Bei lediglich 5 Patienten wurde die Sympathikolyse aufgrund einer lateral betonten Verteilung des Medikamentengemisches in Richtung M. psoas abgebrochen und an den folgenden Tagen wiederholt. Ein unmittelbar einsetzendes Wärmegefühl wurde von 124/136 (91%) Patienten berichtet (Tabelle 2). Bei der FKDS zeigten 131/136 (96%) der Patienten unmittelbar postinterventionell eine signifikante Zunahme der peripheren Durchblutung (Abb. 2–5), wobei der Anstieg des enddiastolischen Flusses auf mindestens 10 cm/s bzw.

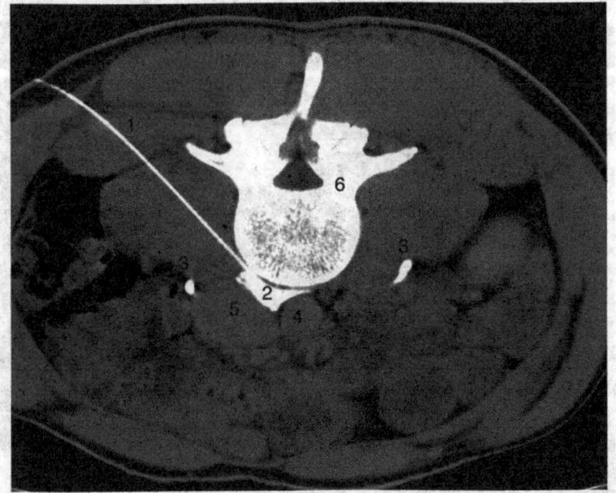

Abb. 1. Regelrechte Verteilung des Sympathikolytikums bei einem 52-jährigen Patienten mit pAVK im Stadium IIb. *1* von rechts dorsolateral eingebrachtes koaxiales Feinnadelsystem; *2* Medikamentengemisch intercavovertebral; *3* Ureteren beiderseits kontrastiert; *4* Aorta; *5* V. cava inferior; *6* Pedunculus vertebrae III

Tabelle 2. Ergebnisse nach CT-gesteuerter lumbaler Sympathikolyse

Parameter	Anteil Patienten [%]	
	120 min nach der Intervention	6 Monate nach der Intervention
▮ Wärmegefühl	91	86
▮ Durchblutungssteigerung	96	88
▮ Verlängerung der Gehstrecke	–	73
▮ Abheilung von Nekrosen	–	38
▮ Subjektive Verbesserung	–	86

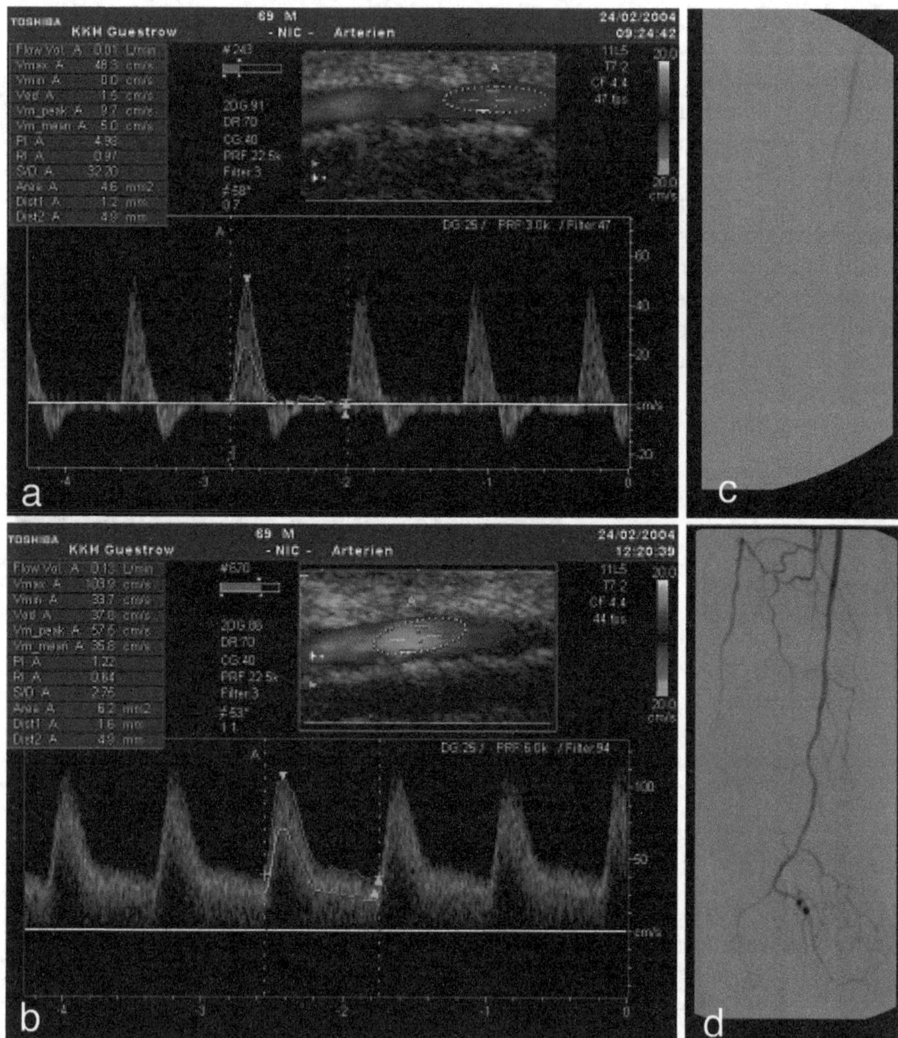

Abb. 2 a–d. a Farbkodierte Duplexsonographie vor lumbaler Sympathikolyse; **b** farbkodierte Duplexsonographie etwa 120 min nach der Intervention: qualitative Änderung des Flussprofils mit gesteigertem enddiastolischen Fluss; **c** Angiogramm des gleichen Patienten vor der Sympathikolyse; **d** Angiogramm etwa 12 Monate nach der Intervention

eine Verdopplung des Ausgangswertes als Kriterium für einen positiven Therapieeffekt gewertet wurde (Tabelle 3). Auch nach 6 Monaten zeigte sich bei 120/136 (88%) der Patienten ein anhaltender signifikanter Effekt (Abb. 3–5); das pAVK-Stadium verbesserte sich bei diesen Patienten im Durchschnitt um eine Stufe. 117/136 Patienten (86%) berichteten über ein nachhaltig verbessertes Wärmegefühl und eine Reduktion der Schmerzsymptomatik in Abhängigkeit von der forcierten Gehstrecke; diese verlängerte sich bei 99/136 (73%) der

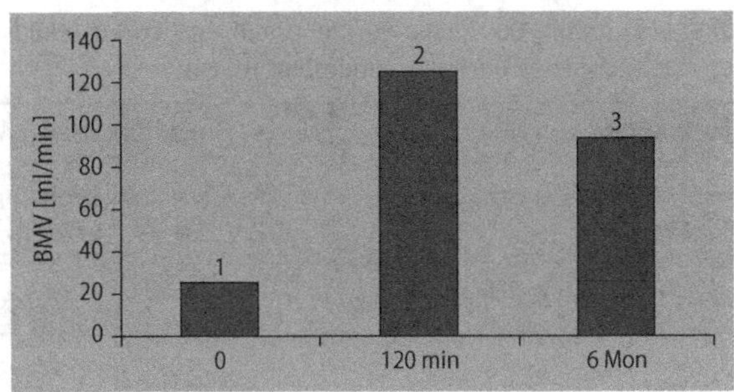

Abb. 3. Blutminutenvolumen (*BMV*) [ml/min] gemittelt über alle Patienten unmittelbar vor sowie 120 min und 6 Monate nach Sympathikolyse. Die Säulen 1 und 2 sowie die Säulen 1 und 3 unterscheiden sich signifikant von einander

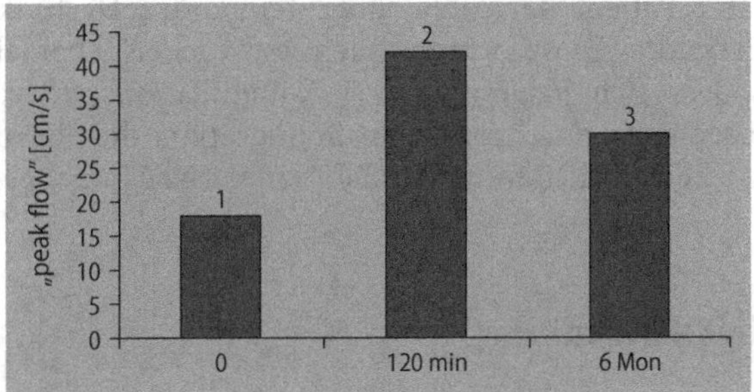

Abb. 4. „Peak-flow"-Werte [cm/s] gemittelt über alle Patienten unmittelbar vor sowie 120 min und 6 Monate nach Sympathikolyse. Die Säulen 1 und 2 sowie die Säulen 1 und 3 unterscheiden sich signifikant von einander

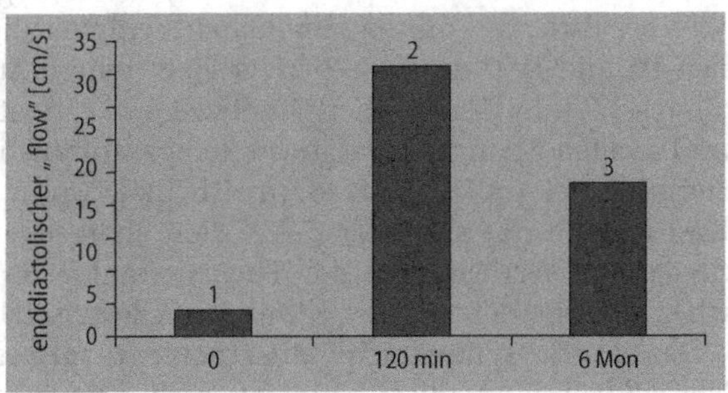

Abb. 5. Enddiastolische Flusswerte [cm/s] gemittelt über alle Patienten unmittelbar vor sowie 120 min und 6 Monate nach Sympathikolyse. Die Säulen 1 und 2 sowie die Säulen 1 und 3 unterscheiden sich signifikant von einander

Tabelle 3. Anzahl der Patienten mit einem Anstieg des enddiastolischen Flusses um das Doppelte des Ausgangswertes oder um mindestens 10 cm/s

Parameter	Anzahl Patienten	
	120 min nach der Intervention	6 Monate nach der Intervention
Anstieg des enddiastolischen Flusses	131	120

Patienten (Tabelle 2). Des Weiteren zeigten 17/44 (38%) der Patienten mit einem pAVK Stadium IV eine Abheilung der Nekrosen.

Beginnend am ersten postinterventionellen Tag beklagten 4/136 (3%) der Patienten Missempfindungen im Leisten- und Oberschenkelbereich, welche sich aber im Verlauf von max. 5 Wochen komplett zurückbildeten. Ein weiterer Patient berichtete über temporäre Dysfunktionen von Ejakulation und Erektion. Diese waren nach 6 Wochen ebenfalls komplett zurückgebildet, sodass sich insgesamt eine Komplikationsrate von 3,7% fand. Bei der nach 6 Monaten durchgeführten Sonographie des Retroperitonealraums fanden sich bei keinem Patienten Zeichen einer Harnstauung.

■ Diskussion

Die von vielen Patienten nach Sympathikolyse bzw. Sympathektomie berichtete subjektive Beschwerdebesserung ist schwierig zu quantifizieren [3, 5, 12, 24]. Neben einer Gehstreckenverbesserung [9, 32, 34] wird eine Erhöhung der Oberflächentemperatur der Haut als postiver Sympathikolyseeffekt gewertet [24]. Eine Einschränkung für die Objektivierung mittels Thermographie besteht bei Patienten mit entzündlichen Veränderungen bei schwerer pAVK (Stadien III und IV), da diese bereits eine höhere Ausgangstemperatur aufweisen können [24]. In der gleichen Studie zeigen Patienten mit einer pAVK im Stadium III einen geringeren relativen Temperaturanstieg nach Intervention als solche mit einer pAVK im Stadium IIb [24], wobei aufgrund der geringen Zahl der Patienten mit schwerer pAVK eine überzeugende Plausibilität fehlt. Durch die geringe Verfügbarkeit der Thermographie ist dieses Verfahren in der täglichen Routine der meisten Kliniken nicht einsetzbar.

Da der N. sympathicus über seine α-adrendergen Fasern die ekkrinen Schweißdrüsen reguliert [29], ist auch eine Widerstandsmessung der Hautoberfläche möglich. Dieses Verfahren kommt im Wesentlichen zur Überprüfung des Therapieerfolgs bei Hyperhidrosis zum Einsatz.

Bei einer Sympathikusblockade durch eine peridurale Anästhesie konnten mittels plethysmographischer Messungen ebenfalls eine Zunahme der arteriellen Durchblutung sowie eine Abnahme des peripheren Widerstandes gezeigt werden [37]. Mittels FKDS ist es zudem möglich, an peripheren Gefäßen nach Pharmakostimulation mit Prostaglandin E_1 Veränderungen des Flussspektrums und des enddiastolischen Widerstandes zu quantifizieren [2]. Aufgrund der Verfügbarkeit der Sonographie in nahezu allen interventionell arbeitenden Abteilungen bietet sich diese Methode somit als kostengünstige und schnell durchzuführende Maßnahme an. In unserem Patientenkollektiv zeigten sich qualitative Veränderungen des Flussprofils und quantitative Verbesserungen des arteriellen Einstroms in der Peripherie. Hierbei wurde der Anstieg des enddiastolischen Flusses als Hinweis auf eine sympathikolysebedingte Widerstandserniedrigung der peripheren Arterien gewertet.

Bei enger topographischer Beziehung des Grenzstrangs zum Plexus lumbosacralis können Läsionen des N. genitofemoralis und des N. ilioinguinalis auftreten, welche dann u. U. zu Missempfindungen der Leiste und des Oberschenkels führen [32]. In unserem Kollektiv fanden sich solche Komplikationen bei 3% der Patienten, welche jedoch im Verlauf vollständig rückläufig waren. Durch eine sukzessive Applikation des Sympathikolytikums mit zwischenzeitlichem CT-Kontrollschnittbild kann eine ungünstige Verteilung des Medikamentengemisches visualisiert werden. Dies ermöglicht einen rechtzeitigen Abbruch der Intervention und minimiert die Komplikationen. Die Intervention kann dann im Intervall komplettiert werden. Auch ungewollte Umfließungen des Harnleiters lassen sich so frühzeitig erkennen und damit weitgehend vermeiden. Harnleiterstenosen werden als seltenes mögliches Ereignis nach Sympathikolyse beschrieben [7, 10]. Bei keinem unserer Patienten konnten 6 Monate nach der Intervention eine Harnleiterstenose und eine hieraus resultierende Harnstauung diagnostiziert werden. Bei männlichen Patienten können nach Sympathikolyse Erektions- und Ejakulationsstörungen auftreten [4]. Dies fand sich auch in unserem Kollektiv bei einem Patienten, wobei es 6 Wochen post interventionem zu einer Restitutio ad integrum kam. In der Regel wird die erektile Dysfunktion hervorgerufen, wenn das Sympathikolytikum nach kranial ausläuft und hier Zellkörper der Neuronen, welche die Kontrolle der sexuellen Funktionen übernehmen, in Höhe von LWK 2 bis BWK 11 geschädigt werden. Eine vorbestehende sexuelle Dysfunktion aufgrund einer arteriellen Minderdurchblutung lässt sich ggf. vor der Sympathikolyse mittels FKDS abklären [2].

Die Komplikationsrate der CT-gestützten lumbalen Sympathikolyse ist im Vergleich zu den offenen chirurgischen Sympathektomien und den durchleuchtungsgestützten Sympathikolysen deutlich geringer [10, 13]. Erst mit Einführung der CT wird eine reproduzierbare exakte Applikation der Nadelspitze am lumbalen Grenzstrang mit einer Genauigkeit von 1 mm^3 erreicht. Hierdurch wird ein hohes Maß an Sicherheit und Effektivität gewährleistet [25, 27, 32, 36], was bei einer durchleuchtungsgestützten Applikation nicht erreichbar ist [14]. Mit ebenfalls hoher Sicherheit ist dieses Verfahren technisch auch MRT-gesteuert durchführbar [20]. Aufgrund der Strahlenhygiene einerseits und der hohen Kosten andererseits stellt dieses Verfahren jedoch lediglich bei jüngeren Patienten eine interessante Option dar.

Bei anatomischen Varianten und Anomalien der sympathischen Nervenfasern ist mittels chemischer Sympathikolyse eine Steigerung der Effektivität gegenüber der chirurgischen Sympathektomie zu erwarten [26], da diese Varianten und Anomalien durch die räumliche Verteilung des eingebrachten Sympathikolytikums häufig besser miterfasst werden.

Da ein hoher Prozentsatz der sympathischen Nervenfasern auf die Gegenseite kreuzen [29], sollte die lumbale CT-gestützte Sympathikolyse auch bei rein einseitiger Symptomatik bilateral durchgeführt werden. Ein weiterer Grund für eine beidseitige Sympathikolyse sehen wir in dem unterschiedlichen Wärmeempfinden nach einseitigem Eingriff, welches von den Patienten in der Regel als sehr störend empfunden wird.

Insbesondere profitierten Patienten mit einer pAVK der Stadien III und IV [6, 8, 16]. Seibel et al. [32] berichten über eine objektivierbare Befundverbesserung mit einer Rückführung des pAVK-Stadiums III in das Stadium II bei 85% der Patienten. Dies deckt sich sehr gut mit unseren Ergebnissen, wobei sich bei 86% unserer Patienten eine Beschwerdebesserung mit Herunterstufung des pAVK-Stadiums feststellen ließ. Bei 38% der Patienten mit einer pAVK im Stadium IV kam es zur Abheilung von Nekrosen. Dies wurde in ähnlicher Weise auch von anderen Autoren bei Zustand nach chirurgischer Sympathektomie [21, 31] und Sympathikolyse [32] beschrieben.

Interessant erscheint des Weiteren die Möglichkeit, eine Sympathikolyse in der rekonstruktiven Chirurgie präoperativ zur Optimierung des Therapieerfolgs einzusetzen. Auch vor endovaskulären Interventionen wäre ein solcher Einsatz bei entsprechendem Gefäßbefund zu diskutieren. Abschließend sind hier jedoch weitere, möglichst randomisierte, prospektive Studien notwendig, um zu zeigen, welche Patientengruppe am meisten von einer begleitenden Sympathikolyse profitiert.

Wie auch andere radiologische Interventionen, ist die lumbale CT-gestützte Sympathikolyse aufgrund der einfachen und technisch sicheren Durchführbarkeit bei insgesamt geringer Patientenbelastung gut als ambulante Therapie geeignet. Zusätzlich können hierdurch im Vergleich zur stationären Behandlung Kosten gespart werden.

■ Literatur

1. Andresen R, Jahnel A, Nickel J (2006) CT-gestützte Sympathikolyse bei fokaler Hyperhidrosis. In Brinckmann W, Hampel R (Hrsg.) Hyperhidrose – Differentialdiagnose und aktuelle Therapie. Uni-Med, Bremen, S 17–27
2. Andresen R, Wegner HE (1997) Assessment of the penile vascular system with color-coded duplex sonography and pharmacocavernosometry and -graphy in impotent men. Acta Radiol 38:303–308
3. Baumer K, Wolff M, Kroker H, Antes G, Neher M (1987) Perfusionsszintigrafie vor lumbaler Sympathektomie: Eine Hilfe zur Indikationsstellung? Zentralblatt Radiol 134: 177
4. Baxter AD, O'Kafo BA (1984) Ejakulatory failure after chemical sympathectomy. Anesth Analg 63:770–771
5. Collins GJ, Rich NM, Andersen CA, Hobson RW 3rd, McDonald PT, Kozloff L (1978) Acute hemodynamic effects of lumbar sympathectomy. Am J Surg 136:714–718
6. Cross FW, Cotton LT (1985) Chemical lumbar sympathectomy for ischemic rest pain. A randomized, prospective controlled clinical trial. Am J Surg 150:341–435
7. Daschner H, Allgayer B (1994) Ureterverschluss nach CT-gezielter lumbaler Sympathikusausschaltung. Fortschr Röntgenstr 161: 85–87

8. Dreyfus A, Fondras JC, Loubrieu G, Ntarundenga U (1990) Our experience of lumbar chemical sympathectomy in arterial occlusive diseases of the lower limbs. Agressologie 31:207–209
9. Duda SH, Huppert PE, Heinzelmann B, Schareck W, Seboldt H, Claussen CD (1994) CT-gestützte perkutane lumbale Sympathikolyse bei peripherer arterieller Verschlusskrankheit. Fortschr Röntgenstr 160:132–136
10. Ernst S, Heindel W, Fischbach R et al. (1998) Komplikationen der CT-gesteuerten lumbalen Sympathikolyse: Eigene Erfahrungen und Literaturübersicht. Fortschr Röntgenstr 168:77–83
11. Finkenzeller T, Techert J, Lenhart M, Link J, Feuerbach S (2001) CT-gesteuerte thorakale Sympathikolyse zur Behandlung der peripheren arteriellen Verschlusskrankheit und thorakaler Schmerzen in 6 Fällen. Fortschr Röntgenstr 173:920–923
12. Fraunhofer S, Henzler M, Strotzer M, von Sommoggy S (1991) Measuring regional bloodflow in evaluating CT-controlled lumbar sympathetic neurolysis in arterial occlusive disease. Vasa 33(Suppl):160–161
13. Fulton RL, Blakeley WR (1968) Lumbar sympathectomy: a procedure of questionable value in the treatment of arteriosclerosis obliterans of the legs. Am J Surg 116:735–744
14. Fyfe T, Quin RO (1975) Phenol sympathektomy in the treatment of intermittend claudicatio: a controlled clinical trial. Br J Surg 62:68–71
15. Haxton HA (1949) Chemical sympathectomy. Brit Med J 1:1026–1028
16. Heindel W, Ernst S, Manshausen G et al. (1998) CT-guided lumbar sympathectomy: results and analysis of factors influencing the outcome. Cardiovasc Intervent Radiol 21:319–323
17. Holiday FA, Barendregt WB, Slappendel R, Crul BJ, Buskens FG, van der Vliet JA (1999) Lumbar sympathectomy in critical limb ischaemia: surgical, chemical or not at all? Cardiovasc Surg 7:200–202
18. Huttner S, Huttner M, Neher M, Antes G (2002) CT-gesteuerte Sympathikolyse bei peripherer arterieller Verschlusskrankheit – Indikationen, Patientenauswahl, Langzeitergebnisse. Fortschr Röntgenstr 174:480–484
19. Jaboulay M (1899) Le traitement de quelques troule trophiques au pied et de la denudation de l'artere femorale et de la distension des nerfs vasculaires. Lyon Med 91: 467–468
20. Konig CW, Schott UG, Pereira PL et al. (2002) MR-guided lumbar sympathicolysis. Eur Radiol 12:1388–1393
21. Lee BY, Madden JL, Thoden WR, McCann WJ (1983) Lumbar sympathectomy for toe gangrene. Long-term follow-up. Amer J Surg 145:398–401
22. Leriche R (1913) De l'elongation et de la section des nerfs perivasculaires dans certains syndromes douloureux d'origine arterielle et dans quelques troubles trophiques. Lyon Chir 10:378–382
23. Mashiah A, Soroker D, Pasik S, Mashiah T (1995) Phenol lumbar sympathetic block in diabetic lower limb ischemia. Cardiovasc Risk 2:467–469
24. McCollum PT, Spence VA, Macrae B, Walker WF (1985) Quantitative assessment of the effectiveness of chemical lumbar sympathectomy. Brit J Anaesth 57:1146–1149
25. Pieri S, Agresti P, Ialongo P, Fedeli S, Di Cesare F, Ricci G (2005) Lumbar sympathectomy under CT guidance: therapeutic option in critical limb ischaemia. Radiol Med 109:430–437
26. Rosen RJ, Miller DL, Imparato AM, Riles TS (1983) Percutaneus phenol sympathectomy in advanced vascular disease. Am J Roentgenol 141:597–600
27. Schild H (1996) Percutane Neurolyse des Sympathicus. In: Günther RW, Thelen M (Hrsg.) Interventionelle Radiologie. Thieme, Stuttgart, S 562–571
28. Schild H, Grönninger J (1984) Transabdominelle CT-gesteuerte Sympathektomie. Fortschr Röntgenstr 141:504–508

29. Schmitt O, Wree A (2006) Funktionelle Anatomie des Sympathikus. In: Brinckmann W, Hampel R (Hrsg.) Hyperhidrose - Differentialdiagnose und aktuelle Therapie. Uni-Med, Bremen, S 17–27
30. Schneider B, Richter GM, Roeren T, Kaufmann GW (1996) CT-gesteuerte Neurolysen. Radiologe 36:692–699
31. Schütter FW, Sandmann W, Ashrafnia S (1990) Results of therapy following lumbar sympathectomy. A retrospective study over the curse of 10 years. Vasa 19:40–46
32. Seibel RMM, Balzer K, Grönemeyer DHW (1989) Erfahrungen mit der CT-gesteuerten Sympathikusausschaltung bei der Behandlung der peripheren AVK. Angio Archiv 17: 75–77
33. Smithwick RH (1957) Lumbar sympathektomy in the treatment of obliterative vascular disease of the lower extremities. Surgery 42:415–430
34. Strotzer M, Lenz M, Fraunhofer S, von Sommoggy S (1992) Die CT gezielte lumbale Sympathikolyse. Röntgenpraxis 45:220–224
35. Swetlow GI (1926) Alcoholic injections into nerve tissue for the relief of pain. Am J Med Sci 171:397–407
36. Tay VK, Fitridge R, Tie ML (2002) Computed tomography fluoroscopy-guided chemical lumbar sympathectomy: simple, safe and effective. Australas Radiol 46: 163–166
37. van den Berg E, van den Berg B, Zenz M, Richter A, Alexander K (1982) Peridurale Sympathikusblockade bei arterieller Verschlusskrankheit. Dtsch Med Wschr 107: 1837–1841

Lysetherapie

Stellenwert der lokalen Lyse in der Therapie akuter und subakuter Ischämien der unteren Extremitäten

M. Weinrich, M. Katoh, R. Frech, D. Kreissler-Haag

The role of intraarterial thrombolysis in acute and subacute ischemia of the lower limb

Summary. Intraarterial thrombolysis of acute and subacute lower limb ischemia is an established form of treatment. The results are comparable to those of primary surgical intervention when taking indication and contraindications into account. Merely the potential complication spectrum differs between the approaches. The aim of thombolysis is to recanalize the vascular occlusion and to unmask an underlying vascular lesion. These lesions often respond well to interventional treatment so that surgery can be avoided.

Zusammenfassung. Die intraarterielle Lyse akuter und subakuter Extremitätenischämien stellt ein etabliertes Therapieverfahren dar. Unter Berücksichtigung von Indikation und Kontraindikationen sind ihre Ergebnisse denen einer primär chirurgischen Revaskularisation gleichwertig. Lediglich im Spektrum potentieller Komplikationen bestehen zwischen beiden Therapieformen Unterschiede. Ziel der Lyse ist neben der Rekanalisation des Gefäßverschlusses die Demaskierung einer möglicherweise zugrunde liegenden Gefäßläsion. Häufig ist diese dann einer interventionellen Therapie zugänglich, so dass bei vielen Patienten eine Operation vermieden werden kann.

Einleitung

Die lokale intraarterielle Thrombolyse wurde 1974 als Alternativverfahren zur systemischen Thrombolyse bei peripherer Extremitätenischämie erstmalig beschrieben [8]. In den folgenden Jahrzehnten wurden eine Vielzahl kleinerer und einige größere Studien veröffentlicht, welche zunächst den Stellenwert der lokalen Lyse als solche und insbesondere im Vergleich zu einer primären chirurgischen Intervention bestimmen sollten [6, 10, 12, 19–21, 26]. Parallel dazu kam es neben einer technischen Verfeinerung der Methodik auch zur Einführung neuerer Thrombolytika, welche ein geringeres Nebenwirkungsspektrum aufweisen. Trotz aller bisherigen Studien werden die lokale Lyse und der gefäßchirurgische Eingriff jedoch auch heute noch häufig als konkurrierende Verfahren angesehen. Ihre potenziellen Vor- und Nachteile bezüglich Effektivität, Sicherheit und Langzeitergebnissen werden daher weiterhin kontrovers diskutiert.

Primäres Ziel der lokalen Lyse ist die Wiederherstellung des Status vor Eintreten des Gefäßverschlusses, um eine Demaskierung einer möglicherweise zugrunde liegenden Gefäßläsion zu erzielen. Letztere kann anschließend direkt mittels perkutaner transluminärer Angioplastie (PTA) oder sekundär operativ korrigiert werden. Durchführbar ist eine lokale Lyse prinzipiell bei allen akuten und subakuten Gefäßverschlüssen, bei denen eine verlängerte Ischämiezeit, welche durch das Verfahren in Anspruch genommen wird, tolerierbar ist. Die lokale Lyse ist jedoch nur zur Therapie relativ frischer Gefäßverschlüsse geeignet. Es konnte gezeigt werden, dass die Ergebnisse bei Gefäßverschlüssen, welche älter sind als 14 Tage, deutlich schlechter sind [4, 6, 10].

Analog zur systemischen Lyse sollten zur Vermeidung von Blutungskomplikationen dieselben Kontraindikationen Berücksichtigung finden. So stellen gastrointestinale Blutungen, frischere Schlaganfälle und intrakranielle Raumforderungen absolute Kontraindikationen dar. Als relative Kontraindikationen werden arterielle und portale Hypertension, kürzlich erfolgte Operationen und Koagulopathien, z. B. bei Leberinsuffizienz, angesehen.

Methodik

Allgemeines

Heute existieren 2 technisch unterschiedliche Formen der intraarteriellen Lyse, denen das perkutane Einbringen eines Katheters in das verschlossene Gefäß und die selektive Applikation eines Thrombolytikums gemein sind. Bei der intraarteriellen Infusion wird das Thrombolytikum über einen Endlochkatheter (Abb. 1 a) appliziert, dessen Spitze unmittelbar proximal des okkludierenden Thrombus zu liegen kommt. Die Auflösung des Thrombus erfolgt dann sukzessive von proximal.

Im Gegensatz hierzu erfolgt die Gabe des Thrombolytikums bei der Thrombusinfiltration mit Hilfe unterschiedlicher Katheter direkt in den thrombotischen Verschluss. Dabei kann ebenfalls ein Endlochkatheter verwendet werden, dessen Spitze in den Thrombus vorgeführt wird, sobald sich thrombotisches Material aufgelöst hat. Diese Methode setzt allerdings die ständige Präsenz des behandelnden Arztes und häufigere Kontrollen voraus und ist somit sehr zeitaufwändig [11]. Anstelle des Endlochkatheters kann auch ein perforierter Ballonkatheter (Abb. 1 b) verwendet werden, welcher mittels eines Führungsdrahtes im thrombotischen Verschluss platziert wird und über dessen Mikroporen man das Thrombolytikum verabreicht. Alternativ kann mittels Führungsdraht ein Jetlysekatheter (Abb. 1 c) positioniert werden, welcher über distale Seitenlöcher verfügt und dessen Endloch während der Lyse durch einen Ventilmechanismus oder einen speziellen Draht zur Erreichung eines ausreichend hohen Drucks verschlossen bleibt.

Als erstes Thrombolytikum wurde Streptokinase verwendet [8]. Aufgrund des bakteriellen Ursprunges und vor allem bei repetitiver Anwendung kann es

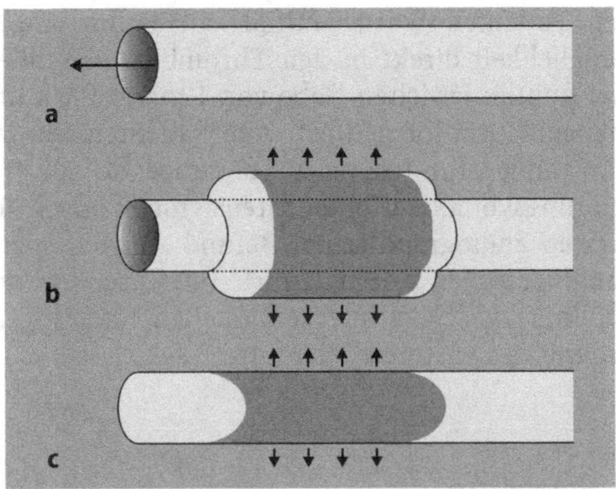

Abb. 1 a–c. 3 unterschiedliche Kathetertypen, die zur lokalen Lyse verwendet werden: **a** Endlochkatheter, in erster Linie für die Infusionstherapie; **b** perforierter Ballonkatheter und **c** Jetlysekatheter zur direkten Platzierung und Infiltration in den Thrombus

jedoch zu einer Antikörperbildung mit Wirkungsverlust oder zu einer allergischen Reaktion kommen, weswegen Streptokinase heute eine untergeordnete Rolle spielt. Als zweites Thrombolytikum fand Urokinase Anwendung, welches aus fetalen Nierenzellen gewonnen wird und eine deutlich geringere Antigenität aufweist. Nachdem Urokinase in den USA vom Markt genommen wurde, erfolgt die intraarterielle Lyse heute zumeist mit dem „recombinant tissue plasminogen activator" (rt-PA). Dieser kommt natürlicherweise in Endothelzellen vor, und er soll eine höhere Effektivität besitzen [5, 16, 26]. Allerdings ist die Vergleichbarkeit verschiedener Thrombolytika klinisch nur sehr schwer möglich. Neuere Thrombolytika wie z.B. Alfimeprase werden ihre Bedeutung im Rahmen der lokalen Lyse erst noch unter Beweis stellen müssen [17].

Prinzipiell kommt heute neben den verschiedenen Thrombolytika in unterschiedlichen Dosen eine kontinuierliche oder eine intermittierende Applikation infrage, wobei im Weiteren auf die Darstellung der unterschiedlichen Regimes verzichtet wird. Prinzipiell führen höher dosierte Regimes bei häufigeren Blutungskomplikationen zu einer schnelleren Rekanalisation der verschlossenen Gefäße, ohne jedoch zu einer höheren mittelfristigen Offenheitsrate oder einer höheren Anzahl an erhaltenen Extremitäten zu führen [13]. Gemeinsam ist allen heute zur Anwendung kommenden exogenen Thrombolytika die Aktivierung von Plasminogen zu Plasmin mit anschließender Fibrinolyse durch letzteres. Die als primäre Maßnahme bei akuter Extremitätenischämie empfohlene systemische Effektantikoagulation [7] wird von den meisten Autoren parallel zur lokalen Lyse fortgeführt.

Methodik in unserer Klinik

Nach diagnostischer Angiographie über eine 4F-Schleuse in der kontralateralen A. femoralis communis erfolgte bei unseren Patienten die Einlage eines Endlochkatheters „cross-over" bis unmittelbar vor den Gefäßabbruch. Bei allen Patienten wurde initial ein Bolus von 10 mg rt-PA verabreicht, nach Möglichkeit direkt in den Thrombus. Anschließend wurde die lokale Lyse mit der kontinuierlichen Gabe von 1 mg rt-PA/h unter einer begleitenden Effektantikoagulation fortgeführt. Alle Patienten wurden für die Dauer der Lyse sowie für einige Stunden nach Therapieende zur frühzeitigen Erfassung möglicher Blutungskomplikationen intensivmedizinisch überwacht. In Abhängigkeit vom letzten angiographischen Befund wurden spätestens alle 24 Stunden Kontrollangiographien durchgeführt. Im Anschluss an diese erfolgte jeweils interdisziplinär zwischen interventionellen Radiologen und Gefäßchirurgen die Festlegung der weiteren Therapie.

Ergebnisse

Ergebnisse in der Literatur

Die Interpretation der zum Teil divergierenden Ergebnisse in der Literatur wird durch uneinheitliche Patientenkollektive in Bezug auf die Dauer der bestehenden Ischämie (von max. 7–14 Tagen in den meisten Studien bis zu 6 Monaten in einer der größten Studien [10]) erschwert. Somit unterscheiden sich die Patientenkollektive auch hinsichtlich der klinischen Schweregrade, darüber hinaus bezüglich der Genese und der Höhe der Gefäßverschlüsse. Letztlich kamen in den vergangenen Jahrzehnten verschiedene Thrombolytika und unterschiedliche Lyseregimes zur Anwendung.

Gemeinsam ist den meisten Studien jedoch ein – wenn auch unterschiedlich definierter – primärer Lyseerfolg bei 70–86% der Patienten [3, 4, 6, 19–21, 25]. Übereinstimmend wird von einer signifikanten Reduktion erforderlicher operativer Eingriffe bei knapp der Hälfte bis zu zwei Dritteln der Patienten durch erfolgreiche Lyse mit oder ohne anschließende PTA berichtet [1, 3, 4, 6, 20, 21, 25]. Akute Extremitätenischämien bergen weiterhin ein hohes Risiko für einen Extremitätenverlust, wobei das amputationsfreie Überleben und die Einjahresüberlebensraten für die lokale Lyse gegenüber der chirurgischen Therapie als gleichwertig [1, 10, 20, 21] oder besser angegeben werden [19]. Im Gegensatz dazu ist die chirurgische Therapie bei chronischen Gefäßverschlüssen überlegen [10]. Bei isolierter Betrachtung verschlossener Bypässe wird die operative Therapie als günstiger hinsichtlich des Überlebens [6, 12] mit jedoch einem verbesserten Extremitätenerhalt durch die lokale Lyse akuter Gefäßverschlüsse [10] oder insgesamt als gleichwertig [10, 19] angegeben.

Die Rate der im Rahmen der lokalen Lyse erforderlich werdenden Majoramputationen ist mit 6–12% hoch [3, 4, 9, 14, 25], unterscheidet sich jedoch im direkten Vergleich nicht von der bei chirurgischer Therapie [9]. Die Mortalitätsraten und die Raten für das amputationsfreie Überleben werden mit 4–12% angegeben [3, 9, 14] und unterscheiden sich ebenfalls nicht von den Angaben bei chirurgischer Therapie [9]. Unstrittig sind jedoch höhere Komplikationsraten der lokalen Lyse bezüglich Blutungen und Apoplexie [1, 12, 21]. Andererseits treten kardiopulmonale Komplikationen bei chirurgischer Therapie häufiger auf [19]. Die durchschnittliche Verweildauer wird für beide Therapieoptionen als gleich [19] oder kürzer für die Lyse [10] angegeben.

Eigene Ergebnisse

Von Januar 2001 bis Dezember 2004 führten wir in unserer Klinik 132 lokale Lysen aufgrund akuter oder subakuter Ischämien der unteren Extremitäten bei 112 Patienten durch. Einen Überblick über die klinischen Stadien entsprechend den Rutherford-Kriterien [23], unterteilt in die Höhe des angiographisch sichtbaren Gefäßabbruchs in Bezug auf das P2-Segment der A. poplitea, gibt Tabelle 1. Das durchschnittliche Alter der Patienten betrug 64,7±11,3 (Mittelwert ± Standardabweichung; Bereich: 27–91) Jahre. Männlichen Geschlechtes waren 86 Patienten, und 46 Patienten waren Frauen. Eine Subgruppenanalyse bezüglich der Höhe des angiographisch sichtbaren Gefäßabbruchs (oberhalb des oder im bzw. unterhalb des P2-Segments der A. poplitea) zeigte keine signifikanten Unterschiede in den Patientencharakteristika.

Die durchschnittliche Lysedauer betrug 35,2±20,8 (6–142) Stunden, und es wurden 2,1±1,2 angiographische Kontrollen durchgeführt. Subgruppenanalysen für die Höhe des angiographisch sichtbaren Gefäßabbruchs sowie zur Unterscheidung zwischen Nativgefäßen und Bypässe erbrachten keine signifikanten Unterschiede dieser Werte. Die Patienten verblieben im Median 3 Tage zur Überwachung auf der Intensivstation und für 11 Tage stationär.

Bei Definition einer erfolgreichen Lyse einschließlich der interventionellen oder operativen Anschlusstherapie als Extremitätenerhalt mit Besserung des klinischen Stadiums gelang dies bei 108 Patienten (81,8%). Bei 100 Patienten (75,7%) konnte eine Operation vermieden werden (Abb. 2). Dabei wurde bei 56 Patienten (42,4%) eine alleinige Lyse und bei 44 Patienten (33,3%) eine ergänzende PTA durchgeführt. Bei Betrachtung der oben genannten Subgruppen fiel eine Abnahme der Anzahl an Interventionen unterhalb des P2-Segments der A. poplitea auf.

Tabelle 1. Klinische Stadien der Patienten entsprechend den Rutherford-Kriterien [23]

Stadium	Anzahl Patienten	
	Verschluss oberhalb von P2	Verschluss bei oder unterhalb von P2
I (lebensfähig)	17	11
IIa (begrenzt gefährdet)	26	9
IIb (stark gefährdet)	14	4
III (irreversible Ischämie)	0	0
Retrospektiv nicht eindeutig klassifizierbar	38	13
Gesamt	95	37

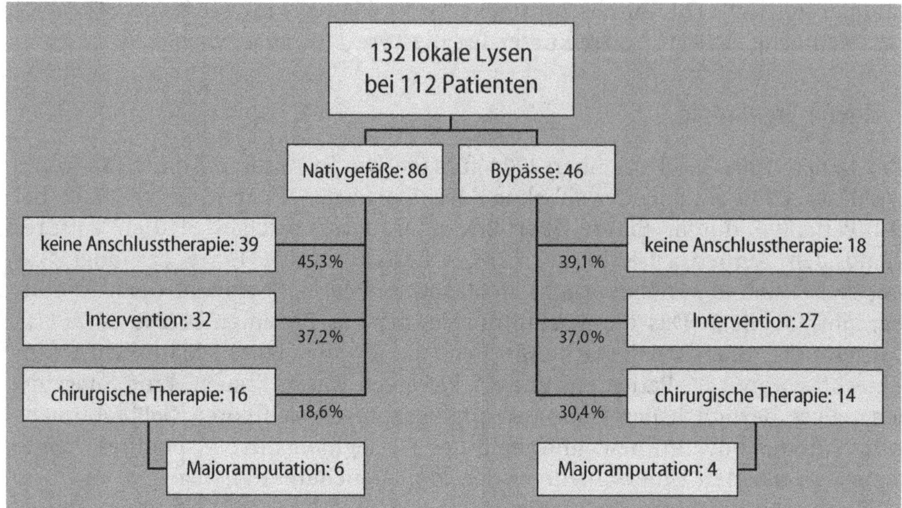

Abb. 2. Überblick über die Anschlusstherapien nach lokaler Lyse unter Berücksichtigung der Subgruppenunterteilung (Nativgefäße und Bypässe). Durch vereinzelte interventionelle und chirurgische Anschlusstherapien kommt die Varianz mit der Gesamtzahl der durchgeführten Lysen zustande

Insgesamt 15 Lysen (11,4%) mussten aufgrund von Blutungskomplikationen vorzeitig beendet werden, und es wurden 2 Leistenrevisionen (1,5%) aufgrund eines ausgeprägten Hämatoms und eines Aneurysma spurium erforderlich. Bei 10 Patienten (7,6%) wurden im Verlauf Majoramputationen notwendig. Die therapieassoziierte Mortalität betrug durch das Versterben eines Patienten an einer intrazerebralen Blutung 0,8%.

▌ Diskussion

In den letzten Jahrzehnten erschienen eine Vielzahl von Publikationen aus einzelnen Zentren sowie die Publikation einiger Multicenterstudien über die Ergebnisse der lokalen Lyse bei Gefäßverschlüssen der unteren Extremitäten. Teilweise handelte es sich hierbei um Fallserien und zum Teil um randomisierte Vergleichsstudien zur primären chirurgischen Therapie. Methodisch bedingt und zum Teil sicherlich auch aufgrund der Fallzahlen entstanden dabei divergierende Aussagen. Gegenwärtig kann anhand der vorhandenen Daten für die initiale Therapie weder die lokale Lyse noch die gefäßchirurgische Intervention als Therapie der Wahl empfohlen werden [1]. Vielmehr sollte bei jedem Patienten das erhöhte Komplikationsrisiko der Lyse gegenüber den operativen Risiken abgewogen werden [1].

Für den primären Erfolg der Lyse spielt das Alter des Gefäßverschlusses eine wichtige Rolle [2, 4, 6]. Prognostisch günstig für den primären Erfolg sind die Möglichkeit einer Drahtpassage durch den Thrombus und die Platzierung von Katheteröffnungen im Thrombus [18]. Die Erfolgsrate bei aortoiliakalen

Gefäßverschlüssen wird gegenüber infrainguinalen Verschlüssen als höher beschrieben [14, 26], und der Verschluss mehrerer Segmente wird hingegen als ungünstig bewertet [18].

Für den Extremitätenerhalt kommt neben dem Ischämiegrad und der Ischämiedauer dem Alter des Patienten eine prognostische Bedeutung zu [3, 9, 18, 26]. So sind Amputationen bei jungen, insbesondere bei männlichen Patienten mit bis zu 40% besonders häufig [9, 15]. Ein fortgeschrittenes Lebensalter an sich stellt hingegen keine Kontraindikation dar [15]. Weitere wichtige Einflussfaktoren stellen Begleiterkrankungen wie Diabetes mellitus und die koronare Herzkrankheit sowie embolische Verschlüsse dar [3, 9, 18, 26].

Einstimmigkeit herrscht darüber, dass die primäre lokale Lyse vielen Patienten eine Operation ersparen kann [26]. Bei bis zu 87% der Patienten ermöglicht sie eine Demaskierung einer dem Gefäßverschluss zugrunde liegenden morphologischen Abnormalität, welche bei vielen Patienten interventionell korrigiert werden kann [24]. Die Lyse mag zu einer Verkürzung des stationären Aufenthalts führen [10]. Andererseits wird die gefäßchirurgische Primärtherapie als kostengünstiger beschrieben [12, 22].

Die eigenen Ergebnisse decken sich bezüglich der Anzahl der durchgeführten Kontrollangiographien [4] und der stationären Verweildauer [10, 19] gut mit den Ergebnissen in der Literatur. Auch in Hinblick auf die Vermeidung operativer Eingriffe bei der Mehrzahl der Patienten sowie auf die Anzahl der durchgeführten Anschlusstherapien entsprechen unsere Ergebnisse den Angaben in der Literatur [3, 4, 14, 26]. Erfreulicherweise lagen die Anzahl der Blutungskomplikationen und die Mortalität in unserem Patientengut niedriger als zumeist in der Literatur angegeben. Dies ist unter Umständen auf ein im Vergleich zur Literatur eher niedrigdosiertes Thrombolyseschema mit jedoch dadurch eher längerer Lysedauer zurückzuführen. Die Anzahl an Majoramputationen entsprach in unserem Patientengut den Literaturangaben [3, 4, 9, 14, 25].

Schlussfolgerung

Unter Berücksichtigung der Indikationen und Kontraindikationen sowie unter Abwägung der Risiken erzielt die lokale Lyse akuter Gefäßverschlüsse der unteren Extremitäten im Vergleich zu einer primären gefäßchirurgischen Revaskularisation äquivalente Ergebnisse. Die lokale Lyse hilft, die dem Verschluss zugrunde liegende Morphologie zu demaskieren. Das Verfahren an sich und die Kombination mit einer interventionellen Therapie kann bei vielen Patienten eine operative Therapie vermeiden. Daher sollte die Lyse in einem interdisziplinären Management einen festen Bestandteil darstellen. Generell ist jedoch derzeit keine Empfehlung zur Art der initialen Therapie akuter Gefäßverschlüsse auszusprechen. Entscheidend ist auch die Verfügbarkeit und somit der Zeitpunkt eines Therapiebeginns.

Literatur

1. Berridge DC, Kessel D, Robertson I (2002) Surgery versus thrombolysis for acute limb ischemia: Initial management. Cochrane Database Syst Rev: CD002784
2. Braithwaite BD, Quiones-Baldrich WJ (1996) Lower limb intraarterial thrombolysis as an adjunct to the management of arterial and graft occlusions. World J Surg 20: 649–654
3. Breukink SO, Vrouenraets BC, Davies GA, Voorwinde A, van Dorp TA, Butzelaar RM (2004) Thrombolysis as initial treatment of peripheral native artery and bypass graft occlusions in a general community hospital. Ann Vasc Surg 18:314–320
4. Browse DJ, Barr H, Torrie EP, Galland RB (1991) Limitations of the widespread usage of low-dose intra-arterial thrombolysis. Eur J Vasc Surg 5:445–449
5. Cina CS, Goh RH, Chan J et al. (1999) Intraarterial catheter-directed thrombolysis: urokinase versus tissue plasminogen activator. Ann Vasc Surg 13:571–575
6. Comerota AJ, Weaver FA, Hosking JD et al. (1996) Results of a prospective, randomized trial of surgery versus thrombolysis for occluded lower extremity bypass grafts. Am J Surg 172:105--112
7. Dormandy JA, Rutherford RB for the TASC working group (2000) Management of peripheral arterial disease (PAD): treatment for acute limb ischemia. J Vasc Surg 31 (Suppl):S150–S163
8. Dotter CT, Rosch J, Seaman AJ (1974) Selective clot lysis with low-dose streptokinase. Radiology 111: 31–37
9. Earnshaw JJ, Whitman B, Foy C (2004) National Audit of Thrombolysis for Acute Leg Ischemia (NATALI): clinical factors associated with early outcome. J Vasc Surg 39: 1018–1025
10. Graor RA, Comerota AJ, Douville Y, Turpie AGG for the STILE investigators (1994) Results of a prospective randomized trial evaluating surgery versus thrombolysis for ischemia of the lower extremity. Ann Surg 220:251–268
11. Hess H, Ingrisch H, Mietaschk A, Rath H (1982) Local low-dose thrombolytic therapy of peripheral arterial occlusions. N Engl J Med 307:1627–1630
12. Hoch JR, Tullis MJ, Acher CW et al. (1994) Thrombolysis versus surgery as the initial management for native artery occlusion: efficacy, safety and cost. Surgery 116: 649–656
13. Kessel DO, Berridge DC, Robertson I (2004) Infusion techniques for peripheral arterial thrombolysis. Cochrane Database Syst Rev: CD000985
14. Korn P, Khilnani NM, Fellers JC et al. (2001) Thrombolysis for native arterial occlusions of the lower extremities: clinical outcome and cost. J Vasc Surg 33:1148–1157
15. Lambert AW, Trkulja D, Fox AD, Budd JS, Chalmers AH, Horrocks M (1999) Age-related outcome for peripheral thrombolysis. Eur J Vasc Endovasc Surg 17:144–148
16. Meyerovitz MF, Goldhaber SZ, Reagan K et al. (1990) Recombinant tissue-type plasminogen activator versus urokinase in peripheral arterial and graft occlusions: a randomized trial. Radiology 175:75–78
17. Ouriel K, Cynamon J, Weaver FA et al. (2005) A phase I trial of alfimeprase for peripheral arterial thrombolysis. J Vasc Interv Radiol 16:1075–1083
18. Ouriel K, Shortell CK, Azodo MVU, Guiterrez OH, Marder VJ (1994) Acute peripheral arterial occlusion: predictors of success in catheter-directed thrombolytic therapy. Radiology 193:561–566
19. Ouriel K, Shortell CK, De Weese JA et al. (1994) A comparison of thrombolytic therapy with operative revascularization in the initial treatment of acute peripheral arterial ischemia. J Vasc Surg 19:1021–1030
20. Ouriel K, Veith FJ, Sasahara AA for the TOPAS Investigators (1996) Thrombolysis or peripheral arterial surgery: phase I results. J Vasc Surg 23:64–75

21. Ouriel K, Veith FJ, Sasahara AA (1998) A comparison of recombinant urokinase with vascular surgery as initial treatment for acute arterial occlusion of the legs. Thrombolysis or Peripheral Arterial Surgery (TOPAS) Investigators. N Engl J Med 338: 1105–1111
22. Patel ST, Haser PB, Bush HL Jr, Kent KC (1999) Is thrombolysis of lower extremity acute arterial occlusion cost-effective? J Surg Res 83:106–112
23. Rutherford RB, Baker JD, Ernst C et al. (1997) Recommended standards for reports dealing with lower extremity ischemia: revised version. J Vasc Surg 26:517–538
24. Sandbaek G, Staxrud LE, Rosen L, Kolmannskog F (1999) Morphological abnormalities revealed after successful intra-arterial thrombolysis of infra-inguinal native arteries and bypasses. Acta Radiol 40:23–28
25. Swischuk JL, Fox PF, Young K et al. (2001) Transcatheter intraarterial infusion of rt-PA for acute lower limb ischemia: results and complications. J Vasc Interv Radiol 12: 423–430
26. Weaver FA, Comerota AJ, Youngblood M, Froehlich J, Hosking JD, Papanicolaou G (1996) Surgical revascularisation versus thrombolysis for nonembolic lower extremity native artery occlusions: results of a prospective randomized trial. J Vasc Surg 24: 513–521

Endovaskuläre Therapie

Die intraoperative Dilatation zur Ausstrom-optimierung bei infrainguinalen Rekonstruktionen – Indikationen, Technik, Fallbeispiele

A. Stübinger, W. Lang

Simultaneous intraoperative angioplasty of outflow vessels in infrainguinal reconstructions – Indications, technique, case reports

Summary. Especially in cases of limited autologous vein or after restoring an occluded bypass the intraoperative angioplasty of outflow vessels can be a helpful procedure. Therefore it is a standard technique in modern vascular surgery. Due to a lack of evidence-based data the indication must be based on individual aspects, considering both advantages and disadvantages.

Zusammenfassung. Insbesondere bei begrenztem autologen Bypassmaterial oder beim Revisionseingriff bei Bypassverschluss kann die intraoperative Ausstrombahndilatation eine sinnvolle und hilfreiche Zusatzmaßnahme sein. Sie gehört deshalb zum Standardrepertoire einer modernen Gefäßchirurgie. Da evidenz-basierte Daten fehlen, bleibt die Indikation eine Einzelfallentscheidung, bei der die Vor- und Nachteile gegeneinander abgewogen werden müssen.

Während die interventionelle Korrektur des Zustroms meist unabhängig von einer gefäßchirurgischen Rekonstruktion durchführbar ist, so wird die Katheterdilatation von Gefäßläsionen im Ausstromgebiet erst durch die gefäßchirurgische Therapie vorgeschalteter Verschlüsse möglich. Wenn die Gefäßrekonstruktion eine Freilegung der Leistenarterie beinhaltet, so ist damit der zeitnahe zweizeitige Zugang durch antegrade Punktion der A. femoralis communis versperrt, da die Punktion der operierten Leiste bis zum vollständigen Abschluss der Wundheilung (in der Regel 4–6 Wochen) ein höheres Blutungs- und Infektrisiko birgt. Dies gilt umso mehr bei einem implantierten alloplastischen Gefäßersatz, da die frühzeitige Punktion hier mit einem erhöhten Infektrisiko einhergeht. Ein Ausweg kann die kontralaterale Punktion und die Intervention mittels Cross-over-Manöver sein. Eine weitere, hier dargestellte Möglichkeit ist die einzeitige, intraoperative Dilatation der weiter distal gelegenen pathologisch veränderten Gefäße.

Indikationen

Indikationen für die intraoperative Ausstrombahndilatation können sein:

- Es liegt distal eine dilatationswürdige Läsion mit vorgeschaltetem, nicht interventionell rekanalisierbarem Verschluss vor.
- Das verfügbare autologe Bypass-Material ist für eine Überbrückung aller vorliegenden Gefäßläsionen nicht ausreichend.
- Das Operationstrauma kann im Vergleich zur rein operativen Rekonstruktion minimiert werden.
- Der Lokalbefund (pAVK im Stadium IV, Phlegmone, Erysipel) lässt einen weit distalen Bypass-Anschluss nicht zu.
- Im Rahmen des akuten Bypass-Verschlusses ist nach erfolgter Thrombektomie die Verschlussursache demaskiert worden und kann simultan interventionell beseitigt werden.

Spezielle Aspekte der intraoperativen Technik

Die intraoperative Dilatation entspricht den Standardtechniken der Katheterintervention. Im Gegensatz zur perkutanen Technik kann das Gefäß intraoperativ direkt punktiert und die Schleuse unter Sicht eingelegt werden (Abb. 1, 2). Wegen der besseren Visualisierung werden für die distalen Abschnitte Führungsdrähte mit Markierungsspitze (z. B. Platin- oder Goldbeschichtung) bevorzugt.

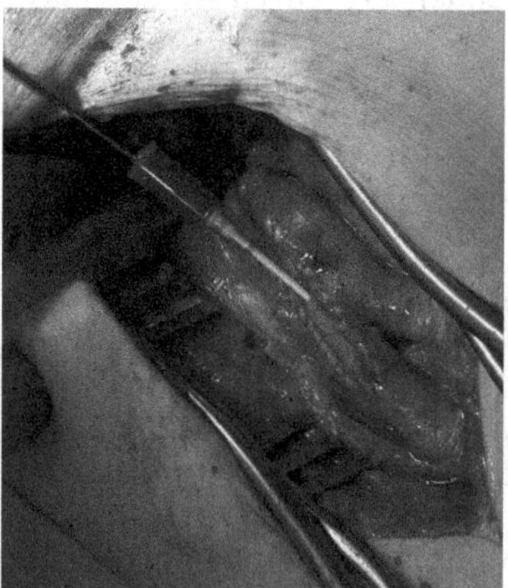

Abb. 1. Intraoperativer Situs bei Femoralisthrombendarteriektomie und Dacron-Patch links. Nach Direktpunktion des Patches wurde über die liegende Kanüle ein weicher Führungsdraht eingeführt

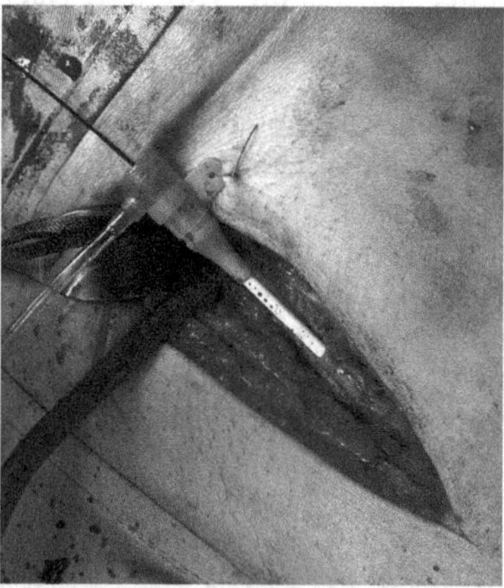

Abb. 2. Gleicher Situs wie in Abb. 1 nach Einführen einer Schleuse. Diese wurde mit einer temporären Naht an der Haut fixiert, um eine Dislokation bei den endovaskulären Manövern zu verhindern. Am Ende der Dilatation kann der Patch durch direkte quere Naht ohne Stenosierung verschlossen werden

Unterschiede zur Standardtechnik können sich ergeben, wenn nicht im Blutstrom dilatiert wird. Bei ausgeklemmtem Gefäßabschnitt ist der Dilatationserfolg wegen der fehlenden Ausdehnung durch den arteriellen Druck nur unzureichend beurteilbar. In diesem Fall sollte obligat eine Abschlusskontrolle nach Freigabe der Strombahn erfolgen. Die intraoperative Dilatation mit ausgeklemmtem Gefäß hat zusätzlich den Nachteil einer höheren lokalen Thromboserate am Ort der Dilatation (vor allem bei grenzwertiger Antikoagulation, Freisetzung lokaler Thrombokinasen etc.). Wird die Schleuse über den Graft platziert, ist bei dünnen autologen Materialien (Vene) die Insertion der Schleuse über einen belassenen Seitenast eine gute Alternative, die zur Vermeidung von Läsionen beiträgt.

Falldarstellungen

Patient HR, 84 Jahre, pAVK im Stadium IV rechts. Die präoperative DSA (Abb. 3) zeigt einen Verschluss der A. poplitea sowie der Unterschenkeltrifurkation mit multipel stenosierten kruralen Anschlussgefäßen. Die V. saphena magna ist nur am proximalen Oberschenkel für einen Bypass brauchbar. Es wird deshalb ein kurzer popliteokruraler Bypass auf die A. tibialis anterior implantiert. Die intraoperative DSA zeigt nochmals deutlicher die Stenosen im Ausstromgefäß (Abb. 4). Diese werden mit einem 2,5-mm-Ballon dilatiert (Abb. 5).

Patient GK, 77 Jahre, pAVK im Stadium IV links. Bei der präoperativen DSA (Abb. 6) kommt ein langstreckiger Verschluss der linken A. femoralis superficialis zur Darstellung. Hauptversorgungsgefäß am Unterschenkel ist die A. fibularis. Allerdings ist der Truncus tibiofibularis hochgradig stenosiert. Die V. saphena magna ist beidseits für aortokoronare Bypasses verbraucht. Um alle Läsionen zu überbrücken, müsste ein femorokruraler Kunststoff-Bypass auf die A. fibularis angelegt werden. Alternativ wurde ein femoropoplitealer Bypass (aus PTFE, 6 mm) auf das erste Popliteasegment implantiert und die Trunkusstenose intraoperativ mit einem 2,5-mm-Ballon dilatiert (Abb. 7).

Patient PK, 71 Jahre, Aufnahme mit akuter kritischer Ischämie bei Verschluss eines „distal origin" femoropoplitealen (Segment III) Venen-Bypasses. Der Bypass war vor 18 Monaten implantiert worden. Aufgrund einer nur eingeschränkt verwendbaren Vene musste diese proximal auf die distale A. femoralis superficialis anastomosiert werden. Die A. femoralis superficialis wurde zu diesem Zeitpunkt bereits als atherosklerotisch verändert beschrieben, sodass als wahrscheinlichste Verschlussursache ein Fortschreiten der Grunderkrankung mit konsekutivem Verschluss der A. femoralis superficialis angesehen werden musste. Auf eine präoperative Angiographie wurde in der Akutsituation verzichtet. Es erfolgten die Freilegung der Bypass-Vene oberhalb des Knies, die Thrombektomie und die Darstellung der distalen Anastomose durch direkte Kontrastmittelinjektion in die Bypass-Vene (Abb. 8). Nach Rekonstruktion des Zustroms mittels eines zuführenden PTFE-Interponats von der A. femoralis communis auf die vorbestehende Bypass-Vene zeigte die intraoperative DSA einen nachgeschalteten Verschluss des Tractus tibiofibularis (Abb. 9). Die Dilatation mit einem 2,0/80-mm-Ballon zeigte eine Rekanalisation der A. fibularis mit Dissektion. Aufgrund des guten Abstroms wurde der vorliegende Zustand ohne Stent-Implantation belassen (Abb. 10).

Diskussion

Die Fallbeispiele zeigen, was in der klinischen Praxis technisch machbar ist. Einschränkend ist anzumerken, dass es keine Untersuchungen darüber gibt, ob die Ausstromoptimierung zu besseren Bypass-Offenheitsraten oder einem besseren Extremitätenerhalt führt. Dies mag an der starken Heterogenität des Krankenguts und der sehr selektiven Indikationsstellung liegen, die ausreichend große Patientenzahlen verhindern. Gerade im kruralen Bereich sind Re-Stenosen innerhalb von Monaten eher die Regel als die Ausnahme, sodass eine a priori geplante DSA-Kontrolle 6–12 Wochen postoperativ oftmals eine sinnvolle Maßnahme darstellt. In gleicher Sitzung kann dann ggf. eine Re-PTA durchgeführt werden. Ist also die Ausstrombahndilatation oft als Servicemaßnahme ohne wissenschaftlich fundierte Begründung im Sinne der evidenzbasierten Medizin zu verstehen, so sind doch 2 wesentliche Punkte aus der konventionellen Bypass-Chirurgie völlig unstrittig:

- Je kürzer der Bypass, desto besser die Offenheitsrate.
- Eine autologe Vene ist (bei entsprechender Qualität) als Bypass-Material besser als Kunststoff.

Wenn also durch die intraoperative Dilatation die Voraussetzungen dafür geschaffen werden können, dass autologes Material statt Kunststoff als Gefäßersatz verwendet (vgl. Patient HR) oder der Kunststoff-Bypass wesentlich verkürzt werden kann (vgl. Patient GK), so ist diese zweifelsohne sinnvoll. Die Vor- und Nachteile der intraoperativen Ausstromkorrektur sind in Tabelle 1 zusammengefasst.

Kosten

Da ökonomische Überlegungen in der Medizin eine immer größere Rolle spielen, dürfen die Kosten nicht unerwähnt bleiben. Die Materialkosten für eine typische krurale Dilatation liegen im Bereich von 300–500 €. Nicht mitgerechnet sind hier die Kosten einer verlängerten Operationszeit. Die Zusatzmaßnahme ist in der Regel in der DRG-Pauschale nicht adäquat abgebildet. Ermöglicht es die Dilatation jedoch, autologes Venenmaterial zu verwenden, so müssen die eingesparten Kosten der Gefäßprothese gegengerechnet werden.

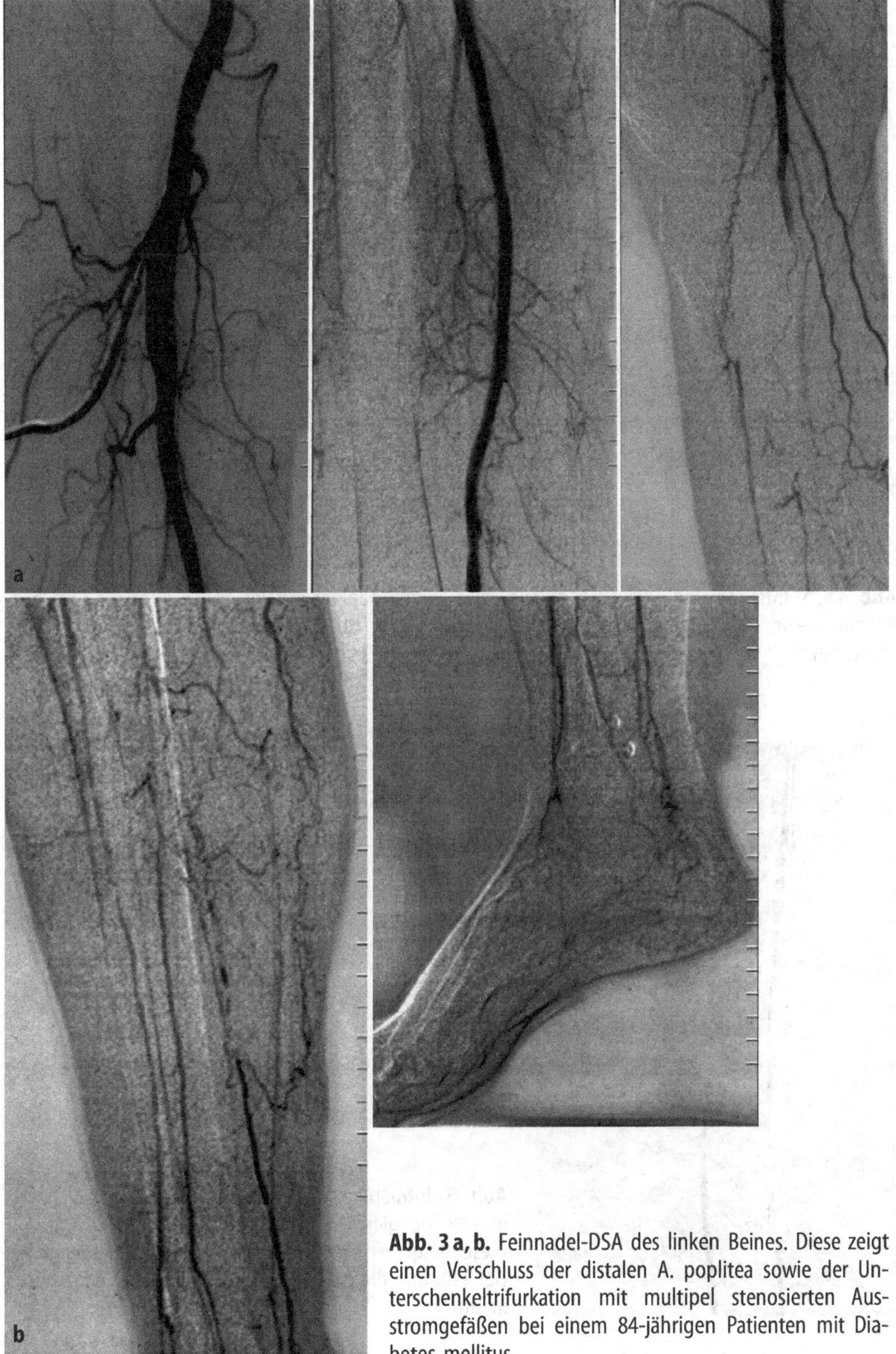

Abb. 3 a, b. Feinnadel-DSA des linken Beines. Diese zeigt einen Verschluss der distalen A. poplitea sowie der Unterschenkeltrifurkation mit multipel stenosierten Ausstromgefäßen bei einem 84-jährigen Patienten mit Diabetes mellitus

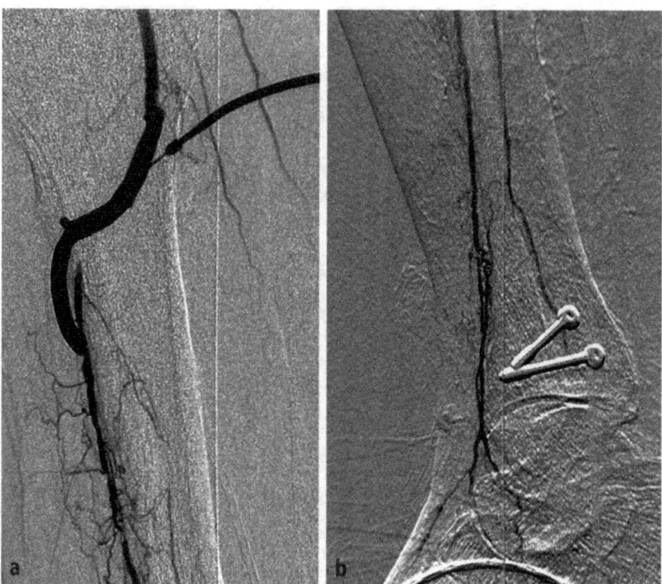

Abb. 4 a, b. Intraoperative DSA nach Anlage eines kurzen popliteokruralen Venen-Bypasses (gleicher Patient wie in Abb. 3). Die hochgradigen Stenosen der A. tibialis anterior kommen nochmals zur Darstellung

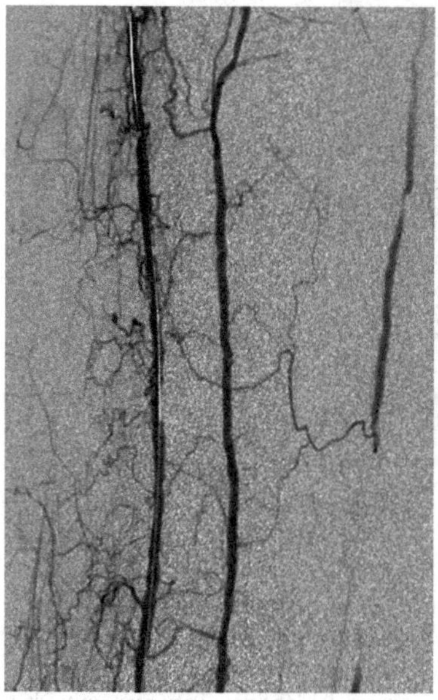

Abb. 5. Intraoperative DSA nach Dilatation der A. tibialis anterior (gleicher Patient wie in Abb. 3 und Abb. 4). Diese zeigt ein morphologisch gutes Primärergebnis. Der Führungsdraht (0,018″ mit Platinspitze) liegt noch in situ

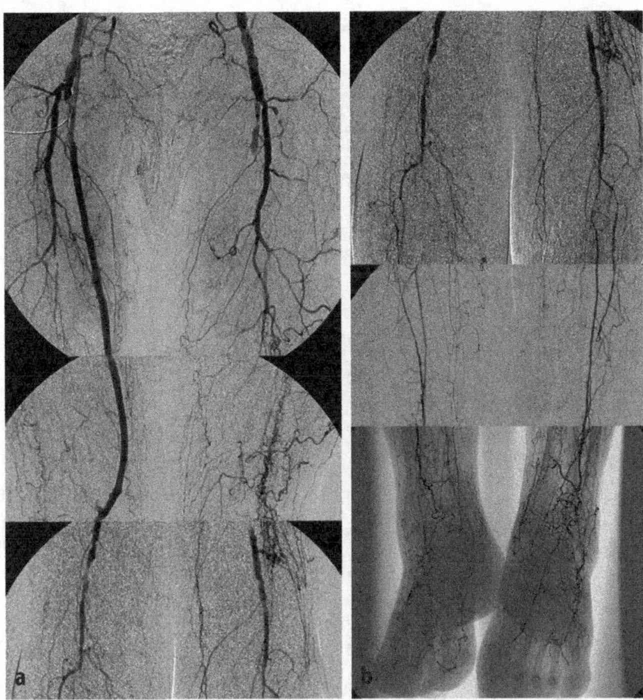

Abb. 6 a, b. Präoperative Becken-Bein-DSA eines 77-jährigen Patienten mit pAVK im Stadium IV links. Es bestehen ein langstreckiger Verschluss der linken A. femoralis superficialis und eine hochgradige Stenose des Tractus tibiofibularis. Die A. fibularis ist das einzige intakte Ausstromgefäß am Unterschenkel

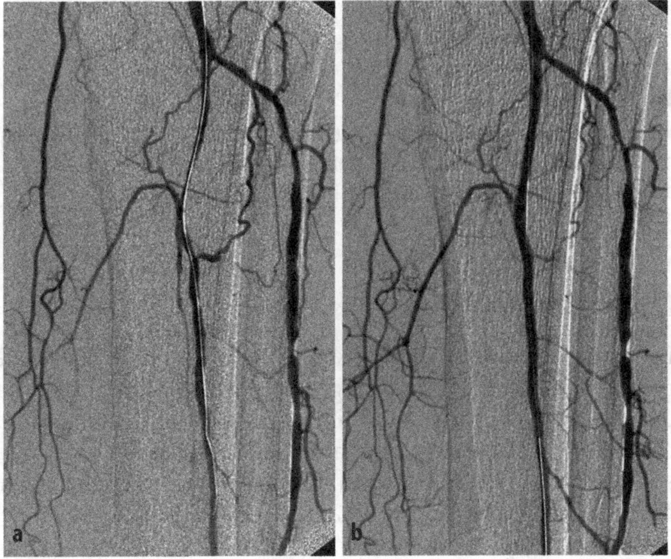

Abb. 7 a, b. Intraoperative DSA vor (**a**) und nach (**b**) Dilatation des Truncus tibiofibularis (gleicher Patient wie in Abb. 6) mit sehr gutem Primärergebnis

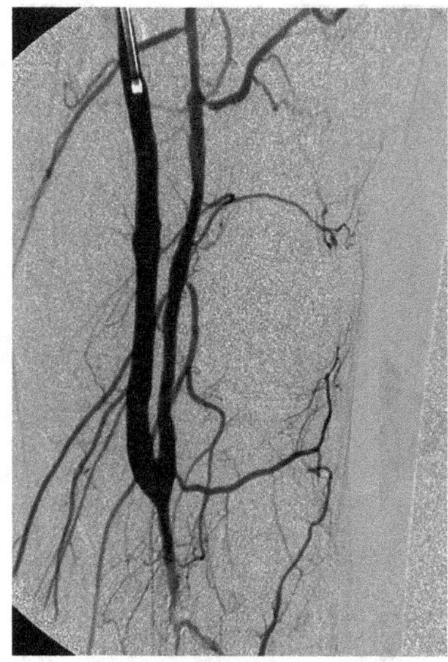

Abb. 8. Intraoperative DSA nach Thrombektomie eines kurzen, kniegelenküberschreitenden femoropoplitealen Bypasses. Die Bypass-Vene und die distale Anastomose sind morphologisch unauffällig

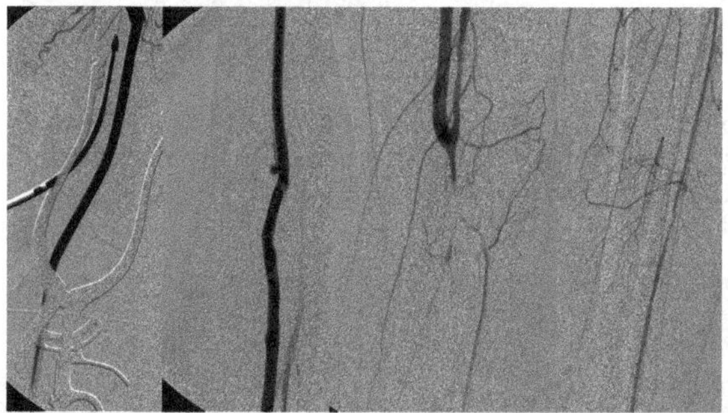

Abb. 9. Intraoperative DSA nach Zustromrekonstruktion mittels PTFE-Interponat auf die distale Bypass-Vene (gleicher Patient wie in Abb. 8). Im Ausstromgebiet besteht ein kurzstreckiger Verschluss der distalen A. poplitea bzw. des Tractus tibiofibularis

▮ Schlussfolgerung

Die intraoperative Dilatation stellt eine minimal-invasive Methode zur Optimierung des Ausstroms dar und gehört deshalb zum Standardrepertoire einer modernen Gefäßchirurgie. Die intraoperative Ausstrombahndilatation kann insbesondere bei beschränktem autologen Bypass-Material oder beim Bypass-Verschluss eine sinnvolle Rekonstruktion erst ermöglichen. Evidenzbasierte Daten, die eine standardisierte Indikationsstellung aufzeigen, fehlen, sodass der Kombinationseingriff vielfach eine Einzelfallentscheidung bleibt. Eine bessere Abbildung der Zusatzmaßnahme im DRG-System sollte gewährleistet werden.

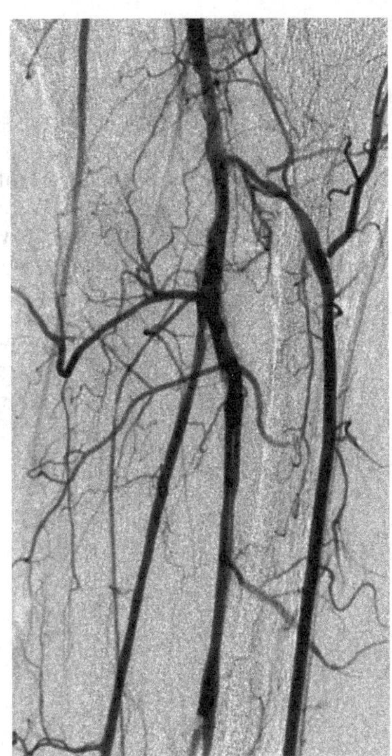

Abb. 10. DSA nach intraoperativer Dilatation (gleicher Patient wie in Abb. 8 und Abb. 9). In der proximalen A. fibularis ist ein Dissekat zu erkennen, das hämodynamisch allerdings keine Auswirkungen hatte

Tabelle 1. Vor- und Nachteile der intraoperativen Dilatation

Vorteile	Nachteile
▮ kein separater interventioneller Eingriff für den Patienten	▮ Zeitaufwand
▮ postop. Intervention nicht immer zeitnah möglich (frische OP-Wunde, graft)	▮ Materialkosten
▮ kurze (autologe) Bypassführung wird ermöglicht	▮ Komplikationen: Dissektion, Embolisation, Spasmus
▮ Beschränkung des OP-Traumas („minimal-invasiv", „Hybrideingriff")	▮ Restenosierung
▮ bessere Langzeit-Offenheitsraten durch verbesserten Ausstrom?	

Literatur

1. McCleary AJ, Gough MJ (2001) Vascular surgeon's experience with intraoperative angioplasty. ANZ J Surg 71:565–569
2. Rutherford RB, Jones DN, Bergentz SE, Berqvist D, Comerota AJ, Dardik H (1988) Factors affecting the patency of infrainguinal bypass. J Vasc Surg 8:236–246
3. Schneider PA, Caps, MT, Ogawa DY, Hyman ES (2001) Intraoperative superficial femoral artery balloon angioplasty and popliteal to distal bypass graft: An option for combined open and endovascular treatment of diabetic gangrene. J Vasc Surg 33: 955–962
4. Steckmeier BM (1998) Gedanken zur Entwicklung der vaskulären und endovaskulären Kombinationsverfahren. Gefässchirurgie 3:129–131
5. Winter C, Kilic M, Gamstätter G (2002) Kombination endovaskulärer Eingriffe mit offenen gefäßchirurgischen Operationen. Zentralbl Chir 127:105–109

Krurale Angioplastie beim Diabetiker – eine sinnvolle Therapie?

F. Sigala, B. Süss, S. Langer, P. Sigalas, C. Thau, W. Hepp

Transluminal angioplasty of crural arterial lesions – Is it an effective therapy?

Summary. *Background:* We investigated the long-term clinical results of transluminal angioplasty of isolated infrapopliteal arteries in diabetic patients with severe ischemic foot lesions and the influence of different parameters on primary success, the long-term outcome and the survival rate.

Patients and methods: Between January 2001 and September 2005 we performed 118 transluminal angioplasties on 108 diabetics with lesions of crural arteries (tibio-peroneal trunk, anterior tibial, posterior tibial and peroneal artery) and limb-threatening ischemia (rest pain, tissue loss).

Result: Initial technical success after angioplasty of crural arteries could be obtained in 96% of patients. Kaplan-Meier anlysis showed a cumulative limb salvage of 84.0% and 77.5% after one and two years, respectively. Overall survival at 1 year was calculated at 82.0% and at 2 years at 60.0%.

Conclusion: Our results suggest that, depending on the extent of lesions, the transluminal angioplasty of infrapopliteal artery stenoses and occlusions is considered to be an effective and safe therapy modality to avoid limb loss in diabetics with critical ischemia.

Zusammenfassung. Es erfolgte eine transluminale Ballondilatation der isolierten Läsionen der Unterschenkelarterien bei Diabetikern mit kritischer Beinischämie.

Hintergrund: Untersucht wurden die klinischen Langzeitergebnisse der transluminalen Angioplastie bei Diabetikern mit isolierten Läsionen der Unterschenkelarterien mit kritischer Fußischämie sowie der Einfluss verschiedener Parameter auf die primäre Erfolgsrate, den Langzeiterfolg und die Überlebensrate.

Patienten und Methoden: Zwischen Januar 2001 und September 2005 wurden 118 Ballondilatationen bei 108 Diabetikern mit Veränderungen der Unterschenkelarterien (76-mal Truncus tibiofibularis, 37-mal A. tibialis anterior, 25-mal A. tibialis posterior, 23-mal A. fibularis) und kritischer Fußischämie (25 Patienten mit Ruheschmerz, 83 mit Gangrän) durchgeführt.

Ergebnisse: Ein initialer Erfolg der transluminalen Angioplastie konnte bei 96% der Patienten erreicht werden. Die kumulative Beinerhaltungsrate betrug 84% nach einem Jahr und 77,5% nach 2 Jahren, die Überlebensrate 82% nach einem Jahr sowie 60% nach 2 Jahren.

Schlussfolgerung: Die Ergebnisse zeigen, dass – abhängig vom Ausmaß der kruralen Läsionen – die transluminale Angioplastie bei Stenosen und Verschlüssen infrapoplitealer Arterien eine erfolgreiche und komplikationsarme Therapiemodalität darstellt, um gerade bei Diabetikern mit infrapoplitealer Angiopathie und kritischer Fußischämie eine Majoramputation abzuwenden.

▌ Einleitung

Sowohl die perkutane transluminale Angioplastie (PTA) als auch die infrainguinale Bypasschirurgie wird zur extremitätenerhaltenden Therapie bei fortgeschrittener peripherer arterieller Verschlusskrankheit und bei akuter kritischer Extremitätenischämie angewandt.

Bisher ging man davon aus, dass die distale Angioplastie mit erhöhten Risiken verbunden ist, da die tibialen Gefäße kaliberschwächer sind, die Tendenz zur Entwicklung von Vasospasmen besteht und bei Versagen der Angioplastie die chirurgische Revaskularisation erschwert ist [5, 7]. Durch die technische Entwicklung – v.a. die Weiterentwicklung der digitalen Subtraktionsangiographie mit Roadmapping, verkleinerten Ballons, hydrophilen und steuerbaren Führungsdrähten sowie der Anwendung von Vasodilatatoren – wurde die infrapopliteale Angioplastie vereinfacht und zu einer praktikablen sowie erfolgversprechenden Methode [3, 4, 18]. Neue Studien belegen, dass dieses Verfahren mit einer niedrigeren Komplikationsrate behaftet ist und bei Hochrisikopatienten mit kritischer Extremitätenischämie und der Angioplastie zugänglichen Läsionen zur Methode der Wahl werden kann [15, 20, 23].

Eine kritische Extremitätenischämie bei Diabetikern wird meist durch krurale Arterienstenosen und -verschlüsse verursacht [22]. Mit einem signifikant höheren Anteil an renalen und kardialen Vorerkrankungen stellen diese Patienten eine Hochrisikogruppe dar [8]. Krurale Gefäßerkrankungen bei Patienten mit langjährigem Diabetes mellitus sind auch bei Fehlen einer aortoiliakalen und femoropoplitealen Gefäßbeteiligung der wesentliche Einflussfaktor für die Entwicklung einer akuten Extremitätenischämie [14, 19, 28].

Da die Angioplastie der kuralen Arterien zunehmend zur Anwendung kommt, ist es notwendig, den Erfolg dieser Behandlungsform bei Patienten mit Diabetes mellitus zu evaluieren. Die Absicht der vorliegenden Untersuchung besteht darin, den klinischen Erfolg der Angioplastie der kruralen Arterien bei Patienten mit Diabetes mellitus und kritischer Extremitätenischämie zu evaluieren.

Patienten und Methoden

Patienten

Alle Patienten mit kruralen Gefäßerkrankungen und kritischer Ischämie, die man im Zeitraum zwischen Januar 2001 und September 2005 mittels transluminaler Angioplastie behandelte, wurden eingeschlossen.

Definition des klinischen Erfolgs und Datenanalyse

Angelehnt an die Leitlinien der Society of Vascular Surgery und der International Society of Cardiovascular Surgery wurden der Erfolg der Methode, die Komplikationen und die Offenheitsraten nach Angioplastie analysiert [16].

Der technische Erfolg wurde als Rekanalisation mit 30%iger oder geringerer Reststenose der kruralen Gefäße und antegradem Fluss nach Angioplastie definiert.

Bei der erstmaligen Untersuchung der Patienten wurden folgende Daten registriert: Geschlecht, Alter, arterielle Hypertonie, Nikotinabusus, koronare Herzerkrankung, Nierenkrankheiten, zerebrovaskuläre Erkrankungen, vorangegangene Gefäßoperationen oder Amputationen und klinischer Status der Beine. Bei allen Patienten wurden die Knöchelverschlussdrücke gemessen und der Knöchel-Arm-Index (ABI) berechnet.

Patienten mit technischem Erfolg der Angioplastie wurden in die „Follow-up"-Studie übernommen. ABI-Messungen erfolgten am ersten postinterventionellen Tag. Klinische Untersuchungen und Messungen des ABI wurden nach einem, 3, 6 und 12 Monaten sowie danach halbjährlich vorgenommen.

Der klinische Erfolg wurde über den Rückgang der Ruheschmerzen und das Abheilen der Ulzerationen bzw. der Wunden nach Minoramputation bewertet.

Technik der Angioplastie

Die Intervention wurde mittels antegrader Punktion und Einführen einer 7-F-Schleuse in die ipsilaterale A. femoralis durchgeführt. Heparin (5000 IE) und Acetylsalicylsäure (ASS; 500 mg) injizierte man i.a. bzw. i.v. Es kamen hydrophile, teils gewinkelte Führungsdrähte mit Durchmessern von 0,020–0,035 Zoll (Terumo, Tokyo, Japan) zum Einsatz. Ein- oder mehrfache Dilatationen wurden mit Ballonlängen von 2–4 cm und Ballondurchmessern von 3–4 mm (Tegwire, Boston Scientific/Ratingen, und Orion, Cordis/Langenfeld) sowie mit Drücken von 8 atm durchgeführt. Außer bei bestehenden Kontraindikationen erhielten alle Patienten postinterventionell Heparin (2-mal 7500 IE/Tag s.c.) für die ersten 3 Tage sowie ASS in einer Dosis von 300 mg und 75 mg Clopidogrel für die ersten 3 Wochen, außerdem ASS in einer Dosierung von 100 mg als Langzeitmedikation. Alle Interventionen erfolgten durch Gefäßchirurgen.

Statistik

Es wurde eine deskriptive Statistik mit Mittelwerten, Medianen und Standardabweichungen für die quantitativen Parameter sowie prozentualer Verteilung für die diskreten Merkmale durchgeführt. Unterschiede in den quantitativen Messwerten in gleichen Patientengruppen untersuchte man mittels gepaarter T-Tests. Die Zeit bis zu einer notwendigen Amputation und die Gesamtüberlebenszeit wurden mittels Kaplan-Meier-Kurven untersucht. Eine Analyse der Unterschiede zwischen den Gruppen erfolgte mit einem Log-Rank-Test. Alle Analysen wurden mit einem Signifikanzniveau von $p = 0{,}05$ durchgeführt. Dabei kam das Softwaresystem SPSS zur Anwendung.

Ergebnisse

Patienten und Interventionen

Zwischen Januar 2001 und September 2005 wurden bei 108 Patienten mit Diabetes mellitus (32 Frauen, 76 Männer) und Stenosen oder Verschlüssen der kruralen Arterien 118 Angioplastien durchgeführt. Das Alter der Patienten reichte von 45 bis zu 88 Jahren (Mittelwert: 68,4 Jahre). Die Patientencharakteristika sind in Tabelle 1 aufgelistet.

Achtundzwanzig Patienten (25,9%) wiesen Ulzerationen auf, 65 Patienten (55,0%) nekrotische bzw. gangränöse Veränderungen. Fünfundzwanzig Patienten (21,1%) gaben lediglich Ruheschmerzen an. Zweiundvierzig der beschriebenen Läsionen waren infiziert. Fünfundsiebzig Interventionen wurden an einer einzelnen kruralen Arterie (Abb. 1) und 43 an mehreren kruralen Gefäßen

Tabelle 1. Demographische Verteilung und Risikofaktoren der Patienten

Parameter	Werte
Altersdurchschnitt (Range)	68,4 Jahre (45–88 Jahre)
Geschlechterverteilung	76 Männer, 32 Frauen
Raucher	39 (36,1%)
Anzahl an Patienten mit Vorerkrankungen bzw. Voreingriffen	
Arterielle Hypertonie	100 (92,5%)
Adipositas	68 (62,9%)
Hyperlipidämie	60 (55,5%)
Ischämische Herzerkrankungen	62 (57,4%)
Zerebrovaskuläre Erkrankungen	21 (19,4%)
Nierenerkrankungen	34 (31,4%)
Amputationen, gesamt	28 (25,9%)
Majoramputationen	15 (13,8%)
Minoramputationen	13 (12,3%)

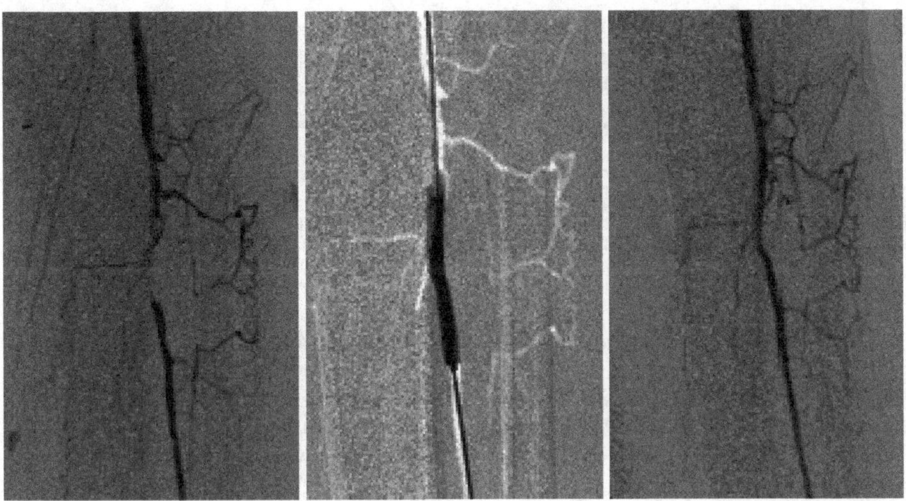

Abb. 1. Kurzstreckige Okklusion der A. fibularis bei Diabetes mellitus vor (*links*) und nach (*rechts*) Angioplastie (*Mitte*)

Tabelle 2. Deskriptive Statistik der Stenosen/Angioplastielokalisationen

Lokalisation der Stenose/Angioplastie	Anzahl Patienten	Prozentualer Anteil
▮ Ausschließlich Truncus tibiofibularis	40	33,8
▮ Ausschließlich A. tibialis anterior	16	13,5
▮ Ausschließlich A. tibialis posterior	12	10,1
▮ Ausschließlich A. fibularis	7	4,2
▮ A. tibialis anterior und A. tibialis posterior	7	4,2
▮ Truncus tibiofibularis und A. tibialis anterior	14	11,8
▮ Truncus tibiofibularis und A. fibularis	16	13,5
▮ Truncus tibiofibularis und A. tibialis posterior	6	5,08
▮ A. femoralis und A. poplitea	53	44,9

durchgeführt. Von den Stenosen waren 76 im Truncus tibiofibulare, 37 in der A. tibialis anterior, 25 in der A. tibialis posterior und 23 in der A. fibularis lokalisiert (Tabelle 2). Dreiundfünfzig Patienten hatten zudem mäßiggradige Stenosen der Aa. femorales superficiales und profundae sowie der A. poplitea. Die Anzahl der Abstromarterien bei den 118 beschriebenen Angioplastien ist in Tabelle 3 aufgeführt.

Tabelle 3. Deskriptive Statistik der Abstromarterien

Anzahl der Abstromarterien	Anzahl angioplastierte Beine	Prozentualer Anteil
0	15	12,7
1	86	72,8
2	17	14,4

Technischer und klinischer Erfolg und Offenheitsraten

Ein technisch erfolgreiches Ergebnis wurde 114-mal (96%) erreicht. Ein Versagen war einmal durch eine Gefäßperforation bedingt. Dreimal konnte der Führungsdraht nicht über die Läsion vorgeschoben werden. Diese 4 Patienten wurden mit einem popliteodistalen Bypass versorgt. Vier Patienten entwickelten nach der Intervention ein Leistenhämatom. Durch Komplikationen bedingte Extremitätenverluste während der Intervention waren in keinem Fall zu verzeichnen. Sechsunddreißig Patienten (20,5%) mussten innerhalb von 30 Tagen nach Intervention einer Minoramputation (26 Zehen-, 10 Vorfußamputationen) und 10 Patienten (8,4%) einer Majoramputation unterzogen werden. Die Wunden von 21 Patienten wurden über durchschnittlich 12,5 Tage mittels Vakuumversiegelung behandelt. Bei 9 Patienten führte man zusätzlich eine Hauttransplantation durch. Die durchschnittliche Hospitalisierungsdauer betrug 31 Tage.

Bei der Untersuchung der Beziehung zwischen Extremitätenerhalt und anderen klinischen Parametern war für die ischämische Herzkrankheit ($p = 0{,}29$) und den Nikotinabusus ($p = 0{,}12$) kein signifikanter Zusammenhang nachweisbar. Ein statistisch signifikanter Zusammenhang konnte für Nierenerkrankungen ($p < 0{,}005$) und Infektionen ($p < 0{,}005$) festgestellt werden. Der durchschnittliche Nachbeobachtungszeitraum betrug 38 Monate (mindestens 5, max. 58 Monate). Die Kaplan-Meier-Analyse für die Dauer des Extremitätenerhalts ergab einen Anteil von 91% (Standardabweichung: ±5%) nach 6 Monaten, von

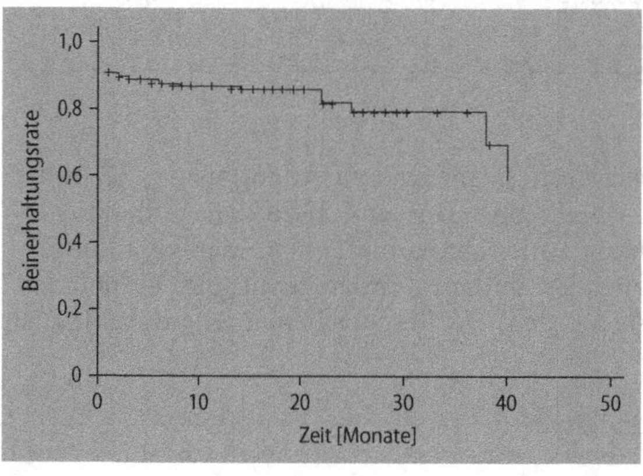

Abb. 2. Kaplan-Meier-Beinerhaltungskurve

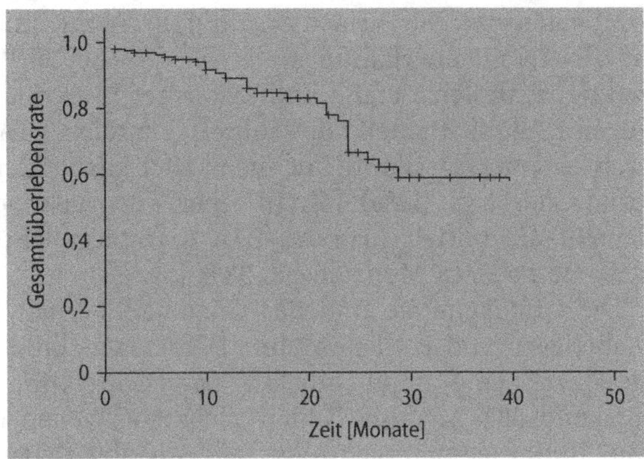

Abb. 3.
Kaplan-Meier-Überlebenskurve

84% (Standardabweichung: ±5%) nach 12 Monaten und von 77% (Standardabweichung: ±8%) nach 24 Monaten (Abb. 2). Die Gesamtüberlebensrate lag nach einem Jahr bei 82% (Standardabweichung: ±6%) und nach 2 Jahren bei 60% (Standardabweichung: ±8%; Abb. 3).

Diskussion

Die Angioplastie der kruralen Arterien ist durch die Verfügbarkeit der digitalen Subtraktionsangiographie mit Roadmapping sowie Verbesserung der Katheter, Führungsdrähte und Kontrastmittel eine praktikable und sichere Therapieoption geworden. Die Indikation für die Dilatation kruraler Arterienstenosen sollte dennoch restriktiv gestellt werden und diese Therapie aufgrund der möglichen Komplikationen nur in den Fontaine-Stadien III und IV zur Anwendung kommen. Im Rahmen dieser Studie gab es keine größeren Komplikationen und keine Extremitätenverluste in unmittelbarem Zusammenhang mit der Angioplastie. Die Ergebnisse führen zu dem Schluss, dass die Angioplastie der kruralen Arterien als wenig invasive, aber erfolgreiche Intervention für Patienten mit Diabetes mellitus infrage kommt.

Die meisten der Patienten waren alt und hatten ein erhöhtes Operationsrisiko. Die Vermeidung einer länger andauernden Vollnarkose hatte folglich einen großen Einfluss auf die postoperative Erholung der Patienten. Im Rahmen der Studie ergab sich keine erhöhte Morbidität und keine gesteigerte Mortalität, obgleich die Mehrheit der Patienten unter mehreren internistischen Vorerkrankungen litt. Die perioperative Mortalität bei Diabetikern, die eine distale Bypassoperation erhalten, ist hingegen erhöht und wird zwischen 2,4% [14] und 6,9% [13] angegeben. Die Morbidität dieser Patienten liegt zwischen 9,3% [17] und 31% [12].

In der vorliegenden Studie betrug die Extremitätenerhaltungsrate 91% nach 6 Monaten und 82% nach einem Jahr. Schwaren und Mitarbeiter untersuchten 98 Patienten mit kritischen Stenosen, die mittels tibialer Angioplastie behandelt wurden. Sie verzeichneten eine Extremitätenerhaltungsrate von 89% nach

6 Monaten bzw. 86% nach 1 Jahr [18]. Wack und Mitarbeiter berichten über eine Extremitätenerhaltungsrate von 82% bei 30 Patienten mit isolierten Läsionen der kruralen Gefäße und kritischer Ischämie [24]. In einer aktuellen Studie mit 140 Patienten, die mittels kruraler PTA behandelt wurden, zeigten nach einem Jahr signifikant mehr Nichtdiabetiker als Diabetiker eine Verbesserung (66% vs. 32%) [6]. In einer retrospektiven Untersuchung mit 39 Patienten, die mittels kruraler PTA therapiert wurden, lag die primäre Offenheitsrate nach 18 Monaten bei 38% [5].

Die Offenheitsrate und der Gliedmaßenerhalt in einer anderen Studie mit Diabetikern und Patienten ohne Diabetes mellitus mit kritischer Beinischämie, die durch eine popliteodistale Bypassoperation versorgt wurden, betrugen 58% und 88% [2]. Bei Fehlen geeigneter Venen und entsprechender Nutzung von Prothesenmaterial zeigt die distale Bypasschirurgie im Allgemeinen schlechtere Ergebnisse. Die Offenheitsrate von Kunststoffbypasses beträgt nach 2 Jahren 30% [25, 26]. Holm und Kollegen zeigten, dass Wiederholungseingriffe bei Patienten, die zuvor durch eine PTA behandelt wurden, erfolgreicher sind als bei jenen, die man mittels konventioneller Bypasschirurgie versorgt hatte. Die Autoren schlagen vor, dass bei Patienten, bei denen beide Verfahren möglich sind, die PTA als Methode der Wahl zum Einsatz kommen sollte [11].

In der kürzlich veröffentlichten BASIL-Studie, die den Erfolg der Bypasschirurgie und der Ballonangioplastie bei Patienten mit schwerer Beinischämie bei infrainguinaler Gefäßerkrankung untersuchte, zeigte sich, dass beide Verfahren einen annähernd gleichen Erfolgt bezüglich der Dauer des Extremitätenerhalts erreichen. Die chirurgischen Verfahren sind jedoch im Vergleich zur PTA teurer [1].

Obwohl die Rolle der Angioplastie bei isolierten Läsionen der kruralen Arterien noch festgelegt werden muss, gehen wir davon aus, dass sie bei Diabetikern mit zugänglichen Läsionen und insbesondere bei Hochrisikopatienten und Fehlen geeigneter Venen für einen distalen Bypass die Methode der ersten Wahl sein sollte [15, 23]. Wir möchten betonen, dass diese Behandlungsoption eine Alternative und Ergänzung, nicht jedoch ein ersetzendes Verfahren zur konventionellen Gefäßchirurgie ist. Sie sollte im Wesentlichen bei Problempatienten mit bei konventionellen Verfahren potenziell erhöhter peri- und postoperativer Morbidität und Mortalität zum Einsatz kommen. Letztlich ist auch darauf hinzuweisen, dass eine erfolglose Intervention eine nachfolgende konventionelle Operation oder eine Kombination aus Intervention und Operation (sog. Hybrid-Operation) nicht ausschließt [27, 28].

Die gegenwärtige Standardmethode der Behandlung von Patienten mit kritischer Extremitätenischämie, die durch Verschlüsse oder Stenosen der kruralen Arterien verursacht ist, stellt die Bypasschirurgie dar [2, 9]. Allerdings werden die Ergebnisse der rekonstruktiven Gefäßchirurgie, die immer noch die besten Langzeitergebnisse bei Patienten mit kruralen Gefäßläsionen erbringt, durch die erhöhte Morbidität und Mortalität sowie die Bypassspätverschlüsse beeinträchtigt [13, 14, 25, 26].

Literatur

1. BASIL trial participants (2005) Bypass versus angioplasty in severe ischemia of the leg (BASIL): multicentre , randomized controlled trial. Lancet 366:1925–1934
2. Biancari F, Kantonen I, Alback A, Ihlberg L, Lehtola A, Lepantalo M (2000) Popliteal-to-distal bypass grafts for critical leg ischaemia. J Cardiovasc Surg (Torino) 41: 281–286
3. Brown KT, Schroenberg NY, Moore ED, Saddekni S (1998) Percutaneous transluminal angioplasty of infrapopliteal vessels: preliminary results and technical considerations. Radiology 169:75–78
4. Bull PG, Mendel H, Hold M, Schlegl A, Denck H (1992) Distal popliteal and tibio-peroneal angioplasty: a long term follow-up. J Vasc Interv Radiol 3:45–53
5. Callum KA-HM, Roddy N, Hinwood D (1998) Is the popliteal and tibial angioplasty effective for critical ischemia? In: Greenhalgh R (ed) The durability of vascular and endovascular surgery. WB Sauders, Philadelphia, p 367–382
6. Danielsson G, Albrechtsson U, Norgren L, Danielsson P, Ribbe E, Thorne J, Zdanowski Z (2001) Percutaneous transluminal angioplasty of crural arteries: Diabetes and other factors influencing outcome. Eur J Vasc Endovasc Surg 21:432–436
7. Danielsson G, Albrechtsson U, Norgren L, Danielsson P, Ribbe E, Thorne J, Zdanowski Z (2001) Percutaneous transluminal angioplasty of crural arteries: Diabetes and other factors influencing outcome. Eur J Vasc Endovasc Surg 21: 432–436
8. Edmonds M (1991) Management of the diabetic foot. Clinical Ischaemia 1:5–13
9. Grego F, Antonello M, Stramana R, Geriu GP, Lepidi S (2004) Popliteal-to-distal bypass for limp salvage. Ann Vasc Surg 18:321–328
10. Gutteridge W, Torrie EP, Galland RB (1997) Cumulative risk of bypass amputation or death following percutaneous transluminal angioplasty. Eur J Vasc Endovasc Surg 14: 134–139
11. Holm J, Arvidsson B, Jivegard L, Lundgren F, Lundholm K, Schersten T, Stenberg B, Tylen U, Zachrisson BF, Lindberg H (1991) Chronic lower limb ischaemia. A prospective randomised controlled study comparing the 1-year results of vascular surgery and percutaneous transluminal angioplasty (PTA). Eur J Vasc Surg 5:517–522
12. Kwolek CJ, Pomposelli FB, Tannenbaum GA, Brophy GM, Gibbons GW, Campbell DR, Freeman DV, Miller A, Logergo FW (1992) Peripheral vascular bypass in juvenile-onset diabetes mellitus: are aggressive revascularization attempts justified? J Vasc Surg 15:394–400; discussion: 400–401
13. Marks J, King TA, Baele H, Rubin J, Marmen C (1992) Popliteal-to-distal bypass for limb-threatening ischemia. J Vasc Surg 15: 755–759; discussion: 759–760
14. Neufang A, Dorweiler B, Espinola-Klein C, Reinstadler J, Kraus O, Schmiedt W, Oelert H (2003) Limb salvage in diabetic foot syndrome with pedal bypass using the in-situ technique. Zentralbl Chir 128:715–719
15. Parsons RE, Suggs WD, Lee JJ, Sanchez LA, Lyon RT, Veith FJ (1998) Percutaneous transluminal angioplasty for the treatment of limb threatening ischemia. Do the results justify an attempt before bypass grafting? J Vasc Surg 28:1066–1071
16. Rutherford RB (1991) Standards for evaluating results of interventional therapy for peripheral vascular disease. Circulation 83:I-6–I-11
17. Schmiedt W, Neufang A, Dorweiler B, Espinola-Klein C, Reinstadler J, Kraus O, Herber S, Gerhards A, Oelert H (2003) Short distal origin vein graft in diabetic foot syndrome. Zentralbl Chir 128:720–725
18. Schwarten DE, Cutcliff WB (1988) Arterial occlusive disease below the knee: treatment with percutaneous transluminal angiolasty performed with low-profile catheters and steerable guide wires. Radiology 169:71–74
19. Schwelger H, Lang W (1992) Die diabetische Gangrän bei peripheren Gefäßverschlüssen: Extremitätenerhalt durch popliteopedalen Venen-Bypass. Chirurg 63:438–442

20. Sigala F, Menenakos CH, Sigalas P, Baunach CH, Langer S, Papalambros E, Hepp W (2005) Transluminal angioplasty of isolated crural arterial lesions in diabetics with critical limb ischemia. Vasa 34:186–191
21. Sivananthan UM, Browne TF, Thorley PJ, Rees MR (1994) Percutaneous transluminal angioplasty of the tibial arteries. Br J Surg 81:1282–1285
22. Strandness DE, Priest RE, Gibbons CE (1964) Combined clinical and pathological study of diabetic and nondiabetic peripheral arterial disease. Diabetes 13:366–372
23. Varty K, Bolia A, Naylor AR, Bell PR, London NJ (1995) Infrapopliteal percutaneous transluminal angioplasty: a safe and successful procedure. Eur J Vasc Endovasc Surg 10:341–345
24. Wack C, Wolfle KD, Loeprecht H, Tietze W, Bohndorf K (1994) Percutaneous balloon dilatation of isolated lesions of the calf arteries in critical ischemia of the leg. Vasa 23:30–34
25. Veith FJ, Ascer E, Gupta SK, White-Flores S, Samson RH, Scher LA, Towne JB, Bernhard VW, Bonier P, Flinn WR (1986) Six year prospective multicenter randomized comparison of autologous saphenous vein and expanded polytetrafluoroethylene grafts in infrainguinal arterial reconstructions. J Vasc Surg 3:104–114
26. Veterans Administration Cooperative Study Group 141 (1988) Comparative evaluation of prosthetic, reversed, and in-situ vein bypass grafts in distal popliteal and tibial-peroneal revasculation. Arch Surg 123:434–438
27. Wölfle KD, Bruijnen H, Reeps C, Reutemann S, Wack C, Campbell P, Loeprecht H, Häuser H, Bohrdorf K (2000) Tibioperoneal arterial lesions and critical foot ischaemia: Successful management by the use of short vein grafts and percutaneous transluminal angioplasty. Vasa 29:207–214
28. Wölfle KD, Loeprecht H, Bruijnen H (1996) Kruromalleoläre Bypassverfahren beim Querschnittsverschluss der Unterschenkelarterien und diabetischer Gangrän. In: Hepp W (Hrsg.) Der Diabetische Fuß. Berlin, Blackwell, S. 116–125

„Worst case scenario“ nach Angioplastie des Tractus tibiofibularis und Angioseal-Versorgung der Punktionsstelle

T. Pfeiffer, B. Biermaier, J.U. Clausing, B. Schneider

Worst case scenario after angioplasty of the infragenicular popliteal artery and closure of the femoral punction with Angioseal

Summary. Angioseal is well established as a percutaneous arterial closure device in interventional vascular procedures. The system creates a mechanical seal by sandwiching the arteriotomy between an intraluminal anchor and a collagen sponge outside. The use of the closure system is not unproblematic as severe complications after anchor catching and collagen deposition into the vessel may cause arterial thrombosis or bleeding. The following case presents with severe complications after the use of Angioseal.

A 69-year old male patient suffering from arterial occlusive disease and multiple comorbidities underwent a successful percutaneous angioplasty of the infragenicular popliteal artery for gangrene of the 4th toe infected by multiresistent staphylococcus aureus (MRSA) and Pseudomonas aeruginosa. The femoral puncture was closed by Angioseal. The following day, an acute ischemia of the involved leg occurred. After admission in our hospital, the immediate operation showed a thrombosis of the femoral artery caused by the intraluminal deposition of the collagen sponge and catching of the anchor of the Angioseal device. After thrombectomy the arteriotomy was sutured. During the following days, the patient developed a severe infection of the groin, in which MRSA, pseudomonas aeruginosa and clostridium perfringens were identified, leading to a large soft tissue defect of the groin and multiple episodes of bleeding from the femoral artery. The ventral vessel wall of the femoral artery was resected and replaced by an autologous vein patch. The histologic findings showed neutrophil granulocytes in the thrombus as well as granulocytes and bacteria in the resected vessel wall. The defect repair of the groin was primarily performed by a sartorius flap, which became ischemic. Than the groin defect was covered by an omentum plasty, which was completed by a skin plasty. After complete healing of the groin, the patient unfortunately died from myocardial infarction 3 months after the initial angioplasty.

The case presented here demonstrates the worst course after the use of Angioseal. Without doubt, the complications would have been avoided, if conventional manual compression of the puncture had been used. Local infections of the concerned extremity and severe arteriosclerosis of the femoral artery shoud be identified as risk factors for the use of Angioseal. A further technical development of arterial closure devices is strongly recommended.

▮ **Zusammenfassung.** Das Produkt Angioseal hat sich in der interventionellen Gefäßtherapie zum Verschluss von perkutanen arteriellen Punktionen etablieren können. Es handelt sich um ein Verschlusssystem mit einem Anker, welcher durch die Schleuse in die Arterie eingebracht wird, hier aufklappt und im Gefäßlumen als Widerlager für einen Kollagenschwamm dient, der über einen Faden mit dem Anker verbunden ist und die Punktionsstelle von außen abdichtet. Die Anwendung des Systems ist nicht unproblematisch, da durch unbemerkte Fehlplatzierung Thrombosen und Blutungen auftreten können. Im nachfolgend ausgeführten Fall hat die Anwendung von Angioseal zu schwersten Komplikationen geführt.

Bei einem 69-jährigen, multimorbiden Patienten wurde bei arterieller Verschlusskrankheit mit feuchter Gangrän der 4. Zehe bei Infektion durch Pseudomonas aeruginosa und einen multiresistenten Staphylococcus aureus (MRSA) eine Angioplastie des Tractus tibiofibularis mit gutem technischen Erfolg durchgeführt. Die femorale Punktionsstelle wurde mit Angioseal verschlossen. Der Patient entwickelte am Folgetag eine kritische Ischämie des betroffenen Beines. Nach Verlegung in unsere Klinik zeigte die sofortige operative Revision einen thrombotischen Verschluss der Femoraligabel. Ursache war die Fehlplatzierung des Angioseal, wobei sich der Anker nicht entfaltet hatte und der Kollagen-Patch ebenfalls im Gefäßlumen lag. Die Femoralisgabel wurde thrombektomiert und die Punktionsstelle mit Gefäßnähten versorgt. Im weiteren Verlauf entwickelte sich eine schwere Infektion der Leiste mit MRSA, Pseudomonas aeruginosa und Clostridium perfringens, die zu einem großen Gewebedefekt der Leiste und zu mehrfachen Arrosionsblutungen der A. femoralis führte, sodass eine autologe Venen-Patch-Plastik der A. femoralis erforderlich wurde. Die histopathologische Untersuchung zeigte zahlreiche neutrophile Granulozyten im Thrombus sowie Granulozyten und Bakteriennester in der resezierten Arterienwand im Sinne einer Gefäßwandinfektion. Eine Deckung der Femoralisgabel erfolgte zunächst mit einem Sartoriusschwenklappen. Bei Nekrose des Schwenklappens wurde dann eine Deckung mit einer Omentum-majus-Plastik vorgenommen. Später folgte eine Spalthautdeckung. Hierunter kam es zu einer vollständigen Ausheilung der Infektion, das Bein konnte erhalten werden. Leider verstarb der Patient 3 Monate nach der initialen Angioplastie an einem Myokardinfarkt.

Der hier geschilderte Fall stellt sicher einen der schlimmsten denkbaren Verläufe nach Einsatz von Angioseal dar. Zweifelsohne hätte die Komplikation durch konventionelle Kompression der Punktionsstelle vermieden werden können. Lokale Infektionen der betroffenen Extremität sowie eine ausgeprägte Atherosklerose der A. femoralis an der Punktionsstelle sollten als spezifische Risikofaktoren für die Anwendung von Angioseal angesehen werden. Die technische Weiterentwicklung arterieller Verschlusssysteme wäre wünschenswert.

Einleitung

Die perkutane Angioplastie hat sich als minimal-invasive, wirkungsvolle Therapieform bei kürzerstreckigen Gefäßstenosen der Becken- und Oberschenkelarterien bewährt. Aufgrund der geringen Morbidität wird das Verfahren auch zunehmend an den poplitealen und kruralen Arterien angewendet, wobei insbesondere multimorbide Patienten mit hohem perioperativen Risiko von der geringen Invasivität der endovaskulären Katheterangioplastien profitieren. Analog zur Therapie der Koronargefäße können die Ergebnisse poplitealer und kruraler Angioplastien durch den Einsatz hochpotenter Thrombozytenaggregationshemmer deutlich verbessert werden, da hier geringere Gefäßquerschnitte und Strömungsgeschwindigkeiten als im ilikalen und femoralen Stromgebiet vorliegen. Eine hohe Patientenfrequenz in entsprechend spezialisierten Zentren zur interventionellen Behandlung sowie ein routinemäßiger Einsatz von Antikoagulanzien und Thrombozytenaggregationshemmern lassen den Wunsch nach einem Verschlusssystem der vaskulären Punktionsstelle aufkommen, welches lange Kompressionszeiten unnötig macht und eine große Sicherheit bei der Vermeidung einer Nachblutung bietet.

Das Produkt Angioseal hat sich seit seiner Markteinführung in der interventionellen Gefäßtherapie zum Verschluss von perkutanen arteriellen Punktionen etablieren können. Es handelt sich hierbei um ein System mit einem Plastikanker, welcher durch die Schleuse in die Arterie eingebracht wird, hier aufklappt und im Gefäßlumen als Widerlager für einen Kollagenschwamm dient, der über einen Faden mit dem Anker verbunden ist und die Punktionsstelle von außen abdichtet. Die Anwendung des Systems ist aber nicht völlig unproblematisch, da durch unbemerkte Fehlplatzierung Thrombosen und Blutungen nicht ausgeschlossen sind. Auch darf nicht außer Acht gelassen werden, dass das Abdichtungssystem lange Zeit einen Fremdkörper im Gefäßlumen hinterlässt. Gefäßwandreaktionen im Sinne einer neointimalen Hyperplasie sind denkbar, wenngleich zum jetzigen Zeitpunkt noch keine Daten zum Langzeitverlauf vorliegen. Im Hinblick auf Infektionen muss das Angioseal-System in seinen biologischen Eigenschaften wie jedes andere alloplastische Material an den Gefäßen betrachtet werden. Im Folgenden soll vom Krankheitsverlauf eines Patienten berichtet werden, bei dem Angioseal zu schwersten Komplikationen geführt hat.

Fallbericht

Bei einem 69-jährigen Patienten war im Stadium IV einer arteriellen Verschlusskrankheit (AVK) eine feuchte Gangrän der 4. Zehe links aufgetreten. Wundabstriche hatten eine Infektion mit Pseudomonas aeruginosa und einem multiresistenten Staphylococcus aureus (MRSA) ergeben. Als Begleiterkrankungen bestanden ein insulinpflichtiger Diabetes mellitus Typ 2, eine dialysepflichtige Niereninsuffizienz sowie eine schwere koronare Herzkrankheit bei Zustand nach Myokardinfarkt und aortokoronarer Vierfachrevaskularisation. Aufgrund der AVK war vor Jahren bereits eine Oberschenkelamputation rechts sowie bei diabetischem Fußsyndrom eine Amputation der 2. Zehe links erforderlich gewesen. Bei konservativ nicht beherrschbarer Gangrän der 4. Zehe links war eine Angiographie (intraarterielle DSA) des linken Beines in Feinnadeltechnik über eine retrograde Punktion in der linken Leiste durchgeführt worden. Diese hatte bei durchgängiger Oberschenkelstrombahn und 2-Gefäß-Versorgung des Unterschenkels über die A. tibialis posterior und die A. fibularis eine Tandemstenose des Tractus tibiofibularis ergeben (Abb. 1). In einer weiteren Sitzung wurde nach antegrader Punktion in der linken Leiste eine PTA des Tractus tibiofibularis durchgeführt. Bei gutem Dilatationsergebnis war eine Stent-Implantation nicht erforderlich. Der Verschluss der Punktionsstelle in der linken Leiste erfolgte mittels Angioseal. Am ersten postinterventionellen Tag fiel bei dem Patienten eine kritische Ischämie des linken Beines bei thrombotischem Verschluss der Femoralisgabel auf. Daraufhin erfolgte unverzüglich die Verlegung in unsere Klinik zur sofortigen operativen Revision.

Bei der ersten Operation wurde die linke Femoralisgabel in typischer Weise über einen inguinalen Zugang freigelegt. Über die Punktionsstelle konnten der Anker und der Kollagenschwamm aus dem Gefäßlumen der A. femoralis communis geborgen und ein frischer Thrombus entfernt werden. Der Anker des Angioseal-Systems hatte sich im Gefäßlumen nicht entfalten können. Die Punktionsstelle wurde mit einer Z-Naht verschlossen. Die histopathologische Untersuchung ergab zahlreiche neutrophile Granulozyten im Thrombus im Sinne einer bakteriellen Infektion. Am zweiten postoperativen Tag zeigte sich ein generalisierter Wundinfekt der linken Leiste, sodass eine vollständige Wundrevision mit Débridement und Anlage einer Saug-Spül-Drainage vorgenommen wurde. Im weiteren Verlauf kam es zu einer fortschreitenden Nekrotisierung der Wundränder, sodass am 5. postoperativen Tag eine erneute Wundrevision mit ausgiebiger Nekrosektomie erforderlich wurde. Die 3 Tage zuvor gewonnenen Wundabstriche hatten neben Pseudomonas aeruginosa und MRSA – den Keimen, die bereits bei der Gangrän der 4. Zehe gefunden worden waren – auch Clostridium perfringens ergeben. Intraoperativ deutete der Wundbefund aber nicht auf einen Gasbrand hin. Unter feuchter, offener Wundbehandlung erfolgten am 6. postoperativen Tag eine weitere Nekrosektomie der linken Leiste sowie eine Amputation der 4. Zehe. Der mittlerweile doppelt handflächengroße Gewebedefekt in der linken Leiste wurde mit einer Vakuumversiegelung („vacuum-assisted closure", VAC) versehen (Abb. 2). Am 8. postoperativen Tag kam es erstmals zu einer Arrosionsblutung aus der übernähten Punktionsstelle an der A. femoralis. Die Blutung konnte mit einer weiteren Übernähung versorgt werden, und die VAC-Therapie wurde zunächst fortgesetzt. Am 11. postoperativen Tag trat erneut eine Blutung aus der Punktionsstelle auf. Die Blutstillung gelang leicht durch eine erneute Übernähung, jedoch lag die A. femoralis communis über eine Strecke von etwa 5 cm ventral frei, sodass das Gefäß mit einem distal gestielten M.-sartorius-Schwenklappen gedeckt wurde (Abb. 3). Nach einer erneuten Blutung am 15. postoperativen Tag musste die ventrale Gefäßwand der A. femoralis communis über eine Länge von etwa 4 cm reseziert und durch eine autologe Patch-Plastik ersetzt werden, wobei ein Segment der rechten V. cephalica verwendet wurde. Histopa-

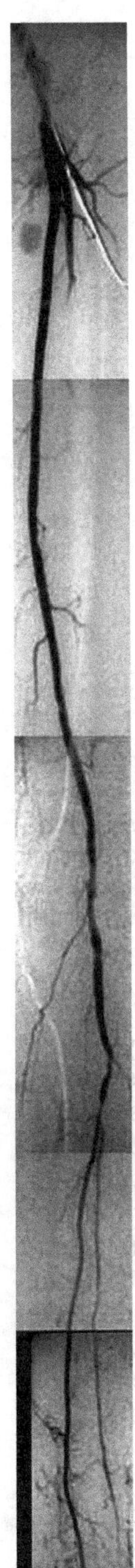

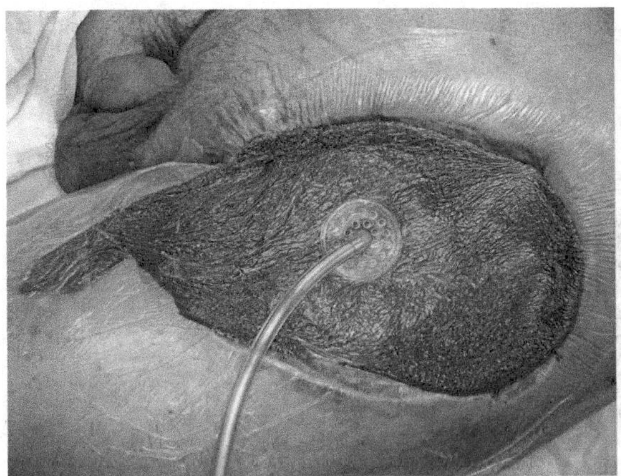

Abb. 2. Deckung der linken Leiste nach ausgedehnter Nekrosektomie bei Wundinfekt mit einer Vakuumversiegelung („vacuum-assisted closure")

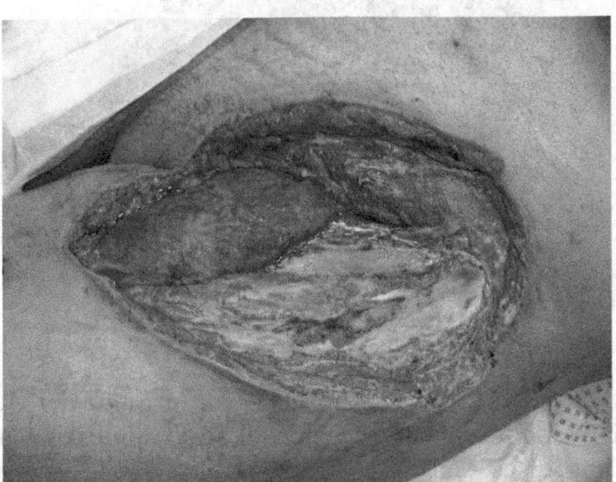

Abb. 3. Deckung der freiliegenden A. femoralis in der Linken Leiste mit einem distal gestielten M.-sartorius-Schwenklappen

Abb. 1. Angiogramm des linken Beines vor Angioplastie einer Tandemstenose des Tractus tibiofibularis bei Gangrän der 4. Zehe

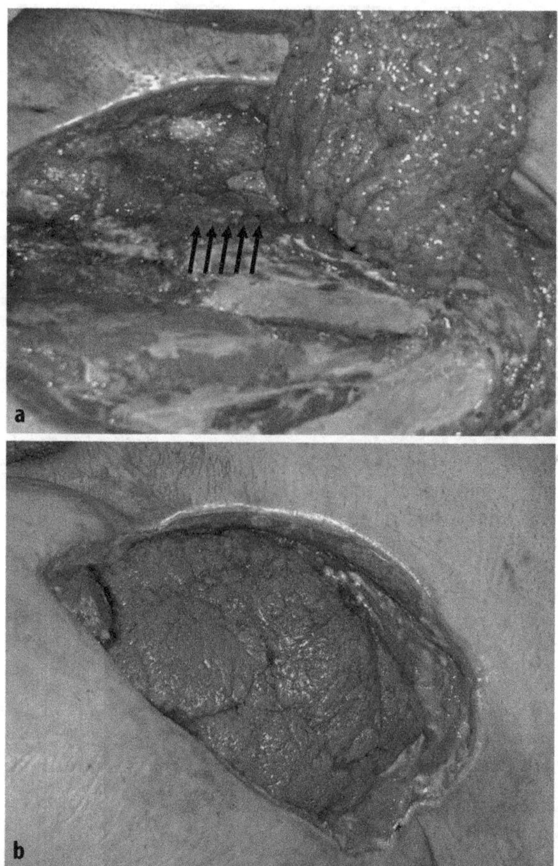

Abb. 4 a, b. Verlagerung des Omentum majus durch die erweiterte Lacuna vasorum in die linke Leiste (**a**) sowie Deckung der freiliegenden A. femoralis (*Pfeile*) und des gesamten Leistendefekts (**b**)

thologisch wies die resezierte Vorderwand der A. femoralis Granulozyten und Bakteriennester als Zeichen der Gefäßinfektion auf. Nach einer Arrosionsblutung eines Muskelastes des zur Defektdeckung herangezogenen M. sartorius, der umstochen werden musste, kam es zu einer Nekrose des proximalen Muskelabschnitts, der dadurch zur Defektdeckung der A. femoralis nicht mehr ausreichte. Wir entschlossen uns in dieser Situation zur Resektion der Nekrose des M. sartorius und zur Deckung des Leistendefekts durch eine Omentum-majus-Plastik, wobei das Omentum über eine mediane Oberbauchlaparotomie ausreichend mobilisiert und durch die erweiterte Lacuna vasorum in die linke Leiste geschwenkt werden konnte (Abb. 4). Unter dem Einfluss des gut durchbluteten Netzes kam es zu einer Sanierung des Infekts in der linken Leiste. Hierunter traten auch eine deutliche Hypertrophie und eine Granulation des Netzes ein (Abb. 5). Sechs Wochen nach der Omentumplastik konnte eine Deckung mit Spalthaut erfolgen, die gut einheilte.

Vier Wochen später – der Patient hatte zwischenzeitlich zunehmend mobilisiert werden können – trat eine akute Sepsis mit Fieber bis 40°C, respiratorischer Insuffizienz, Linksherzinsuffizienz und erhöhtem Serumtroponinwert

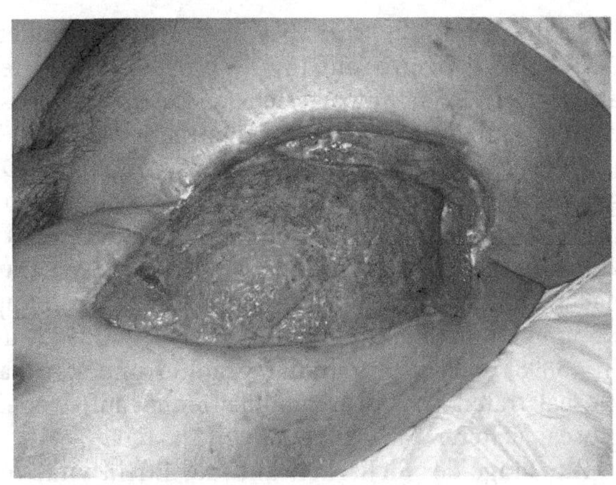

Abb. 5. Hypertrophie und Granulation der gut eingeheilten Omentum-majus-Plastik in der linken Leiste vor Spalthautdeckung

auf. Eine Aszitespunktion hatte keinerlei Keime ergeben, im Trachealsekret fanden sich hingegen MRSA und Candida albicans, letzterer auch im Urin.

Unter intensivstationären Bedingungen mit passagerer Beatmung gelang eine rasche Rekompensation. Dennoch verstarb der Patient nach 4 Tagen unter dem Bild eines akuten Herz-Kreislauf-Versagens. Während der gesamten Behandlungsdauer war der Patient dem Keimspektrum angepasst nach Resistogramm antibiotisch behandelt worden. Die Obduktion ergab bei ausgeprägter Linksherzhypertrophie und offenen aortokoronaren Bypasses eine hochgradig stenosierende Koronarsklerose sowie einen frischen septal-basalen Myokardinfarkt als Todesursache. Das Omentum majus und die A. femoralis in der linken Leiste waren vollständig verheilt.

Diskussion

Angioseal ist ein auf Kollagen basierendes Verschlusssystem für arterielle Punktionen bei diagnostischen Angiographien und perkutanen Angioplastien. Es dient der schnelleren Blutstillung und der früheren Mobilisation der Patienten nach Entfernung von Katheter und Schleuse aus der Arterie. Bevorzugt wird es an der Leiste bei retrograder Punktion der A. femoralis communis angewendet, aber auch eine wirkungsvolle Anwendung bei antegrader Punktion der A. femoralis zur infragenualen perkutanen transluminalen Angioplastie (PTA), wie in dem hier berichteten Fall geschehen, wurde bereits beschrieben [4, 7]. Insbesondere in der interventionellen Kardiologie, in der eine effektive Nutzung der vorhandenen Herzkatheterplätze von großer Bedeutung ist, haben arterielle Verschlusssysteme eine rasche Verbreitung gefunden, da durch die Einsparung der manuellen Kompression und die Verkürzung langer Immobilisationszeiten der Patientenkomfort deutlich erhöht werden kann. Eggebrecht et al. berichten über die Anwendung von Angioseal bei 644 Patienten nach koronarer Angioplastie und bei 673 Patieten nach diagnostischer Koronarangiographie. Die Rate der sofortigen Blutstillung wurde mit 94% bzw.

91%, die Erfolgsrate mit 96% bzw. 97% angegeben. Komplikationen traten bei 0,53% der Patienten auf [6]. Upponi et al. führten eine randomisierte Studie an 100 Patienten mit arterieller Leistenpunktion für periphere Angioplastien durch. Fünfzig Patienten erhielten eine manuelle Kompression, bei 50 Patienten erfolgte die Blutstillung mittels Angioseal. Die Rate der Komplikationen sofort sowie nach einer Stunde, nach 2 Stunden und nach einer Woche war in beiden Gruppen gleich. Der einzige Unterschied zeigte sich in der Zeit bis zum Eintritt der Blutstillung; sie lag nach manueller Kompression bei 10,6, nach Angioseal-Anwendung bei 2,0 min [8]. Applegate et al. verglichen die Komplikationsraten von Angioseal (n=3898) und manueller Kompression (n=3898) nach Koronarangiographie und koronarer Intervention. Unter Angioseal traten weniger Komplikationen auf, wobei die 3. Generation von Angioseal sicherer war als die erste [3].

Zur Frage der Sicherheit und der Effektivität von Angioseal berichteten Aksoy et al. über die Anwendung bei 77 Patienten, die eine PTA über einen femoralen Zugang mit 6- und 8-F-Schleusen erhielten. In allen Fällen konnte Angioseal erfolgreich appliziert werden. Die Komplikationsrate (2 kleine und ein großes Hämatom sowie ein Pseudoaneurysma) betrug 5% [2]. In einer vergleichbaren Untersuchung von Abando et al. an 188 Patienten, bei denen 5-, 6- und 7-F-Schleusen zum Einsatz kamen und 65% der Prozeduren rein diagnostischer Natur waren, traten keine Hämatome, jedoch ein Pseudoaneurysma und ein Arterienverschluss auf, der operiert werden musste [1].

Schon früh wurden schwere Komplikationen nach der Anwendung von arteriellen Verschlusssystemen beschrieben. So ergab im Jahr 2001 eine Auswertung prospektiv gesammelter Daten durch Carey et al. nach Verwendung von Vasoseal (n=937), Angioseal (n=742), Techstar (n=1001) und manueller Kompression (n=1019), dass die Systeme Vasoseal und Angioseal mit einer höheren Gesamtkomplikationsrate behaftet waren als die manuelle Kompression. Akute Verschlüsse der Femoralarterie traten bei Angioseal und Leisteninfektionen bei allen Verschlusssystemen, nicht aber bei manueller Kompression auf [5]. Die akute Beinischämie wird hierbei von Wille et al. auch als „the dark side of a percutaneous femoral artery closure device" bezeichnet. Die Arbeitsgruppe beschreibt insgesamt 5 Fälle von Femoralarterienverschlüssen als Folge von Fehlplatzierungen des Angioseal-Systems, allerdings bei einer Gesamtzahl von mehr als 6500 Angioseal-Anwendungen an der Leiste [9].

Ohnehin niedrige Komplikationsraten bei zu vergleichenden Prozeduren stellen die statistischen Berechnungen in der Medizin stets vor eine fast unlösbare Aufgabe, da für die Detektion signifikanter Unterschiede im Rahmen von Studien meist nicht mehr bewältigbare Fallzahlen erforderlich wären. So nimmt es nicht Wunder, dass auch der Vergleich zwischen der Anwendung arterieller Verschlusssysteme und der konventionellen manuellen Kompression in der bisher publizierten Literatur weit von einer Evidenzbasis entfernt ist. Unbestreitbar ist, dass durch die Anwendung von Angioseal Zeit und medizinische Arbeitskraft eingespart sowie die Effektivität angiographisch-interventioneller Arbeitsplätze gesteigert werden kann. Hinsichtlich der Komplikationsrate nach Angioseal-Anwendung sind die Angaben sehr heterogen. Wenngleich auch kein dramatischer Anstieg der Komplikationsraten zu belegen ist, so muss doch – wie bei jeder neuen Methode, die ihre Protagonisten hat – von einer gewissen Dunkelziffer ausgegangen werden, denn nur die wenigsten Anwendungen erfolgen im Rahmen von Studien. Aus der Sicht des Gefäßchirurgen ist auffällig, dass die akute Beinischämie nach Fehlplatzierung von Angioseal eine neue Entität darstellt, die nach manueller Kompression der Punktionsstelle fast nie vorkam. In der eigenen Klinik mussten innerhalb eines Jahres 5 Patienten mit akuter Beinischämie als Folge einer Angioseal-Fehlplatzierung notfallmäßig operativ versorgt werden, wobei Angioseal in der eigenen Klinik selbst bisher nicht verwendet wird. Der hier geschilderte Fall stellt sicher einen der schlimmsten denkbaren Verläufe nach Anwendung von Angioseal dar, da es neben dem akuten Femoralisverschluss auch zu einer Leisteninfektion mit multiresistenten Keimen bei chronischer Immunschwäche des Patienten kam. Zweifelsohne hätte die Komplikation durch konventionelle Kompression der Punktionsstelle vermieden werden können. Lokale Infektionen der betroffenen Extremität sowie eine ausgeprägte Atherosklerose der A. femoralis an der Punktionsstelle sollten daher als spezifische Risikofaktoren für die Anwendung von Angioseal angesehen werden. Insbesondere der bei der Atherosklerose der iliakofemoralen Strombahn typischen Verdickung der dorsalen Gefäßwand kommt hierbei eine besondere Bedeutung zu, da diese angiographisch in der anterior-posterioren Projektion leicht unterschätzt werden kann und dazu führt, dass sich der Angioseal-Anker im Gefäßlumen nicht entfalten kann, was eine Fehlplatzierung des Systems zur Folge hat. Vor diesem Hintergrund kann nur die Empfehlung ausgesprochen werden, die technische Entwicklung arterieller Verschlusssysteme weiter voranzutreiben.

Literatur

1. Abando A, Hood D, Weaver F, Katz S (2004) The use of the Angioseal device for femoral artery closure. J Vasc Surg 40:287–290
2. Aksoy M, Becquemin JP, Desgranges P, Allaire E, Kobeiter H (2006) The safety and efficacy of angioseal in therapeutic endovascular interventions. Eur J Vasc Endovasc Surg 32:90–93
3. Applegate RJ, Sacrinti M, Kutcher MA et al. (2007) Vascular complications with newer generations of angioseal vascular closure devices. J Interv Cardiol 19:67–74
4. Biondi-Zoccai GG, Fusaro M, Tashani A et al. (2007) Angioseal use after antegrade femoral arteriotomy in patients undergoing percutaneous revascularisation for critical limb ischemia: a case series. Int J Cardiol 118:398–399
5. Carey D, Martin JR, Moore CA, Valentine MC, Nygaard TW (2001) Complications of femoral artery closure devices. Catheter Cardiovasc Interv 52:3–8
6. Eggebrecht H, Haude M, Woertgen U et al. (2002) Systematic use of a collagen-based vascular closure device immediately after cardiac catheterization procedures in 1317 consecutive patients. Catheter Cardiovasc Interv 57:486–495
7. Mukhopadhyay K, Puckett MA, Roobottom CA (2005) Efficacy and complications of Angioseal in antegrade puncture. Eur J Radiol 56:409–412
8. Upponi SS, Ganeshan AG, Warakaulle DR, Phillips-Hughes J, Boardma P, Uberoi R (2007) Angioseal versus manual compression for haemostasis following peripheral vascular diagnostic and interventional procedures – a randomized controlled trial. Eur J Radiol 61:332–334
9. Wille J, Vos JA, Overtoom TT, Suttorp MJ, van de Pavoordt ED, de Vries JP (2006) Acute leg ischemia: the dark side of a percutaneous femoral artery closure system. Ann Vasc Surg 20:278–281

Gefäßchirurgische Therapie

Untersuchungen zur In-vivo-Hämodynamik nach femorosupragenualem Bypass mit der Dynaflo™-Prothese

R. I. Rückert, N. Tsilimparis, S. Filimonow, A. Thomas, S. Yousefi, P. Alevizakos, B. M. im Spring, J. Hagemann, U. Hanack, T. Fischer

Investigation of the in vivo hemodynamics after supragenicular bypass with the Dynaflo™ prosthesis

Summary

Introduction: To improve clinical results of femoropopliteal supragenicular bypass grafts, an ePTFE prosthesis (Dynaflo™) was developed using anastomotic engineering to optimize hemodynamics within the distal anastomosis and thereby to diminish the development of intimal hyperplasia. So far this special hemodynamics described for the in vitro situation has been poorly investigated in vivo.

Methods: In a prospective clinical study between April 2005 and July 2006 a total of 30 Dynaflo™ prosthetic grafts were implanted in 29 patients in supragenicular position, 27 of which were patent with a median follow-up of 12 months. These patients were investigated concerning in vivo hemodynamics within the distal anastomotic site. Color-coded Doppler sonography (CCDS) with and without a specific ultrasound contrast agent (SonoVue™, Bracco) was applied. Contrast-enhanced CCDS was compared to other established imaging techniques.

Results: First and preliminary data of investigations demonstrate clearly improved opportunities of in vivo imaging of specific hemodynamics using contrast-enhanced sonography as compared to CCDS. Imaging of the distal anastomotic site using conventional CCDS was sufficient only in 18 of 27 cases. The application of contrast medium allowed for complete visualization of 25 of 27 anastomoses. Imaging of the anastomosis and recipient artery at the same level was achieved reliably only by using contrast-enhanced CCDS (21/27) as compared to CCDS alone (7/27). The postulated vortex within the distal anastomotic site to diminish intimal hyperplasia was demonstrable by CCDS in 9 cases whereas the addition of contrast medium enabled reliable imaging in 22 cases (81%). Thrombotic apposition to the vessel wall was found in 4 patients (15%) by contrast-enhanced CCDS.

Discussion: Apart from CCDS, new contrast agents and technical refinements enable improved analysis of hemodynamics. Thus the open and to date unanswered question of in vivo hemodynamics within the Dynaflo™ anastomosis can possibly soon be answered. Spatial and time-dependent quantification of flow phenomena is limited so far by 2-dimensional imaging. 3D sonography using contrast agents could potentially solve this problem.

Zusammenfassung

Einleitung: Zur potenziellen Verbesserung der klinischen Ergebnisse femoropoplitealer supragenualer Prothesen-Bypasses wurde eine ePTFE-Prothese (Dynaflo^{TM}) entwickelt, bei der mittels „anastomotic engineering" eine Optimierung der Hämodynamik im distalen Anastomosenbereich und dadurch potenziell eine Verringerung der Intimahyperplasie erreicht werden soll. Diese spezielle, in vitro beschriebene Hämodynamik ist bisher in vivo nur unzureichend untersucht.

Methoden: Im Rahmen einer prospektiven klinischen Studie wurden von April 2005 bis Juli 2006 insgesamt 30 Dynaflo^{TM}-Prothesen bei 29 Patienten als supragenualer Bypass implantiert; 27 Bypasses blieben bei einem medianen Follow-up von 12 Monaten offen. Bei diesen Patienten wurde eine Untersuchung der Hämodynamik mittels farbkodierter Duplexsonographie (FKDS) und ultraschallkontrastmittel-(USKM-)spezifischer Bildgebung (SonoVue^{TM}, Bracco) vorgenommen. Die USKM-Sonographie wurde mit den anderen etablierten Verfahren der Bildgebung verglichen.

Ergebnisse: Die Daten dieser ersten Untersuchungen zeigen deutlich verbesserte Möglichkeiten einer In-vivo-Darstellung der spezifischen Hämodynamik mit der USKM-Sonographie gegenüber der FKDS. Die Darstellbarkeit der distalen Bypass-Anastomose war mittels konventioneller FKDS nur in 18 von 27 Fällen ausreichend, während durch Einsatz des USKM 25 der 27 Anastomosenregionen vollständig einsehbar waren. Die Darstellung von Anastomose und Empfängergefäß in einer Ebene gelang nur mittels USKM (21/27) im Vergleich zur FKDS (7/27) sicher. Die postulierte Wirbelbildung im Anastomosenbereich zur Verhinderung der Intimahyperplasie war mittels FKDS in 9 Fällen und bei Einsatz des USKM in 22 Fällen (81%) sicher erfassbar. Thrombotische Wandauflagerungen fanden sich bei 4 Patienten (15%) durch die USKM-Sonographie.

Diskussion: Neben der FKDS ermöglichen neue USKM und technische Entwicklungen eine verbesserte Analyse der Hämodynamik. Damit kann die bisher offene Frage nach der In-vivo-Hämodynamik in der Dynaflo^{TM}-Anastomose evtl. besser beantwortet werden. Eine räumliche und zeitliche Quantifizierung der Flussphänomene im Anastomosenbereich ist bis dato durch die 2-dimensionale Darstellung limitiert. Die 3D-Sonographie mit USKM könnte dieses Problem potenziell lösen.

Einleitung

Die Revaskularisation der unteren Extremität mittels supragenualem Bypass ist bei peripherer arterieller Verschlusskrankheit ab dem Stadium IIb nach Fontaine nach Ausschöpfung der konservativen Therapie dann indiziert, wenn endovaskuläre Methoden nicht indiziert waren (TASC-D-Läsion) oder primär oder dauerhaft erfolglos angewendet wurden [23]. Die Verwendung autologen Materials ist auch in supragenualer Position des Bypasses alloplastischem Material überlegen [2, 3, 18]. Die Suggestion der Gleichwertigkeit alloplastischer Materialien basiert auf statistischen Irrtümern [7, 20, 25]. Dennoch sehen wir die Bemühungen um eine Modifikation von alloplastischen Bypass-Prothesen als sinnvoll an, um dadurch autologes Material, in aller Regel die V. saphena magna, für primär infragenuale oder krurale und pedale Rekonstruktionen zu reservieren [4, 9, 24]. Zur potenziellen Verbesserung der klinischen Ergebnisse femoropoplitealer supragenualer Prothesen-Bypasses wurde eine ePTFE-Prothese (Dynaflo^{TM}) entwickelt, bei der mittels „anastomotic engineering" eine Optimierung der Hämodynamik im distalen Anastomosenbereich und dadurch eine Verringerung der Intimahyperplasie erreicht werden soll [24]. Die Form dieser terminolateralen Anastomose wurde analog zur Distaflo^{TM}-Prothese konstruiert [5, 12]. Erste klinische Studien zeigen, dass die Distaflo^{TM}-Prothese bei Verwendung im infragenualen und kruralen Bereich zumindest nicht schlechter abschneidet als Venen-Patch-Rekonstruktionen wie etwa der Miller collar [1, 10–12, 21]. Die spezielle, in vitro beschriebene Hämodynamik im Anastomosenbereich der Dynaflo^{TM}-Prothese ist bisher in vivo nur unzureichend untersucht. Es existieren hierzu bis dato keine Publikationen. Es liegt nahe, mittels Ultraschalldiagnostik als bildgebendem Verfahren den Versuch einer solchen In-vivo-Analyse der Strömung zu unternehmen. Die folgende Arbeit zeigt die erste Anwendung der kontrastmittelunterstützten Sonographie zur Analyse der In-vivo-Hämodynamik im Bereich der distalen Anastomose der Dynaflo^{TM}-Prothese.

▌ Methoden

Im Rahmen einer prospektiven klinischen Studie wurden von April 2005 bis Juli 2006 insgesamt 30 Dynaflo^{TM}-Prothesen bei 29 Patienten als supragenualer Bypass implantiert; 27 Bypasses waren nach einem Follow-up von 12 Monaten offen. Bei diesen Patienten wurde eine Untersuchung der Hämodynamik mittels farbkodierter Duplexsonographie (FKDS) und ultraschallkontrastmittel-(USKM-)spezifischer Bildgebung (SonoVue^{TM}, Bracco) vorgenommen (System Aplio 80, Toshiba, mechanischer Index von ~0,3, APO (acoustic power) 0,7%, Abdomenschallkopf mit 5 MHz):

- Bestimmung von Flussvolumen und maximaler Flussgeschwindigkeit (V_{max}) in der Anastomose sowie im proximalen und distalen Empfängergefäß,
- FKDS-Videoclip,
- Signal-Intensitäts-Zeit-Änderung nach Gabe von USKM über 60 s im Anastomosenbereich einschließlich Empfängergefäß (Low-MI-Phaseninversionstechnik).

1,30 min nach dem erstem Bolus (1,2 ml) erfolgte für 30 s mit Zoom und spezieller Software die Darstellung der postulierten Wirbelbildung im Anastomosenbereich. Nach dem zweitem Bolus (1,2 ml) wurde ein „micro flow imaging" (MFI)über 60 s zur Visualisierung der Perfusion und von Wandablagerungen

(Thrombus, Intimahyperplasie) im Anastomosenbereich vorgenommen. Die MFI-Technik wurde ebenfalls mit niedrigem mechanischen Index (MI < 0,1) durchgeführt. Die Einzelsignale der Mikrobläschen wurden über die Zeit summiert und dargestellt. Zusätzlich konnte der zeitliche Ablauf der Kontrastierung farbig dargestellt werden („arrival time parametric imaging").

Ergebnisse

Die primäre Offenheitsrate lag bei einem medianen Follow-up von 12 Monaten bei 70% (n = 21), die primär assistierte Offenheitsrate bei 80% (n = 24) und die sekundäre Offenheitsrate bei 90% (n = 27).

Die Daten der ersten Untersuchungen zeigen deutlich verbesserte Möglichkeiten der In-vivo-Darstellung der spezifischen Hämodynamik mit der USKM-Sonographie.

Die Darstellung der Anastomosenform als Ausdruck der qualitativen Eignung der Methode zur Bildgebung im Anastomosenbereich wurde im Vergleich zum diesbezüglichen Goldstandard vorgenommen (Abb. 1). Als Goldstandard gilt die digitale Subtraktionsangiographie (DSA) mit einer exakten Darstellung der Anastomosengeometrie, sieht man einmal von MR- oder CT-Angiographie ab, die heute bereits Gleiches leisten können. Die Morphologie der Anastomose wird mit der USKM-Sonographie nahezu vergleichbar wie mit der DSA dargestellt (Abb. 1). Die FKDS kann dies nicht in analoger Weise leisten.

Beim Vergleich verschiedener Sonographiemethoden (konventionelle FKDS, Power-Doppler und USKM-Sonographie) bestätigt sich der Wert der USKM-Sonographie für die geplante Analyse der Hämodynamik, da allein diese Methode die als Basis erforderliche genaue Darstellung der Anastomosenform liefert (Abb. 2). Ein detaillierterer Vergleich der FKDS mit und ohne USKM ist

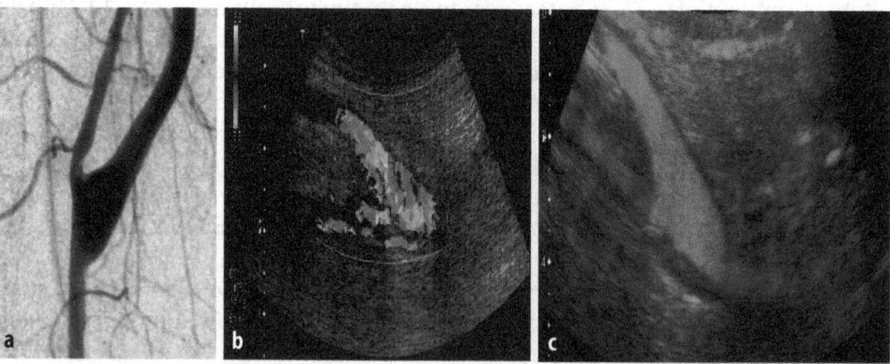

Abb. 1. Vergleich der Aussagekraft verschiedener bildgebender Verfahren hinsichtlich der Morphologie der distalen Bypass-Anastomose (Dynaflo™). **a** Angiographie als digitale Subtraktionsangiographie; **b** konventionelle farbkodierte Duplexsonographie; **c** Sonographie mit Ultraschallkontrastmittel (USKM). Die USKM-Bildgebung erreicht zusätzlich zur Darstellung der Strömungsmuster eine bessere Aussage über die Morphologie der distalen Anastomose, die nur mit der Angiographie vergleichbar ist

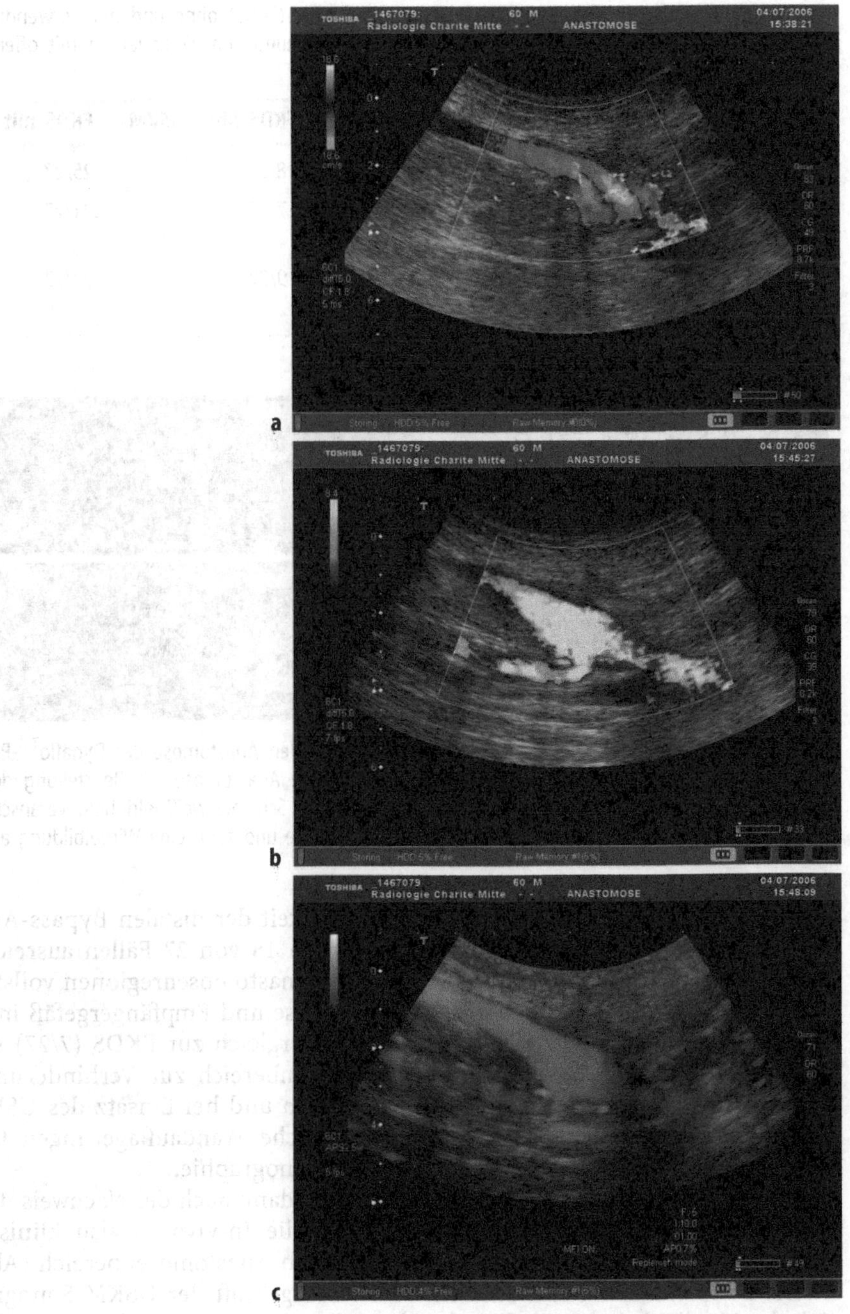

Abb. 2. Vergleich der Anastomosen-Darstellung (Dynaflo™) mittels konventioneller farbkodierter Duplexsonographie (**a**), Power-Doppler (**b**) und Sonographie mit Ultraschallkontrastmittel (**c**)

Tabelle 1. Vergleich der farbcodierten Dopplersonographie (FKDS) ohne und mit Verwendung von Ultraschallkontrastmitteln (USKM). Ergebnisse der Untersuchung von 27 Patienten mit offenem supragenualen Dynaflo™-Prothesen-Bypass

Parameter	FKDS ohne USKM	FKDS mit USKM
Darstellbarkeit der distalen Bypass-Anastomose	18/27	25/27
Darstellung von Anastomose und Empfängergefäß in einer Ebene	7/27	21/27
Nachweis typischer Wirbelstrukturen im Anastomosenbereich	9/27	22/27

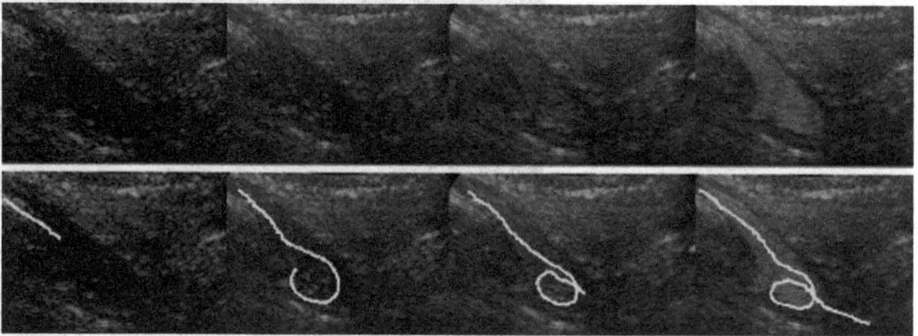

Abb. 3. Darstellung eines regelrechten Wirbels in der distalen Anastomose der Dynaflo™-Prothese. Mit Hilfe des Kontrastmittels kann auch eine tief liegende Anastomose mit Beurteilung der Strömungsverhältnisse dargestellt werden. Die gelbe Linie (im Schwarz-weiß-Bild hell) veranschaulicht die Bewegung eines Gasbläschens innerhalb der Anastomose und zeigt eine Wirbelbildung an

in Tabelle 1 zusammengefasst: Die Darstellbarkeit der distalen Bypass-Anastomose war mittels konventioneller FKDS nur in 18 von 27 Fällen ausreichend, während durch Einsatz des USKM 25 der 27 Anastomosenregionen vollständig einsehbar waren. Die Darstellung von Anastomse und Empfängergefäß in einer Ebene gelang nur mittels USKM (21/27) im Vergleich zur FKDS (7/27) sicher. Die postulierte Wirbelbildung im Anastomosenbereich zur Verhinderung der Intimahyperplasie war mittels FKDS in 9 Fällen und bei Einsatz des USKM in 22 Fällen (81%) sicher erfassbar. Thrombotische Wandauflagerungen fanden sich bei 4 Patienten (15%) durch die USKM-Sonographie.

Erstmals gelang mit der USKM-Sonographie dann auch der Nachweis der aus In-vitro-Untersuchungen bekannten und für die In-vivo- – also klinische – Situation behaupteten stabilen Wirbelbildung im Anastomosenbereich (Abb. 3).

Als Beispiel für die klinisch relevante Aussagekraft der USKM-Sonographie mit der Möglichkeit der Analyse der Hämodynamik soll schließlich Abbildung 4 dienen. Die genaue Analyse der Anflutkinetik des USKM, ergänzt durch eine „Time-intensity-curve"-(TIC-)Messung anhand der Ultraschallrohdaten, beweist in diesem Fall eine eindeutig veränderte Hämodynamik infolge thrombotischer Wandauflagerungen mit Verlust der Wirbelbildung.

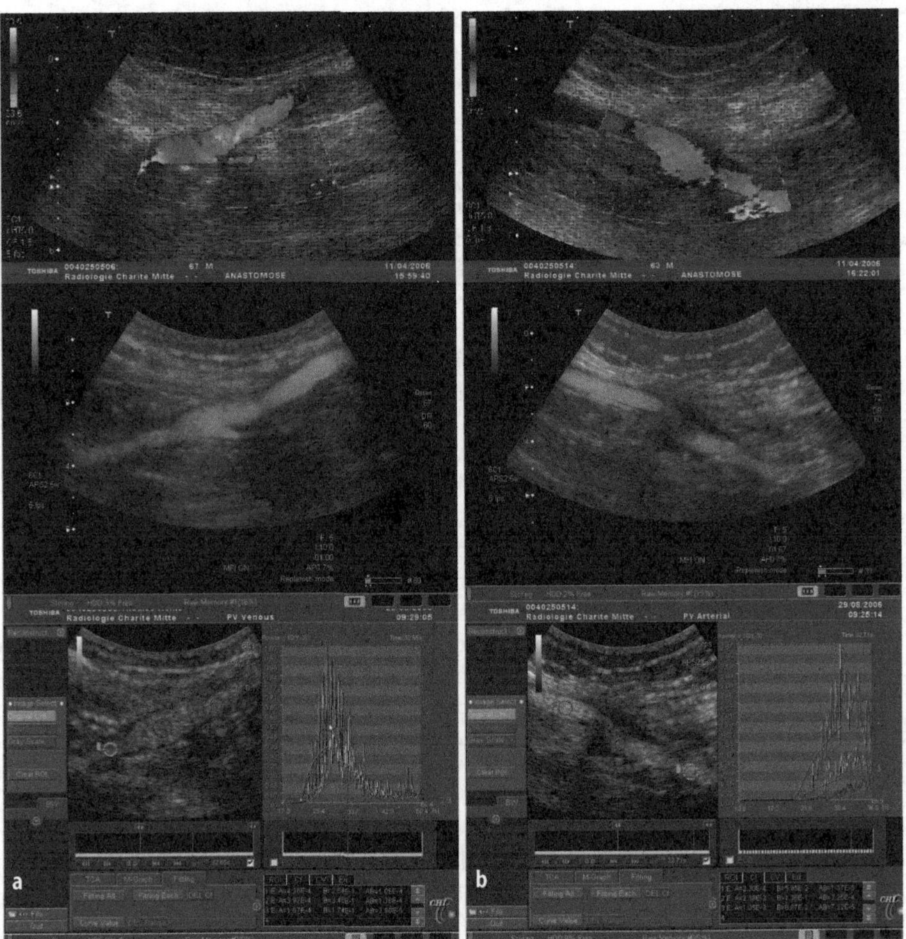

Abb. 4. Beispiele von Patienten mit regelrechter distaler Anastomose (**a**) und mit thrombotischen Auflagerungen in der distalen Anastomose (**b**). Die Thromben sind mit der farbkodierten Duplexsonographie (jeweils oben) nicht so deutlich zu erkennen wie mittels Ultraschallkontrastmittel (jeweils Mitte). Die Analyse der Kontrastmittelanflutung mittels „Time-intensity-curve"-Messung anhand der Ultraschallrohdaten (jeweils unten) zeigt eindeutig den Unterschied zwischen guter Bypass-Funktion (a) und Wandthromben (**b**)

Diskussion

Um eine Analyse der In-vivo-Hämodynamik im Bereich von Bypass-Anastomosen zu erreichen, sind verschiedene bildgebende Verfahren denkbar. Allerdings ist eine basale Voraussetzung für die Umsetzung eines solchen Vorhabens eine relativ hohe Auflösung und gleichzeitig die Möglichkeit einer dynamischen Analyse der Strömungsverhältnisse. Versucht wurde bisher schon die „Cine-loop“-Technik auf der Basis der konventionellen DSA [8]. Auch Schnittbildverfahren sind prinzipiell geeignet. Untersuchungen existieren mit der MRT und sind prinzipiell aufgrund neuer technischer Entwicklungen auch von der CT zu erwarten. Vor allen anderen Verfahren rangiert jedoch die Bildgebung mittels Ultraschall, nicht zuletzt weil dieses Verfahren auch schneller und kostengünstiger ist.

Neben der FKDS ermöglichen neue USKM und technische Entwicklungen eine verbesserte Analyse der Hämodynamik [13–16, 22]. Damit kann die bisher offene Frage nach der In-vivo-Hämodynamik in der Dynaflo™-Anastomose evtl. besser beantwortet werden. Eine bis dato nur in vitro nachgewiesene Wirbelbildung, deren relative Stabilität über die Phasen des Herzzyklus für die Minimierung einer niedrigen Strömungsgeschwindigkeit oder einer Strömungsumkehr im wandnahen Bereich der Anastomose sorgen soll, ist in vivo bisher nicht bewiesen worden [10, 11]. Diesem Ziel diente die vorliegende Studie. Daneben sollten potenzielle Vorteile einer USKM-gestützten FKDS klinisch anhand der Dynaflo™-Anastomose untersucht werden. Die Ergebnisse der Arbeit zeigen, dass die FKDS mit USKM eine deutliche Optimierung der Untersuchungen der Hämodynamik ermöglicht. Die Verwendung von USKM erlaubte nicht nur eine Verbesserung der Visualisierung der Anastomose einschließlich der proximalen und distalen Empfängerarterie, sondern es gelang auch eine detailliertere Darstellung des Wandbereiches. Es kommt zu einer verbesserten Eindringtiefe durch das USKM, sodass auch das abführende Gefäß (peripherer „run off") besser beurteilbar wird. Daher kann die hochauflösende Sektorsonde mit großem Bildausschnitt gegenüber dem Linearschallkopf der konventionellen FKDS eingesetzt werden.

Der Nachweis von Thromben oder auch der Entwicklung einer Intimahyperplasie war simultan mit einer Analyse der Hämodynamik im Sinne des „one stop shopping" möglich.

Erstmals gelang der Nachweis der in vitro beschriebenen Wirbelbildung im Anastomosenbereich in vivo. Durch die hier verwendete spezielle USKM-Technik ist der Weg von wenigen Mikrobläschen innerhalb des Lumens darstellbar, sodass sicher eine Kreisbahn bzw. Wirbelbildung nachweisbar wird, was mittels konventioneller FKDS nicht möglich ist.

Eine räumliche und zeitliche Quantifizierung der Flussphänomene im Anastomosenbereich ist bis dato allerdings durch die 2-dimensionale Darstellung limitiert. Die 3D-Sonographie mit USKM könnte dieses Problem potenziell lösen. Die Bedeutung der 3D-Darstellung von Anastomosen wurde u.a. von How et al. gezeigt [17]. Eine vollständige Analyse der Hämodynamik erfordert die Berücksichtigung der räumlichen Auflösung in 3 Ebenen. Allein die Tatsache, dass die meisten Modelle von einer planaren Anastomose ausgehen, diese jedoch in vivo meist nicht planar angelegt ist, hat ihrerseits Konsequenzen für die Darstellung der Hämodynamik im Anastomosenbereich [17]. Darüber hinaus ist die zeitaufgelöste Volumendarstellung (sog. 4D-Sonographie) bereits einsetzbar und zeigt die Anastomose als räumliches Gebilde. Diese noch experimentelle und klinisch bisher kaum etablierte Methode bedeutet eher einen Ausblick in die Zukunft und wurde im Rahmen dieser Studie bei 2 Patienten angewandt.

Die Hämodynamik im Bereich terminolateraler Anastomosen wird neben der Anastomosenform durch eine Reihe weiterer Faktoren beeinflusst. Nachgewiesen sind die Höhe und die Länge des Cuffs der Winkel der Bypass-Prothese zur Empfängerarterie, der Prothesendurchmesser, die Geometrie der Empfängerarterie und die Widerstandverhältnisse im Abstrombereich [6]. Werden neben dem Wandscherstress die Wechselwirkungen von Blutbestandteilen mit der Gefäßwand numerisch simuliert, zeigt sich eindeutig, dass „anastomotic engineering" nur ein Bestandteil eines komplexen Gefüges von Einflussfaktoren auf die Offenheitsrate von alloplastischen Prothesen-Bypasses ist [19]. Ob die in dieser Studie nachgewiesenen Besonderheiten der Hämodynamik in der Dynaflo^{TM}-Anastomose auch klinisch relevant sind, bleibt daher abzuwarten; diese Frage ist entsprechenden klinischen Untersuchungen vorbehalten.

▮ Literatur

1. Alcocer F, Jordan WD Jr, Wirthlin DJ, Whitley D (2004) Early results of lower extremity infrageniculate revascularization with a new polytetrafluoroethylene graft. Vascular 12:318–324
2. Ballotta E, Renon L, Toffano M, Da Giau G (2003) Prospective randomized study on bilateral above-knee femoropopliteal revascularization: Polytetrafluoroethylene graft versus reversed saphenous vein. J Vasc Surg 38:1051–1055
3. Berglund J, Bjorck M, Elfstrom J, SWEDVASC Femoro-popliteal Study Group (2005) Long-term results of above knee femoro-popliteal bypass depend on indication for surgery and graft-material. Eur J Vasc Endovasc Surg 29:412–418
4. Bosiers M, Deloose K, Verbist J et al. (2006) Heparin-bonded expanded polytetrafluoroethylene vascular graft for femoropopliteal and femorocrural bypass grafting: 1-year results. J Vasc Surg 43:313–319
5. Brennan LA, Enzler MA, da Silva A, How TV, Harris PL (1996) New graft design to inhibit myointimal hyperplasia in small vessel anastomoses. Br J Surg 83: 1383–1384
6. Brien TO, Walsh M, McGloughlin T (2005) On reducing abnormal hemodynamics in the femoral end-to-side anastomosis: The influence of mechanical factors. Ann Biomed Eng 33:310–322
7. Burger DHC, Kappetein AP, van Bockel JH, Breslau PJ (2000) A prospective randomized trial comparing vein with polytetrafluoroethylene in above-knee femoropopliteal bypass grafts. J Vasc Surg 32:278–283
8. Da Silva AF, Carpenter T, How TV, Harris PL (1997) Stable vortices within vein cuffs inhibit anastomotic myointimal hyperplasia? Eur J Vasc Endovasc Surg 14:157–163
9. Deutsch M, Meinhart J, Fischlein T, Preiss P, Zilla P (1999) Clinical autologous in vitro endothelialization of infrainguinal ePTFE grafts in 100 patients: a 9-year experience. Surgery 126:847–855
10. Fisher RK, How TV, Carpenter T, Brennan JA, Harris PL (2001) Optimising Miller cuff dimensions. The influence of geometry on anastomotic flow patterns. Eur J Vasc Endovasc Surg 21:251–260
11. Fisher RK, How TV, Toonder IM et al. (2001) Harnessing haemodynamic forces for the suppression of anstomotic intimal hyperplasia: the rationale for precuffed grafts. Eur J Vasc Endovasc Surg 21:520–528
12. Fisher RK, Kirkpatrick UJ, How TV, Brennan JA, Gilling-Smith GL, Harris PL (2003) The Distaflo graft: a valid alternative to interposition vein? Eur J Vasc Endovasc Surg 25:235–239
13. Fischer T, Ebeling V, Giessing M et al. (2006) A new method for standardized diagnosis following renal transplantation. Ultrasound with contrast enhancement. Urologe A 45:38–45

14. Fischer T, Filimonow S, Dieckhöfer J et al. (2006) Improved diagnosis of early kidney allograft dysfunction by ultrasound with echo enhancer – a new method for the diagnosis of renal perfusion. Nephrol Dial Transplant 21:2921–2929
15. Fischer T, Filimonow S, Rudolph J et al. (2008) Arrival time parametric imaging: A new ultrasound technique for quantifying perfusion of kidney grafts. Ultraschall Med 29:418–423
16. Fischer T, Mühler M, Kröncke TJ et al. (2004) Early postoperative ultrasound of kidney transplants: evaluation of contrast medium dynamics using time-intensity curves. Röfo 176:472–477
17. How TV, Fisher RK, Brennan Harris PL (2006) Swirling flow pattern in a non-planar model of an interposition vein cuff anastomosis. Med Eng Phys 28:27–35
18. Klinkert P, Post PN, Breslau PJ, van Bockel JH (2004) Saphenous vein versus PTFE for above-knee femoropopliteal bypass. A review of the literature. Eur J Vasc Endovasc Surg 27:357–362
19. Longest PW, Kleinstreuer C, Deanda A (2005) Numerical simulation of wall shear stress and particle-based hemodynamic parameters in pre-cuffed and streamlined end-to-side anastomoses. Ann Biomed Eng 33:1752–1766
20. Mills JL Sr (2000) P values may lack power: The choice of conduit for above-knee femoropopliteal bypass graft. J Vasc Surg 32:402–405
21. Panneton JM, Hollier LH, Hofer JM, and the Distaflo Trial Investigators (2004) Multicenter randomized prospective trial comparing a pre-cuffed polytetrafluoroethylene graft to a vein cuffed polytetrafluoroethylene graft for infragenicular arterial bypass. Ann Vasc Surg 18:199–206
22. Postema M, Schmitz G (2006) Bubble dynamics involved in ultrasonic imaging. Expert Rev Mol Diagn 6:493–502
23. TASC II Working group (2007) Inter-society consensus for the manegement of peripheral arterial disease (TASC II). Eur J Vasc Endovasc Surg 33 (Suppl 1): S5–S75
24. Tsilimparis N, Hedrich T, Yousefi S et al. (2007) Anastomotic engineering bei femorosupragenualem Bypass. Erste Ergebnisse mit der Dynaflo-Prothese. In: Hepp W, Gussmann A, Rückert RI (Hrsg.) Läsionen der Becken- und Oberschenkelarterien. Steinkopff, Darmstadt, S 121–130
25. Veith FJ, Gupta SK, Ascer E et al. (1986) Six-year prospective multicenter randomized comparison of autologous saphenous vein and expanded polytetrafluoroethylene grafts in infrainguinal arterial reconstructions. J Vasc Surg 3:104–114

Prinzipien der kruropedalen Bypass-Chirurgie

B. Luther

Principles of cruropedal bypass

Summary. The possibility of arterial reconstruction at the foot level is known since over 25 years. There are many problems of indication and surgical technology.

Methods: A series of 81 pedal arterial bypass grafts in 72 patients in the time 2004 to 2007 is reviewed retrospectively. Non-diabetics had a significantly lower morbidity as diabetics. Of the patients, 89% had a critical ischemia of leg with tissue lesions. Autologous vein bypasses were grafted between popliteal and pedal arteries in 46 patients. The mean follow-up was 24.8 months.

Results: There was no mortality during the operation, the 30-day mortality was 4.2% and the total mortality was 23.6%. The one-year primary (secondary) graft patency rates were 76.5% (83.9%). Limb salvage rate was 91.4%, with mortality 74.1%. In the end of follow-up 51 patients (62.5%) were mobile with received legs and able to participation in social life.

Conclusions: Patients with diabetic foot syndrome should be sending rapidly to centres of vascular medicine. The best diagnostic method is the directly angiography. The reconstruction of choice is the popliteo-dorsalis vein graft below knee. Controls of quality during operation are necessary. Postoperative we recommend anticoagulation with cumarins and duplexsonography in regular intervals.

Zusammenfassung. Die Möglichkeit der Rekonstruktion von Fußarterien ist seit über 25 Jahren bekannt. Dennoch gibt es eine Reihe von indikatorischen und operationstechnischen Problemen, die die Methode immer wieder in Misskredit bringen.

Methode: Es wurden die Ergebnisse von 81 pedalen Bypass-Operationen zwischen 2004 und 2007 an 72 Patienten ausgewertet, von denen 68 einen Diabetes mellitus aufwiesen. Die Morbidität der Diabetiker war signifikant höher als der Nichtdiabetiker. 89% aller Patienten hatten eine kritische Beinischämie mit Gewebsläsion (Einteilung nach Armstrong) entwickelt. Bei 46 Patienten (57%) wurde ein popliteo-dorsaler Venenbypass angelegt. Die mittlere Beobachtungszeit betrug 24,8 Monate.

Ergebnisse: Es gab keine Operationsletalität. Perioperativ verstarben 4,2% und insgesamt 23,6% der Patienten. Die primäre (sekundäre) Bypass-Offenheit betrug nach 1 Jahr 76,5% (83,9%). Nach 5 Jahren waren noch 58,0% aller Rekonstruktionen offen. Die Beinerhaltungsrate betrug 91,4% nach 5 Jahren, unter Hinzurechnung der Verstorbenen 74,1%. Am Ende der Beobachtungszeit waren 51 Patienten (62,5%) bei erhaltener Extremität mobil und konnten am gesellschaftlichen Leben teilnehmen.

Schlussfolgerungen: Patienten mit einem diabetischen Fußsyndrom sollten rasch in ein gefäßmedizinisches Zentrum überwiesen werden. Die arterielle Diagnostik der Wahl ist immer noch die DSA in Feinnadeltechnik. Die günstigste Rekonstruktion ist der infragenuale popliteo-pedale Bypass mit V. saphena magna. Eine intraoperative Qualitätskontrolle ist erforderlich. Die Nachsorge besteht aus einer dauerhaften Antikoagulation mit Kumarinen und der regelmäßigen duplexsonographischen Kontrolle. Durch kruro-pedale Arterienrekonstruktion kann die Rate an Gliedmaßenamputationen signifikant verringert werden.

Es ist erst gut 25 Jahre her, dass Frank Veith in New York die pedale Gefäßrekonstruktion als extremitätenerhaltendes Behandlungsverfahren einführte [20]. Heute gibt es kaum einen ernstzunehmenden Gefäßchirurgen in der Welt, der diese Therapie nicht in seinem Repertoire hat und sie empfiehlt. Insbesondere bei Diabetikern mit Querschnittverschluss aller Kruralarterien hat sich das Verfahren bewährt und dazu beigetragen, die Amputationsrate deutlich zu senken [9, 14, 22]. Die Bypass-Offenheitsrate beträgt heute in den führenden Zentren nach 5 Jahren >50%, die Beinerhaltungsrate >70% (Tabelle 1). Dennoch gibt es eine Reihe von indikatorischen und operationstechnischen Problemen, sodass bis heute nur in den ausgewiesenen Gefäßzentren diese Art der Chirurgie vorgehalten wird. So werden immer noch jährlich etwa 25 000–30 000 Extremitäten in Deutschland primär amputiert, von denen 77% diabetisch erkrankt sind. Durch ein breiteres Angebot in gefäßchirurgischen, aber auch allgemeinchirurgischen Einrichtungen sowie eine konsequentere Betreuung und Behandlung der Diabeteskranken in sog. Fußambulanzen und podologischen Zentren könnte die Amputationsrate weiter gesenkt werden [9].

Tabelle 1. Ergebnisse pedaler Arterienrekonstruktionen bei diabetischem Fußsyndrom. Literaturübersicht (Beinerhaltungsrate)

Literatur	Anzahl der Bypasses	Primäre kumulative Offenheit [%]			
		12 Monate	24 Monate	36 Monate	60 Monate
■ Connors, 2000	157	80 (87)	76 (85)	68 (82)	62 (70)
■ Panneton, 2000	170	71 (86)	–	59 (81)	57 (78)
■ Kalra, 2001	280	66 (85)	76 (82)	72 (80)	71 (78)
■ Luther, 2001	81	67 (78)	65 (73)	65 (65)	48 (65)
■ Wölfle, 2001	143	76 (80)	72	63	59 (74)

Methodik

Vom 1.1.2004 bis zum 31.12.2007 wurden bei 72 Patienten 81 chirurgische Rekonstruktionen der Pedalarterien vorgenommen. Es handelt sich um 34 Frauen und 38 Männer im durchschnittlichen Alter von 77,3 Jahren (38–92 Jahre). Bei 68 (94,4%) dieser Patienten konnte ein Diabetes mellitus nachgewiesen werden, wobei die HbA_{1c}-Werte über 6,0 lagen. Sechs Patienten hatten einen schweren Typ1-Diabetes. Von den 62 Typ-2-Diabetikern waren 51 insulinpflichtig (82,3%).

Bei 4 (5,6%) Patienten bestand ein rein atherosklerotischer Verschlussprozess ohne diabetische Stoffwechsellage. Bezüglich Alter und Geschlecht bestanden keine signifikanten Unterschiede zwischen Diabetikern und Nichtdiabetikern.

Hinsichtlich der Vorerkrankungen und der Gesundheitsrisiken war die Diabetikergruppe schwerer belastet:

- arterielle Hypertonie (67,3% vs. 41,2%; p=0,05);
- koronare Herzerkrankung (68,7% vs. 23,1%; p=0,001);
- zerebrovaskuläre Insuffizienz (34,8% vs. 21,2%; p=0,12);
- Nephropathie (44,3% vs. 11,6%; p=0,02).

Zur Klassifikation des Ischämiestadiums und des Lokalbefundes (Tabelle 2) wurde einheitlich die Einteilung nach Armstrong (Grading und Staging) genutzt [3]. Hierbei muss angemerkt werden, dass Nichtdiabetiker regelhaft über Lokalschmerzen und eine ischämische Claudicatio klagten, während Diabetiker kaum noch Sensibilitätszeichen aufwiesen (11,9%). Bei ihnen war die Gehstrecke subjektiv oftmals unbegrenzt.

Alle Patienten wurden dopplersonographisch untersucht, wobei bei 24 Diabetikern (35,3%), aber bei keinem Nichtdiabetiker eine Mönckeberg-Sklerose ein reales Ergebnis verhinderte. Alle betroffenen Extremitäten wurden angiographiert. Eine Magnetresonanzangiographie konnte keine ausreichende Abbildung der kruropedalen Arterien erreichen.

Bei den 72 Patienten wurden 81 Extremitäten operiert (68 Diabetiker, 8-mal beiderseits; 4 Nichtdiabetiker, einmal beiderseits).

Tabelle 2. Klinisches Bild kruropedaler Verschlussprozesse (81 operierte Extremitäten)

Klinisches Bild	Häufigkeit [n (%)]
▮ Kritische Ischämie ohne Läsion	9 (11,1)
▮ Kritische Ischämie mit Läsion	72 (88,9)
▮ geringfügige Nekrosen (A IC)	21 (29,2)
▮ Phlegmone (A ID)	6 (8,3)
▮ massive Nekrosen (A IIC)	13 (18,1)
▮ Gangrän (A IIID)	32 (44,4)

A Einteilung nach Armstrong [3]

Tabelle 3. Übersicht über die Rekonstruktionsvarianten (n = 81)

Spendergefäße	Empfängergefäße [n (%)]			
	A. dorsalis pedis	A. tibialis posterior	Aa. plantares	Gesamt
▌ A. femoralis	11 (14)	5 (6)	0	16 (20)
▌ A. poplitea	46 (57)	15 (19)	1 (1)	62 (77)
▌ Aa. crurales	2 (3)	1 (1)	0	3 (3)
▌ Gesamt	59 (74)	21 (26)	1 (1)	81 (100)

Die Operationstaktik vermittelt Tabelle 3. Wegen der günstigeren Ergebnisse wurden in den letzten Jahren vermehrt popliteopedale Rekonstruktionen durchgeführt. Unter den distalen Empfängerarterien dominierte die A. dorsalis pedis (73%).

Wir verwandten ausschließlich autologes Venenmaterial, und zwar zu 95% V. saphena magna reversed, zu 3,7% V. saphena parva und zu 1,3% Compositgrafts, wobei der femoropopliteale Abschnitt prothetisch ersetzt wurde. Patienten nach allogener Gefäßtransplantation im Extremitätenbereich (n = 4) wurden in dieser Studie nicht berücksichtigt.

Die klinische und dopplersonographische Nachkontrolle erfolgte im Durchschnitt 24,8 Monate postoperativ (Bereich: 1–34 Monate).

Die erhobenen Daten wurden computerisiert (SPSS 10 für Windows) erfasst und statistisch aufgearbeitet. Die kumulativen Offenheits-, Beinerhaltungs- und Überlebensraten wurden mittels Kaplan-Meier-Methode errechnet. Die übrigen Vergleiche erfolgten mit dem Chi-Quadrat-Test und dem exakten Test nach Fisher. Ein Wahrscheinlichkeitswert von $p<0,05$ galt als signifikant.

▌ Ergebnisse

Letalität

Die operative Letalität betrug 0%. Im perioperativen Verlauf verstarben 3 Patienten (4,2%) an kardiovaskulären Ereignissen (n = 2) und infolge einer Pneumonie (n = 1). Im Beobachtungszeitraum verstarben weitere 17 Patienten (23,6%), überwiegend an kardialen Komplikationen; 14 waren Diabetiker (82,4%).

Primäre Offenheit

Bei 34 der 81 Implantate kam es innerhalb der Beobachtungszeit zu einem Verschluss (Tabelle 4). Auch der Tod oder die Majoramputation wurde als Bypass-Verschluss gewertet. Die primäre Offenheit nach pedaler Arterienrekonstruktion betrug bei uns nach 24 h 95,1%, nach 30 Tagen 85,2%, nach einem Jahr 76,5% und nach 5 Jahren 58,0%, wobei Diabetiker tendenziell, aber nicht

Tabelle 4. Primäre Verschlussereignisse (mittlere Nachbeobachtungsdauer: 24,8 Monate)

Anschlussarterien Proximal	Anschlussarterien Distal	Operierte Extremitäten [n]	Verschlüsse [n] Sofort (innerhalb von 24 h)	Früh (innerhalb von 30 Tagen)	Spät (innerhalb von einem Jahr)	Spät (innerhalb von 5 Jahren)	Gesamt [%]
▪ A. femoralis	A. dorsalis pedis	11	1	2	1	3	63,6
	A. tibialis posterior	5	1	1	2	0	80,0
▪ A. poplitea	A. dorsalis pedis	46	0	2	2	8	26,1
	A. tibialis posterior	15	0	2	2	4	53,3
	A. poplitea	1	1	–	–	–	100,0
▪ Aa. crurales	Aa. pedales	3	1	1	0	0	66,7
▪ Gesamt		81	4	8	7	15	42,0

signifikant besser abschnitten. Die besten Ergebnisse wurden mit kurzen und nichtkniegelenküberschreitenden Rekonstruktionen zur A. dorsalis pedis erzielt.

Die Analyse des Venenmaterials charakterisiert die V. saphena magna eindeutig als Ersatzgefäß der ersten Wahl (V. saphena magna vs. V. saphena parva: 84% vs. 16%; $p<0,05$). Die besten Ergebnisse wurden mit dem Reversed-Bypass erreicht (V. saphena magna reversed vs. V. saphena magna in situ: 74% vs. 67%; $p=0,12$). Am schlechtesten schnitten venöse Compositgrafts ab (Non-Compositgraft vs. Compositgraft: 67% vs. 34%; $p<0,05$).

Sekundäre Offenheit

Von den 34 verschlossenen Bypasses konnten 11 (32%) revidiert werden (2-mal Thrombektomie, 2-mal Bypass-Verlängerung, einmal Bypass-Umsetzung, 6-mal Bypass-Neuanlage). Zwei Extremitäten konnten konservativ erhalten werden. Siebenmal musste eine Majoramputation vorgenommen werden. Damit ergab sich nach Kaplan-Meier nach einem Jahr eine sekundäre Offenheit von 83,9%.

▪ Komplikationen

Neben 3 Nachblutungen (3,7%) und einem falschen Aneurysma (1,2%) sahen wir 16 Wundinfektionen (19,7%). Nach Szilagi waren dies 10-mal Typ-I-, 4-mal Typ-II- und 2-mal Typ-III-Infektionen, wobei hauptsächlich Diabetiker

(87,5%) betroffen waren. Bei 2 Patienten musste deshalb bei offener Rekonstruktion amputiert werden.

Beinerhalt

Im Beobachtungszeitraum mussten insgesamt 7 Extremitäten (8,6%) oberhalb des Sprunggelenks amputiert werden (einmal Oberschenkel, 5-mal Kniegelenk, einmal Unterschenkel). Adjuvante Minoramputationen waren 87-mal notwendig, hauptsächlich bei Diabetikern. Damit ergab sich eine Beinerhaltungsrate von 91,4% bzw. unter Hinzurechnung der Verstorbenen von 74,1% nach 5 Jahren.

Lebensqualität

Am Ende des Untersuchungszeitraums ergab sich folgende Bilanz: 20 Patienten (27,8%) waren verstorben. Von den 7 Majoramputierten hatten nur 3 überlebt. Diese konnten sich einigermaßen selbstständig bewegen.

Die übrigen 58 Patienten waren bei erhaltener Extremität zu 87,9% mobil und konnten am täglichen gesellschaftlichen Leben teilnehmen. Sieben Patienten (12,1%) waren aus anderen Gründen bettlägerig.

Diskussion

Bei Vorliegen eines Diabetes mellitus ist die Amputationsgefahr gegenüber Nichtdiabetikern um das 35- bis 50 fache erhöht [19]. Jeder vierte Patient mit einer diabetischen Podopathie verliert im Laufe seiner Erkrankung ein oder beide Beine. Durch flächendeckende konsequente Behandlung, zu der zuneh-

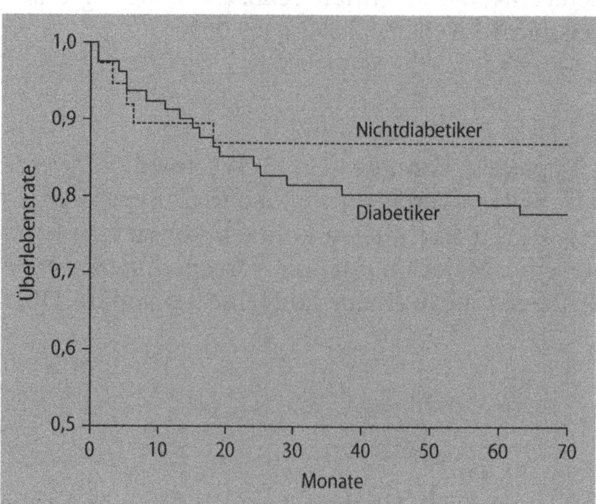

Abb. 1. Kumulative Überlebensrate nach pedalen Rekonstruktionen bei Diabetikern (n = 203) und Nichtdiabetikern (n = 104) nach Kaplan-Meier. Aus [14]

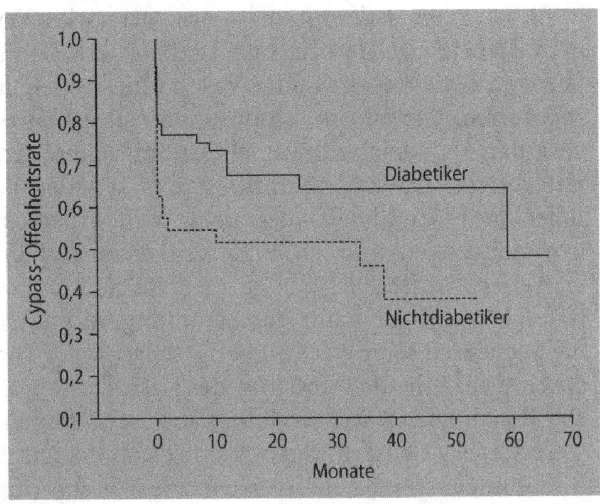

Abb. 2. Primäre kumulative Offenheit nach pedalen Rekonstruktionen bei Diabetikern (n = 211) und Nichtdiabetikern (n = 107) nach Kaplan-Meier. Tod und Majoramputationen sind eingeschlossen. Aus [14]

mend eine periphere arterielle Rekonstruktion gehört, könnte die Amputationsrate um 70% gesenkt werden (Abb. 1, 2). Dazu sind aus unserer Sicht die im Folgenden ausgeführten Prämissen notwendig:

Rechtzeitige Zuweisung der Patienten

Eine kruropedale Durchblutungsstörung kann sehr schnell zu einem relevanten Verlust von Fußgewebe führen. Bei hochgradiger Ischämie sind es insbesondere Gelegenheitswunden (kleinere Verletzungen, Clavus, Wunden durch insuffiziente Fußpflege), die unbehandelt in eine progrediente Gangrän münden. Diabetiker sind verstärkt gefährdet. Nicht selten werden solche Wunden über Wochen und Monate lokalchirurgisch selbst oder durch den Hausarzt versorgt, ohne eine vaskuläre Ursache abzuklären. Diese Verschleppungszeit kann durch die Überweisung der Patienten in eine diabetische Fußambulanz oder besser in ein gefäßmedizinisches Zentrum wesentlich verkürzt werden.

Diagnostik

Grundsätzlich sollte jede Wunde am Fuß sorgfältig inspiziert werden. Dazu sind die häuslichen Verbände zu entfernen. Ein fauliger Geruch weist bereits auf eine Gangrän hin. Auch entzündliche Rötungen sind zu dokumentieren. Am besten ist eine Fotodokumentation. Die Palpation des Fußes, insbesondere der Fußsohle, ist wichtig, da bereits auf diese Weise das Ausmaß der Gewebedestruktion abgeschätzt werden kann.

Zur Untersuchung gehört die Erhebung des peripheren Pulsstatus von der Leiste bis zum Fuß (4 Messpunkte!). Die laborchemische Abklärung der Entzündungsparameter und eines Diabetes mellitus ist anzufügen.

Es ist lange bekannt, dass v.a. arterielle Versorgungsstrombahnen von einem diabetisch-sklerotischen Umbau betroffen sind. Auf die untere Extremität bezogen bedeutet dies eine Vasopathie der A. profunda femoris und der Kruralarterien. Oft ist die femoropopliteale Leitstrombahn unbehindert, bevor ein vaskulärer Querschnittsverschluss im Unterschenkel die Versorgung des Fußes unterbricht. Obwohl zumindest ein Teil der Pedalarterien noch erhalten ist, führt die profundale und krurale Minderperfusion, in die auch Kollateralbahnen einbezogen sind, zu einer kritischen Ischämie des Fußes.

Weitere Aufschlüsse über den vaskulären Status gibt die Dopplersonographie [17]. Mit ihr kann das Strömungsverhalten in den einzelnen Beinarterien nachgewiesen werden. So gelingt bereits die Diagnostik verschlossener Gefäßabschnitte. Mit der Messung des systolischen Druckindex wird dies unterlegt. Darüber hinaus kann so eine diabetische Mönckeberg-Sklerose erfasst werden.

Das wesentliche bildgebende Verfahren zur Darstellung der peripheren infrainguinalen Arterien ist nach wie vor die digitale Subtraktionsangiographie [8]. Da der femorale Einstrom in der Regel erhalten ist, bietet sich eine Feinnadeltechnik an. Bei kräftigem Puls der A. poplitea kann die Bildgebung auf eine infragenuale Darstellung beschränkt werden, um Kontrastmittel zu sparen. Maximale Auflösung, lange Belichtungszeiten und Zusatz von Vasodilatanzien wie z.B. Tolazolin garantieren eine objektive Kontrastierung der Fußarterien im frontalen und lateralen Strahlengang für die entscheidende Aussage über eine Rekonstruktionsmöglichkeit. Bei bestehender Niereninsuffizienz sollte der Patient entweder forciert diuretisch behandelt oder ein- bis 2-malig dialysiert werden.

Die Magnetresonanzangiographie muss hinsichtlich ihrer Effizienz noch zurückhaltend beurteilt werden. Alle bislang verfügbaren Verfahren einschließlich der kontrastmittelunterstützten magnetresonanzangiographischen Schichten sind insbesondere bei der Abklärung kleiner Gefäße der digitalen Subtraktionsangiographie unterlegen [10]. Gefäßstenosen werden häufig überschätzt.

Zu bedenken bleibt bei der Wahl des diagnostischen Verfahrens die Konsequenz der Untersuchung. Wenn eine revaskularisierende Operation indiziert werden soll, müssen Ein- und Ausstrombahn klar dargestellt werden. Ein chirurgischer Misserfolg ist nicht selten mit einer weiteren Verschlechterung der pedalen Durchblutung verbunden, sodass damit eine Majoramputation unvermeidlich wird. Keinesfalls darf eine schlechte Diagnostik unter Hinweis auf die Möglichkeit einer intraoperativen Exploration akzeptiert werden!

Gelegentlich zeigt ein dopplersonographisches systolisches Flusssignal über einer Pedalarterie oder eine intraoperative Angiographie vor einer geplanten Amputation doch noch eine Rekonstruktionsmöglichkeit. In diesem Zusammenhang bleibt zu betonen, dass ein unterbrochener Arcus plantaris keinesfalls mehr eine Kontraindikation für eine chirurgische Revaskularisation darstellt! Nach Taylor und Porter besteht nur bei etwa 5% der Patienten keine Revaskularisationsmöglichkeit [18]. Wir haben in den vergangenen 4 Jahren lediglich in 2 Fällen (1,6%) technische Inoperabilität konstatieren müssen.

Anschlussgefäße

Das proximale arterielle Anschlusssegment ist so distal wie möglich zu wählen. Entscheidend ist die Qualität des Femoralis- und Popliteapulses. Vorgeschaltete iliakale und femorale, zu >70% das Lumen einengende Verschlussformationen sind operativ zu entfernen, damit der arterielle Einstrom unbehindert den pedalen Bypass speisen kann. Auch bestehende Stents in der Einstrombahn sollten besser entfernt werden, da sie die Prognose der Bypass-Offenheit relevant ungünstig beeinflussen [13]. Geringgradigere Stenosen in der A. femoralis superficialis kann man belassen, wenn der Popliteapuls kräftig ist, wie dies bei Diabetikern oftmals der Fall ist.

Bereits 1903 hat der Düsseldorfer Pathologe Johann Georg Mönckeberg (1877–1925) die charakteristische Mediaverkalkung diabetisch erkrankter Arterien beschrieben [15]. Das typische Bild zeigt ein verhärtetes, rohrartiges System, welches nicht komprimierbar ist und seine physiologische Dehnbarkeit (muskulärer Typ) vollkommen verloren hat. Das Innenrelief ist schollenartig, wie ein ausgetrocknetes Flussbett umgebildet und äußerst thrombogen. Nur mit besonderen Methoden kann ein solches höchst vulnerables Gefäß revaskularisiert werden.

Das Verfahren der Wahl zur Wiederdurchblutung des diabetisch erkrankten, ischämischen Fußes ist die Überbrückung der arteriellen Verschlussstrecke durch ein autologes Implantat der ipsi- oder kontralateralen V. saphena magna. Dabei muss berücksichtigt werden, dass das Hauptziel bei der Revaskularisation auf die Erhaltung der Extremität mit Abheilung der Gewebedefekte und weniger auf die lebenslange Funktionstüchtigkeit eines Bypasses gerichtet ist. Hat sich erst einmal wieder eine stabile Situation des Gewebeverbandes entwickelt, so wird nicht selten auch ein Spätverschluss der arteriellen Rekonstruktion toleriert, ohne dass sich wieder eine kritische Extremitätenischämie einstellt. Deshalb ist die Beinerhaltungsrate bedeutender als die Offenheitsrate der Rekonstruktion (Abb. 3).

Die Rekonstruktionsstrecke sollte möglichst gering gewählt werden, weil infragenuale popliteopedale Überbrückungen eine bessere Prognose haben als kniegelenküberschreitende femorale Anschlüsse, bei denen neben der Gelenkmobilität multiple Venenklappen, sehr lange, manchmal partiell dünne Venensegmente und evtl. mehrere Bypass-Anastomosen zu berücksichtigen sind [22]. Diese günstige Tatsache gilt auch bei vorgeschalteten hämodynamisch nicht relevanten (<50%igen) Stenosen in der femoropoplitealen Strombahn, denn durch den Wiederanschluss eines großen Gefäßterritoriums steigt der Blutfluss, was eine noch ungeklärte protektive Wirkung auf die Progredienz der Atherosklerose hat [5].

Die Operation beginnt mit der Freilegung der A. dorsalis pedis, welche bei mehr als 70% der Patienten das am besten geeignete Anschlussgefäß ist. Bei der Präparation ist zu beachten, dass die Hautinzision etwas medial vom Gefäß lokalisiert ist, damit der spätere Wundverschluss nicht über der Anastomose liegt (*Cave:* Arrosionsblutung). Etwas günstiger sind die Weichteilverhältnisse bei der perimalleolären A. tibialis posterior. Der gewebeschonende Zugang umfasst zudem eine äußerst vorsichtige und zeitlich begrenzte Wund-

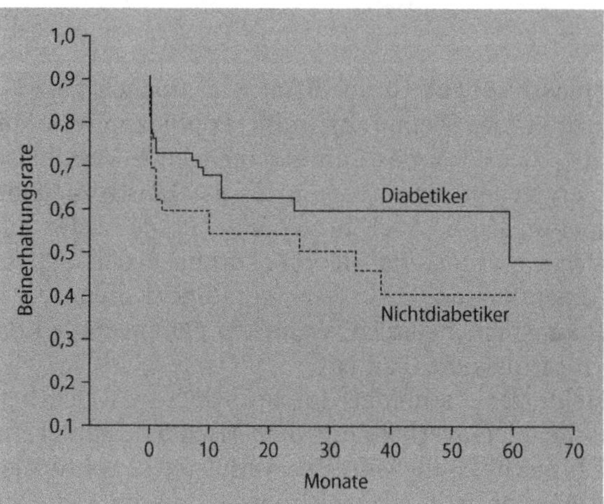

Abb. 3. Kumulative Beinerhaltungsrate nach pedalen Rekonstruktionen bei Diabetikern (n = 211) und Nichtdiabetikern (n = 107) nach Kaplan-Meier. Das Ereignis „Tod" wurde als Beinverlust gewertet. Aus [14]

spreizung. Insbesondere Diabetiker neigen zu Infektionen, die auf das Transplantat übergreifen können. Günstig ist die instrumentelle Wundaufdehnung im Sehnenfach, da diese straffen Gewebe sehr widerstandsfähig sind. Keinesfalls sollte im Haut- oder Subkutanniveau gespreizt werden! Die exponierte Arterie wird nun auf ihre Anschlussfähigkeit hin geprüft. Ist eine Komprimierbarkeit gegeben, gilt die Herstellbarkeit der Anastomose als wahrscheinlich. Um eine möglichst lange Ausstrombahn mit vielen Abgängen erhalten zu können, sollte ein malleolennahes Segment geprüft werden, bevor man weiter distal exploriert. Bei kalkharter Verhärtung des Gefäßes, aber bildgebender Darstellung einer Offenheit, wird eine Anastomosierung ebenfalls vorgesehen. Durch ein vorsichtiges „cracking" kann eine anschlussfähige Gefäßwand geschaffen werden [6].

Bypass-Material

Zur Herstellung kruropedaler Bypasses ist autologes oder allogenes Venenmaterial Voraussetzung. In Ausnahmefällen können auch Armarterien nützlich sein. Qualitativ eignen sich absteigend die V. saphena magna, die V. saphena parva und die Armvenen. Die Entnahme der Bypass-Vene sollte sehr vorsichtig erfolgen. Im Gegensatz zum herzchirurgischen Procedere wählen wir mehrere kleine Hautinzisionen mit tunnelartiger Präparation, um die spätere Wundheilung zu begünstigen. Dennoch sollte die Vene keinesfalls traumatisiert werden (*Cave:* Venenzug, Pinzettengriff). Es kommt leicht zu Endothelläsionen, die später Anlass für endoluminale Vernarbungen und damit Bypass-Stenosen sind. Die endoskopische Saphenektomie hat sich trotz mancher Vorteile der Gewebeschonung bisher nicht allgemein durchsetzen können [2].

Bei langstreckigen Rekonstruktionen ohne genügendes Venenmaterial muss improvisiert werden. Die femoropopliteale Gefäßstrecke kann entweder durch prothetisches Material (Polytetraflourethylen, 8 mm) oder – bei kürzeren infektbedrohten Strecken – auch durch die V. femoralis superficialis überbrückt werden, wobei dann ein kruropedaler Over-Bypass mit Vene angefertigt wird. Die Ergebnisse solcher Compositgrafts sind allerdings etwas schlechter.

Anastomosierung

Die Implantation der Bypass-Vene beginnt bei der Reversed-Technik mit der distalen Anastomose am längsarteriotomierten pedalen Gefäß. Vor einer instrumentellen Bearbeitung der Ausstrombahn muss gewarnt werden (*Cave:* Dissektionen, Plaquedislokation). Günstig hat sich eine endoluminale Blutstromblockade (Sonden, Katheter etc.) erwiesen. Bei geringfügigem „run off" kann die Anastomose auch ohne Okklusion angefertigt werden. Bei Anschluss der A. dorsalis pedis bevorzugen wir eine bogenförmige prätibiale Bypassführung im Subkutangewebe vor einem transmembranösen Durchzug, da regenerative narbige Verwachsungen leicht zur Stenosierung des Gefäßtransplantats führen können.

Beim Verschluss der Wundgebiete ist auf eine ausreichende Drainage von Blut und Gewebeflüssigkeit ebenso zu achten wie auf eine spannungsfreie Bypass-Bedeckung. Gegebenenfalls sollten Bypass-ferne Entlastungsinzisionen vorübergehend mit Kunsthaut (Epigard) gedeckt werden. Zusätzlich ist postoperativ auf eine weiche, entspannende Lagerung der Extremität (Kissen) unter Schonung der Ferse (*Cave:* Dekubitus) zu achten.

Zusatzoperationen

Liegen gangränöse Gewebeuntergänge vor, so führen wir kurz vor der arteriellen Rekonstruktion ein Débridement zur Entlastung von Nekrosestraßen und Eiterretentionen durch, um den Infekt unter Kontrolle zu bringen. Trockene Nekrosen werden erst nach Gelingen der vaskulären Rekonstruktion entfernt, wenn eine sichere Demarkierung eingetreten ist [1]. Bei großen Gewebedefekten erreichten Vermassen und Van Landuyt eine rasche Ausheilung durch freie vaskularisierte Muskeltransplantate, insbesondere des M. rectus abdominis, deren Vorteil gleichzeitig in der Vergrößerung des peripheren Ausstrombetts mit Verminderung des vaskulären Widerstandes liegt [12, 21].

Antikoagulation

Bislang wird bei allen pedalen Rekonstruktionen eine lebenslange Antikoagulation mit Kumarinderivaten empfohlen [11]. In Anbetracht der zwar seltenen, aber dann dramatischen Blutungskomplikationen gibt es Überlegungen, nach Einheilung der Rekonstruktion (3 Monate) Thrombozytenfunktionsinhibitoren einzusetzen. Interessant sind die Studien von Bequemin und Eikelboom, in welchen der Effekt solcher Medikamente geprüft wurde [4, 7].

Qualitätskontrolle

Die elektromagnetische Flussmessung und/oder eine Angiographie dienen der abschließenden Qualitätskontrolle und der Einschätzung des peripheren Gefäßwiderstandes. Wie aus eigenen Untersuchungen hervorgeht, ist ein Blutfluss im Transplantat von >100 ml/min einer guten Prognose bezüglich der langfristigen Offenheit assoziiert [16]. Besteht ein hoher peripherer Widerstand des Ausstrombetts, kann mit Prostavasin eine vorübergehende Vasodilatation zur Anschubförderung des Blutflusses erreicht werden.

Nachsorge

Die Nachuntersuchung der Patienten sollte anfangs viertel-, später halbjährlich in der Ambulanz der operierenden Einrichtung erfolgen. Neben der klinischen Kontrolle und der dopplersonographischen Blutflussbeurteilung können mit der farbkodierten Duplexsonographie der gesamte Bypass-Verlauf und die Zubringer- bzw. Abstromarterien dargestellt werden. Bei verdächtigen Befunden (Blutflussgeschwindigkeit von >200 cm/s) ist eine Wiederholungsangiographie sinnvoll, um die Notwendigkeit sog. Serviceeingriffe zu evaluieren. Darüber hinaus sollte der diabetische Patient weiterhin engmaschig in einer Fußambulanz behandelt werden, damit andere Probleme des diabetischen Fußsyndroms rechtzeitig erkannt und beherrscht werden können. Trotz der Notwendigkeit einer adäquaten Schuhversorgung muss darauf geachtet werden, dass keine Kompression auf die distale Bypass-Vene ausgeübt wird (*Cave:* prätibialer Schnürverschluss).

Komplikationen

Bei sorgfältiger Indikationsstellung und profunder Technik beträgt die Sofortverschlussrate (bis 24 h) pedaler arterieller Rekonstruktionen etwa 5–9%, um im 30-Tages-Intervall allerdings auf 15% anzusteigen. Neben technischen Ursachen spielen v. a. hämostaseologische und infektologische Probleme eine Rolle. Die Spätphase bietet sowohl bis zu einem Jahr als auch darüber hinaus weniger Komplikationen (5% bzw. 3%), die wir auf die Progression der Grundkrankheit zurückführen. Eine Bypass-Revision ist ebenfalls streng zu indizieren und v. a. auf ihre Sinnhaftigkeit zu prüfen (Abb. 4). Während in der Sofort- und Frühphase das Transplantat aus seinem Bett entnommen und vorsichtig digital thrombektomiert wird, kann später ein Lyse- und Dilatationsverfahren sehr hilfreich sein und Zeit für eine neue Operationsplanung geben. In diesen Fällen wählen wir eine neue Vene, ggf. auch allogener Herkunft, die entsprechend der aktuellen Angiographiebefunde mit einem neuen pedalen Arteriensegment oder kräftigen Seitenästen anastomosiert wird. Auch kräftige Kollateralen können als Empfängergefäß genutzt werden. Erst wenn auch dies nicht mehr möglich ist, muss die Extremität aufgegeben und amputiert werden, um dem Patienten rasch wieder eine biosoziale Stabilität und Re-Integration zu ermöglichen. Die Amputationshöhe wird von angiographischen Befunden und lokalen Wundverhältnissen bestimmt.

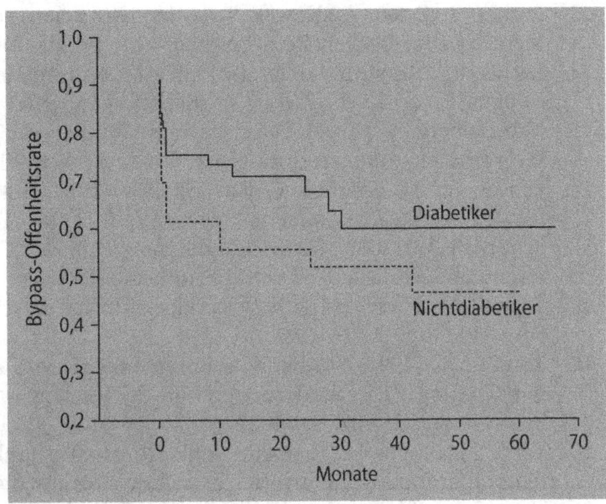

Abb. 4. Sekundäre kumulative Offenheit nach pedalen Rekonstruktionen bei Diabetikern (n=211) und Nichtdiabetikern (n=107) nach Kaplan-Meier. Tod und Majoramputationen sind eingeschlossen. Aus [14]

▌ Literatur

1. Albrektsen SB, Henriksen BM, Holstein PE (1997) Minor amputations on the feet after revascularization for gangrene. Acta Orthop Scand 68:291–293
2. Alrawi SJ, Raju R, Alshkaki G, Acinapura AJ, Cunningham JN (2001) Saphenous vein endothelial cell viability: a comparative study of endoscopic and open saphenectomy for coronary artery bypass grafting. JSLS 5:37–45
3. Armstrong DG, Lavery LA, Harkless LB (1998) Validation of a diabetic wound classification system. Diabetes Care 21:856–859
4. Bequemin J-P (1997) Effect of Ticlopidine on the long-term patency of saphenous-vein bypass grafts in the legs. N Engl J Med 337:1726–1731
5. Brothers TE, Robison JG, Elliott BM, Arens C (1995) Is infrapopliteal bypass compromised by distal origin of the proximal anastomosis? Ann Vasc Surg 9:172–178
6. Corson JD, Jacobs RL, Karmody AM, Leather RP, Shah DM (1986) The diabetic foot. Curr Probl Surg 23:721–788
7. Eikelboom BC (2000) Efficacy of oral anticoagulants compared with aspirin after infrainguinal bypass surgery (The Dutch Bypass Oral anticoagulants or Aspirin study): a randomised trial. Lancet 355:346–351
8. Hofmann W, Forstner R, Sattlegger P, Ugurluoglu A, Magometschnigg H (2001) Die bildgebende Diagnostik pedaler Anschlussgefäße. Gefässchirurgie 6:98–102
9. Holstein P, Ellitsgaard N, Bornefeldt Olsen B, Ellitsgaard V (2000) Decreasing incidence of major amputations in people with diabetes. Diabetologia 43:844–847
10. Kreitner KF, Kalden P, Neufang A et al. (2000) Diabetes and peripheral arterial occlusive disease: prospective comparison of contrast-enhanced three-dimensional MR angiography with conventional digital subtraction angiography. Am J Radiol 174: 171–179
11. Kretschmer G, Hölzenbein TJ (1999) Oral anticoagulation in peripheral vascular surgery: how intense, for how long, or at all? J Intern Med 245:389–397
12. Lang W, Horch RE (2005) Der pedale Bypass beim diabetischen Fußsyndrom und zum Extremitätenerhalt bei Problemwunden. CHAZ 6:229–236

13. Luther B, Ecker A, Nowak T (2008) Optionen zur arteriellen Rekonstruktion nach Stent-PTA im Becken-Bein-Bereich. Chir Praxis, im Druck
14. Luther B, Pillny M, Müller B, Lance M, Sandmann W (2001) Is the revascularisation of pedal arteries worthwhile in diabetic gangrene? VASA 58 (Suppl):34–39
15. Mönckeberg JG (1903) Über die reine Mediaverkalkung der Extremitätenarterien und ihr Verhalten zur Arteriosklerose. Virch Arch 169:141–167
16. Sandmann W, Kremer K, Kovacicek S (1974) Intraoperative Funktionskontrolle des femoro-poplitealen Saphena-Bypass. Vasa 3:404–410
17. Schäberle W (2008) Ultraschalldiagnostik in der Gefäßchirurgie. Teil 1: Periphere Arterien, abdominelle und retroperitoneale Arterien. Gefässchirurgie 13:59–71
18. Taylor LM, Porter JM (1992) Results of lower extremity bypass in the diabetic patient. Sem Vasc Surg 5:226–233
19. Trautner C (1996) Studien zur Epidemiologie von Amputationen. In: Berger M, Trautner C (Hrsg.) Die Forderungen von St. Vincent – Stand 1996 in Deutschland. Kirchheim-Verlag, Mainz, S. 64–72
20. Veith FJ, Gupta SK, Samson RH, Flores SW, Janko G, Scher LA (1981) Superficial femoral and popliteal arteries as inflow sites for distal bypasses. Surgery 90:980–990
21. Vermassen FE, Van Landuyt K (2000) Combined vascular reconstruction and free flap transfer in diabetic arterial disease. Diab Metab Res Rev 16 (Suppl 1):S33–S36
22. Wölfle KD, Bruijnen H, Loeprecht H (2002) Die ischämische Form des diabetischen Fußsyndroms. Möglichkeiten der Revaskularisation. Gefässchirurgie 7:136–142

Möglichkeiten der kruralen Bypass-Chirurgie mit der humanen Umbilikalvene (HUV)

A. Neufang, W. Schmiedt

Femorocrural bypass with human umbilical vein (HUV)

Summary. Prognosis of critical limb ischemia with established tissue loss and impending major amputation is poor in regards of limb salvage and long-term survival. If left untreated, the patient is threatened by a high risk of amputation of the ischemic limb. Additionally, his life expectancy is significantly reduced by his concomitant systemic cardiovascular disorders. Modern vascular surgery may offer an effective surgical therapy to prevent amputation in form of peripheral bypass to those patients with long occlusions of lower limb arteries. Long-term prognosis is primarily determined by the choice of bypass graft material. Autologous vein bypasses to crural or pedal arteries proved to be a very effective therapy for critical limb ischemia with limb salvage rates of 80% and more and bypass patency rates of 70% after 5 years. Besides autologous veins, mainly the ipsilateral greater saphenous vein, small caliber synthetic polytetrafluorethylene prostheses (PTFE) may be considered in case of insufficient vein, although patency rates of infrapopliteal bypasses with synthetic grafts are still not satisfactory. Use of vascular prostheses at the infrapopliteal level is characterized by small vessel diameter and low flow rates – facts that significantly contribute to reduced patency rates. Vascular prostheses of biological origin may be considered as another alternative. Besides bovine collagen conduits, the denaturated human umbilical vein (HUV), introduced into clinical routine more than 30 years ago, is available. In the past, HUV provided satisfactory results in the femoropopliteal position with regard to patency, but – like all biological conduits – exhibited a tendency for biodegradation with morphological changes in the wall structure. The following chapter describes technical possibilities and clinical results of crural bypass with HUV and discusses it with the data available from the literature and own experience.

Zusammenfassung. Die Spontanprognose der kritischen Extremitätenischämie mit bereits eingetretener Gewebeschädigung und drohender Amputation ist bezüglich Gliedmaßenerhalt und langfristigem Überleben als schlecht anzusehen. Unbehandelt droht dem Betroffenen mit hoher Wahrscheinlichkeit die Amputation der ischämischen Gliedmaße. Gleichzeitig besteht aufgrund der kardiovaskulären Begleiterkrankungen eine im Vergleich zur gesunden Altersgruppe deutlich reduzierte Lebenserwartung. Die moderne Gefäßchirurgie ist jedoch in der Lage, den Patienten, bei denen die Durchblutungsstörung durch einen langstreckigen atherosklerotischen Befall der Arterien der unteren Extremität bedingt ist, effektive chirurgische Revaskularisationsverfahren zur Abwendung der Amputation anzubieten, in erster Linie den peripheren Bypass. Entscheidend für die langfristige Prognose ist dabei hauptsächlich das Bypass-Material. Der autologe krurale oder pedale Venen-Bypass hat sich mit einem Gliedmaßenerhalt in 80% der Fälle sowie einer Bypass-Offenheitsrate von >70% nach 5 Jahren als sehr effiziente Behandlungsmethode der kritischen Extremitätenischämie erwiesen. Steht die autologe Vene, dabei im Wesentlichen die ipsilaterale V. saphena magna, nicht mehr zur Verfügung, kommen vor allem kleinkalibrige synthetische Gefäßprothesen aus Polytetrafluorethylen (PTFE) zur Anwendung. Allerdings sind die Offenheitsraten eines infrapoplitealen Bypasses mit einem synthetischen Implantat immer noch als unbefriedigend anzusehen. Die Verwendung von Gefäßprothesen im kruralen Bereich ist durch kleinkalibrige Gefäßverhältnisse und niedrige Flussraten im Bypass gekennzeichnet, was zu der schlechteren Prognose von Implantaten in dieser Lokalisation beiträgt. Als weitere Möglichkeit bietet sich auch die Verwendung biologischer Gefäßimplantate an. Hier steht neben Blutleitern tierischen Ursprungs die denaturierte humane Umbilikalvene (HUV) zur Verfügung, die bereits vor 30 Jahren in die klinische Routine Eingang fand. Sie hat in der Vergangenheit im femoropoplitealen Bereich gute Eigenschaften bezüglich der langfristigen Offenheit bewiesen, neigte jedoch – wie alle biologischen Blutleiter – auch zur Biodegradation mit morphologischer Veränderung des Implantats. Im Folgenden werden die Möglichkeiten und die klinischen Ergebnisse der kruralen Bypass-Chirurgie mit der HUV beschrieben und anhand der Erfahrungen aus der Literatur und eigener Ergebnisse bewertet.

▌ Einleitung

Die Idee, die leicht verfügbare Vene aus der menschlichen Nabelschnur als Gefäßersatz zu verwenden, ist den Brüdern Herbert und Irving Dardik zuzuschreiben, die nach tierexperimentellen Vorarbeiten Anfang der 1970er Jahre erstmals im Jahre 1974 über den erfolgreichen klinischen Einsatz der HUV berichteten [8, 10, 16]. Bei diesem frühen HUV-Implantat handelte es sich um die aus der nativen humanen Nabelschnur herauspräparierte klappenlose Vene, die mittels einer Glutaraldehydlösung denaturiert und fixiert wurde. Die Behandlung mit Glutaraldehydlösung bewirkt eine Denaturierung der Eiweißstruktur des Gewebes durch Quervernetzung („crosslinking") der Moleküle, was wiederum die Faserstruktur des Kollagens der Gefäßwand festigt und dauerhaft fixiert. Zur externen Stabilisierung wurde diese erste Version der HUV mit einem äußeren, relativ grobmaschigen Polyesternetz versehen. Schon 1975 konnte Dardik über die ersten 32 Operationen mit diesem neuartigen Gefäßersatz bei amputationsbedrohten Extremitäten berichten [11]. Er wies auf die günstigen Offenheitsraten dieses Implantats im Vergleich zu einer autologen Vene hin und postulierte sogar eine nur geringe Anfälligkeit gegenüber biologischen Abbauprozessen (sog. Biodegradation), die sich damals schon als gravierendes Problem bei der Verwendung biologischer Implantate tierischen und menschlichen Ursprungs herausgestellt hatten [12]. Schon bald nach der Einführung in die klinische Routine konnte er eine erfolgreiche Serie von rein kruralen Bypass-Operationen vorweisen [9], deren Ergebnisse auch von anderen Arbeitsgruppen nachvollzogen werden konnten [36, 47].

Mit der zunehmenden Verbreitung der peripheren Bypass-Chirurgie und der Notwendigkeit zum Einsatz alternativen Materials bei eingeschränkter Verfügbarkeit der autologen Vene fand die HUV dann zunächst im femoropoplitealen Bereich ausgedehnte Anwendung und konnte hier auch durch gute funktionelle Resultate überzeugen [2, 28, 43] (Tabelle 1). In randomisierten Studien zeigte sich die HUV sogar dem damals verfügbaren Polytetrafluorethylen (PTFE) überlegen [19, 20, 39]. Zunehmend häufigere Berichte über die negativen Eigenschaften der HUV mit einer deutlichen Neigung zur Frühthrombosierung sowie eine enttäuschende Tendenz zur Biodegeneration mit Ausbildung von Graft-Aneurysmen [6, 24, 25, 35, 41] ließen die Gefäßchirur-

Tabelle 1. Historische Ergebnisse mit der HUV in femoropoplitealer Position

Literatur	Publikationsjahr	Position	Studiendesign	n	Offenheitsrate (%)	p-Wert
Eickhoff et al. [19]	1983	Femoropopliteal BK	Randomisiert: HUV/PTFE	50 HUV, 54 PTFE	HUV: 75 (1 Jahr); PTFE: 40 (1 Jahr)	0,014
Hirsch et al. [28]	1984	Femoropopliteal	Nichtrandomisiert, „single center"	116	Stadium IIb: 63 (5 Jahre); Stadium III/IV: 50 (5 Jahre)	k. A.
Anderson et al. [2]	1985	Femoropopliteal, infrapopliteal	Nichtrandomisiert, „single center"	121	56,6 (5 Jahre)	k. A.
Nevelsteen et al. [43]	1986	Femoropopliteal, infrapopliteal	Nichtrandomisiert, „single center"	240	54 (5 Jahre)	k. A.
Eickhoff et al. [20]	1987	Femoropopliteal BK	Randomisiert: HUV/PTFE	50 HUV, 55 PTFE	HUV: 42 (4 Jahre); PTFE: 22 (2 Jahre)	0,005
McCollum et al. [39]	1991	Femoropopliteal	Randomisiert: HUV/PTFE	87 HUV, 104 PTFE	HUV: 57 (3 Jahre); PTFE 48 (3 Jahre)	0,27

HUV humane Umbilikalvene; *PTFE* Polytetrafluorethylen; *BK* below knee; *k. A.* keine Angabe

gen in der klinischen Anwendung der HUV jedoch bald wieder zurückhaltender werden und drängten sie zugunsten der verfügbaren synthetischen Implantate (in erster Linie PTFE) weitgehend in den Hintergrund. Die chemische Bearbeitung des Implantats wurde daraufhin vom Hersteller modifiziert, die Fixierung mittels einer niedriger konzentrierten Glutaraldehydlösung zum langsameren und tieferen Durchdringen der Gefäßwand vorgenommen und zusätzlich die externe Dacronummantelung 10 fach verstärkt. Seit Ende der 1980er Jahre steht dieses Implantat als sog. HUV der zweiten Generation kommerziell zur Verfügung (Bio-Vascular Inc., St. Paul, Minnesota, USA; seit Mai 2002 umbenannt in Synovis Life Technologies Inc., St. Paul, Minnesota, USA).

▮ Gründe für den Einsatz der HUV

Was spricht angesichts verfügbarer synthetischer Gefäßprothesen und der Möglichkeiten der Verwendung autologer Venen noch für den Einsatz der HUV? Verfolgt man in der peripheren Bypass-Chirurgie das Konzept der voll autologen peripheren Rekonstruktion, ist selbst unter Verwendung sog. alternativer Venen, d.h. der V. saphena parva und der Armvenen, und auch unter Herstellung eines aus mehreren einzelnen Segmenten zusammengesetzten Venen-Bypasses nur in etwa 85% der Fälle ein voll autologer Venen-Bypass möglich. In den restlichen Fällen zwingt das Fehlen einer Vene oder die mangelnde Qualität der verfügbaren Vene zur Verwendung eines nichtautologen Gefäßersatzes. Hierbei wird dann in der Regel auf eine PTFE-Prothese zurückgegriffen. Im Einzelfall kann sogar auch eine kürzere Operationszeit beim Hochrisikopatienten zur primären Implantation einer Gefäßprothese Anlass geben.

Es besteht sicher kein Zweifel daran, dass es am sinnvollsten ist, dem voll autologen Rekonstruktionsprinzip in der peripheren Bypass-Chirurgie den Vorrang zu geben, da hiermit langfristig die besten Resultate zu erwarten sind [18, 21, 24]. Nur wenige randomisierte Studien verglichen jedoch die derzeitig verfügbaren kleinkalibrigen synthetischen Gefäßprothesen mit der HUV. Aalders berichtete 1992 über exzellente primäre und sekundäre 6-Jahres-Bypass-Offenheitsraten von 71% bzw. 76,4% für die HUV im Vergleich zu 38,7% bzw. 51,4% für PTFE in supragenualer Position bei 96 im Rahmen einer randomisierten Studie operierten Patienten. Die antithrombotische Therapie wurde mittels Vitamin-K-Antagonisten durchgeführt. Der Autor konnte zwar nach einer mittleren Nachbeobachtungszeit von 78 Monaten bei 30% der funktionstüchtigen HUV-Implantate eine aneurysmatische Degeneration nachweisen, jedoch war aus diesem Grund nur in einem einzigen Fall ein Folgeeingriff notwendig [1]. Im Jahre 2000 veröffentlichte Johnson die Ergebnisse einer randomisierten Multicenterstudie: 752 Patienten erhielten überwiegend wegen einer kritischen Ischämie einen femoropoplitealen Bypass mit autologer Vene, PTFE oder HUV in supragenualer Position. Bei den 261 mittels HUV operierten Patienten waren nach 5 Jahren noch 53% der Bypasses funktionstüchtig, während die Offenheitsrate für autologe Vene 73% und für PTFE 39% betrug [32]. Nach diesen randomisierten Studien ist zumindest von einer guten Funktion der HUV als Ersatzblutleiter auszugehen. Diese Ergebnisse aus der Literatur veranlassten die Autoren, die HUV der zweiten Generation in der kruralen Bypass-Chirurgie erneut als Implantat zu verwenden.

▌ Kruraler Bypass mit der HUV

Besonderheiten des Implantats und Technik der Implantation

Die HUV wird nach der Glutaraldehydfixierung und einer mechanischen Testung zur sterilen Aufbewahrung auf einem Glasstab aufgezogen in Ethanollösung in einem Glaszylinder gelagert und muss vor der Implantation mit NaCl- oder Dextranlösung gespült werden, um die Reste dieser alkoholischen Konservierungslösung wieder komplett zu beseitigen. Anschließend wird die so gespülte HUV für etwa 15 min mit 25.000 IE Heparin gefüllt und dieses direkt vor Beginn der ersten Anastomosierung wieder mittels NaCl-Lösung aus dem Implantat herausgespült. Die äußere Ummantelung der HUV mit einem Dacronnetz (Abb. 1) erschwert zunächst die Anastomosierung deutlich, da dieses Netz eine gewisse Tendenz zeigt, sich von der HUV abzulösen. Das Netz sollte aber trotzdem nach Möglichkeit komplett in die Anastomose mit einbezogen werden. Für die Anlage der distalen Anastomose empfiehlt sich aus Gründen der Übersicht die Distanznaht mit Prolene 7.0. Die unregelmäßige Beschaffenheit der relativ dicken Wand der HUV kann hierbei die Anastomose bei kleinem Anschlussgefäß deutlich erschweren. Vor der Arteriotomie werden 5000 IE Heparin i.v. appliziert, und ein Abklemmen der kruralen Arterien wird nach Möglichkeit komplett vermieden. Die Blutungskontrolle erfolgt stattdessen durch Einführung von Blockierungskathetern in die kleinen Gefäße (Abb. 2). Nach Fertigstellung der distalen Anastomose wird das Implantat unter Zuhilfenahme eines speziellen Tunnelierungsinstruments in der Regel in subfaszialer, im Einzelfall bei ausgeprägten Vernarbungen nach Voroperationen auch in subkutaner Position durch die Weichteile geführt. Auf eine atraumatische Behandlung der HUV bei diesem Manöver ist besonders zu achten, um eine Quetschung mit möglicher Dissektion der empfindlichen Implantatwand zu verhindern. Aus dem gleichen Grund sollte unbedingt die Verwendung üblicher Gefäßklemmen an der HUV vermieden werden; es sollten nur weiche Bulldog-Klemmen zur Anwendung kommen. Nach kompletter Positionierung

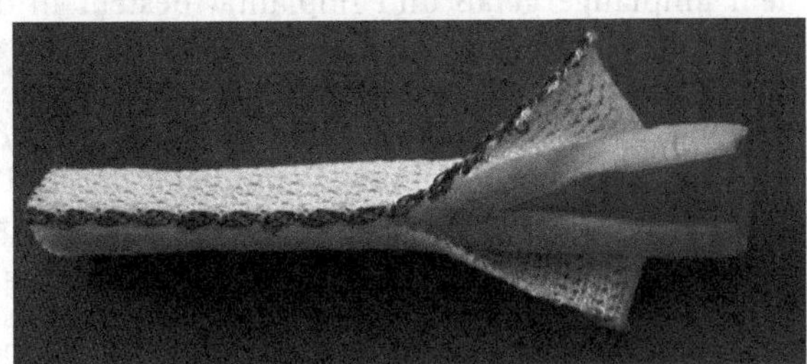

Abb. 1. Humane Umbilikalvene der zweiten Generation mit längs inzidiertem externen Dacronnetz und sichtbarer Wandstruktur

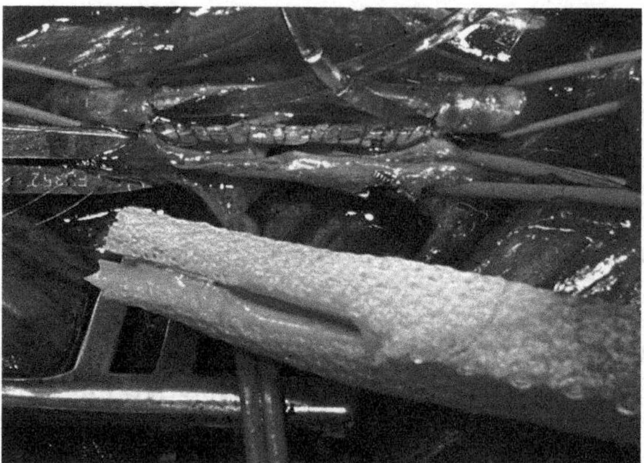

Abb. 2. Intraoperativer Situs einer „common ostium" arteriovenösen Fistel zwischen A. und V. tibialis anterior. Beide Blutgefäße sind über eine Länge von etwa 2,5 cm längs inzidiert, und die Hinterwand ist fortlaufend mit Prolene 7.0 anastomosiert. Die Arterie ist dabei zur schonenden Blutungskontrolle mit endoluminalen Sonden geschient. Die humane Umbilikalvene (*HUV*) ist längs inzidiert und angeschrägt. Man erkennt gut die unregelmäßige, dicke Wand der HUV mit dem Dacronmantel

der HUV wird die zentrale Anastomose in der Regel an der Femoralisbifurkation in üblicher Technik mit Prolene 5.0 oder 6.0 angelegt. Die Anastomosen können mittels intraoperativer Angiographie abschließend kontrolliert werden; die Autoren selbst bevorzugen die intraoperative Flussmessung (Cardio-Med Medi-Stim, Oslo, Norwegen; Transonic Systems, Ithaca, NY, USA). Die operierte Extremität wird für 5 Tage unter Bettruhe immobilisiert. Zudem wird unter fortlaufender systemischer Antikoagulation mit Heparin und zusätzlicher kombinierter Gabe von Thrombozytenfunktionshemmern (ASS und Clopidogrel) eine orale Antikoagulation mit Dicumarol (Marcumar) eingeleitet sowie die perioperative Antibiotikaprophylaxe beibehalten. Bei Kontraindikationen für eine orale Antikoagulation erfolgt die Dauergabe eines Thrombozytenfunktionshemmers.

Direktanastomose einer kruralen Arterie mit der HUV

Die einfachste Möglichkeit der distalen Bypass-Anastomose zwischen kruralem Empfängergefäß und Implantat besteht in der Anlage einer direkten End-zu-Seit- (Abb. 3) oder im Einzelfall einer End-zu-End-Anastomose. Diese Art der Anastomose erscheint zwar theoretisch als einfachste Form der Anastomosierung, tatsächlich ist sie aber aufgrund der deutlichen Kaliberinkongruenz und der stark variierenden Wanddicke der HUV vor allem beim stärker verkalkten peripheren Anschlussgefäß in ihrer Durchführung sehr schwierig. Sie wurde von den Autoren daher nur ausnahmsweise in sehr wenigen Fällen angewandt. Die publizierten Erfolgsraten mit dieser Technik liegen im Bereich von nur 20% nach 12 Monaten [5] bis 32% nach 5 Jahren [15] und stellen damit keineswegs vorteilhafte Langzeitergebnisse, die eine Verwendung der HUV in dieser Technik als sinnvoll erscheinen lassen, dar.

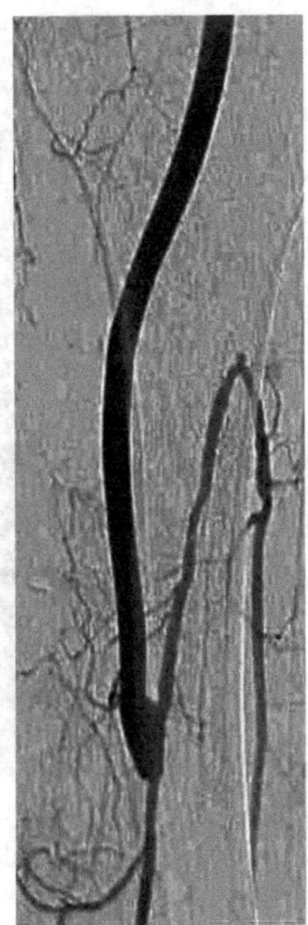

Abb. 3. Postoperative Kontrollangiographie eines kruralen Bypasses zur proximalen A. tibialis posterior mit Anlage einer direkten End-zu-Seit-Anastomose

Krurale HUV-Anastomose mit Patch-Techniken

Die ebenfalls schlechten Ergebnisse der Direktanastomose zwischen kruralem Gefäß und einer PTFE-Prothese haben die Entwicklung von Anastomosenmodifikationen unter Verwendung autologen Venenmaterials stimuliert. Für den sog. Miller-Cuff [40], bei dem zwischen kruraler Arterie und Prothese eine Manschette aus autologer Vene zwischengeschaltet wird, und den sog. Taylor-Patch [48], bei dem ein rautenförmiger Venenstreifen in die Anastomosenspitze und das krurale Gefäß eingenäht wird, sind bei Verwendung von PTFE günstigere Langzeitergebnisse beschrieben [26, 44]. In einer kleinen Serie mit 17 Patienten wurde von den Autoren die Taylor-Patch-Technik (Abb. 4) bei Implantation einer HUV in kruraler Position angewandt. Nach 48 Monaten fand sich eine Rate der sekundären Offenheit von 28% bei einer Beinerhaltungsrate von allerdings noch 80%. Diese Technik findet jedoch ebenfalls nur ausnahmsweise Anwendung. Mitteilungen über die Verwendung eines Miller-Cuffs mit der HUV liegen uns nicht vor.

Kruraler Bypass mit HUV und distaler arteriovenöser Fistel

Es war wiederum H. Dardik, der sich als Entwickler am ausgiebigsten mit den Anastomosentechniken bei Implantation der HUV in kruraler Position beschäftigte. Er widmete sich intensiv dem Prinzip der adjuvanten arteriovenösen Fistel [13]. Dabei wird durch zusätzlichen Anschluss einer begleitenden

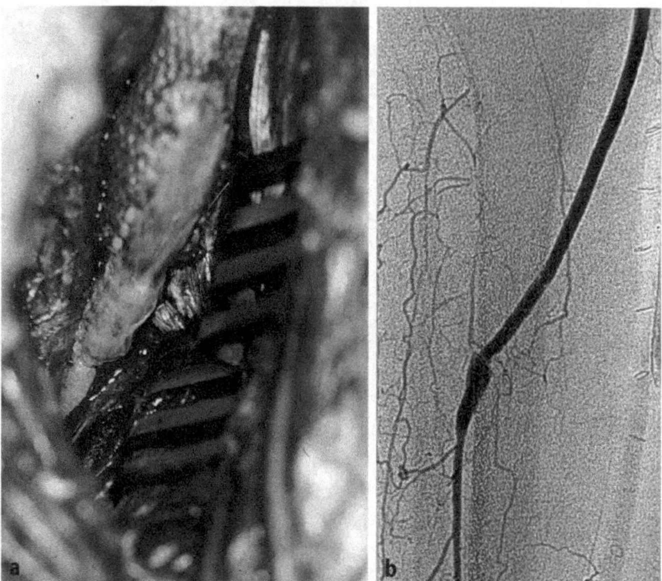

Abb. 4 a, b. Intraoperativer Situs (**a**) und postoperative Kontrollangiographie (**b**) eines femorokruralen Bypasses zur A. fibularis mit Taylor-Patch an der distalen Anastomose

Unterschenkelvene an den distalen Bypass ein größerer Anteil des durch den Bypass strömenden Blutes in das venöse Niederdrucksystem umgeleitet. Hierdurch entsteht eine deutliche Flusserhöhung im Bypass, was wiederum die gefürchtete Frühthrombose bei niedrigem Fluss im Bypass durch nur geringen Abstrom in eine stark reduzierte Gefäßperipherie verhindern soll. Für die HUV-Prothese etablierte er das Prinzip der arteriovenösen „Common-ostium"-Fistel, bei dem die krurale Arterie und die krurale Vene zunächst relativ lang inzidiert werden und dann die Hinterwand beider Blutgefäße durch eine fortlaufende Anastomose anschließend längs vereint wird (Abb. 2). Mit dieser so geschaffenen, relativ großen Anastomosenfläche wird dann wiederum die lang inzidierte HUV anastomosiert. Auf dem abgebildeten postoperativen Kontrollangiogramm (Abb. 5) kann man die massive Umleitung eines Teiles des durch den Bypass strömenden Blutes in das venöse System gut nachvollziehen. Mit der von Dardik modifizierten Methode der „common ostium" arteriovenösen Fistel gelang es seiner Arbeitsgruppe, die anfänglich schlechten Ergebnisse bezüglich Bypass-Funktion und Beinerhalt in einer Serie von 290 Operationen mit einer Offenheitsrate von kaum mehr als 20% mit einem 50%igen Beinerhalt nach 3 Jahren bei den 71 zuletzt zwischen 1990 und 1995 operierten Patienten auf 61% bzw. 75% zu verbessern; 43% der arteriovenösen Fisteln waren 3 Jahre postoperativ noch funktionstüchtig [14]. Die Autoren selbst konnten diese Ergebnisse in einer eigenen Serie von bislang 30 Patienten mit einer Offenheitsrate von 56% und einem Beinerhalt von 78% nach 48 Monaten reproduzieren.

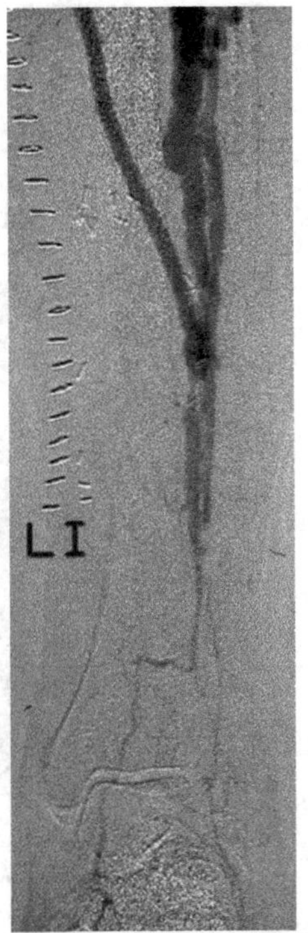

Abb. 5. Postoperatives Angiogramm eines kruralen Bypasses auf die A. fibularis. Der kräftige Abstrom von Kontrastmittel in die Vv. fibulares ist gut zu erkennen, ebenso der Verlauf der distalen A. fibularis mit der kräftig kollateralisierten A. tibialis posterior

Für PTFE-Implantate liegen ebenfalls reichlich Erfahrungen vor, die den Einsatz dieser Technik zunächst als sinnvoll erschienen ließen [3, 27, 30, 31]. Aktuellere randomisierte Studien zur Verwendung einer PTFE-Prothese ließen jedoch wieder Zweifel am langfristigen positiven Effekt dieser Technik aufkommen, sodass die Empfehlungen zur Anlage einer arteriovenösen Fistel derzeit wieder zurückhaltender gehandhabt werden [34, 46].

Kruraler HUV-Composite-Bypass – Mainzer Erfahrungen

Schon frühzeitig wurde – in der Bemühung, noch vorhandene kaliberadäquate, aber von der Länge her nicht ausreichende autologe Venensegmente mit einer Gefäßprothese (anfänglich einer Dacronprothese) zu kombinieren – der sog. Composite-Bypass eingeführt [29]. Dies geschah in erster Linie in der Absicht, die distale Anastomose mit autologem Venenmaterial in der üblichen konventionellen Technik durchführen zu können. Die zusätzlich erforderliche Anastomose zwischen Prothese und Vene wird dabei in angeschrägter End-zu-End-Technik angelegt (Abb. 6) und die zentrale Anastomosierung in konventioneller Technik an der Femoralarterie durchgeführt. Finden sich im vorliegenden Angiogramm noch 2 distale durchgängige Arteriensegmente, kann zur Optimierung des Abstroms in das periphere Strombett bei noch ausreichender vorhandener Venenlänge sogar ein sequenzieller Anschluss mit einer Vene auf diese beiden peripheren Empfängergefäße sinnvoll sein und der zentrale By-

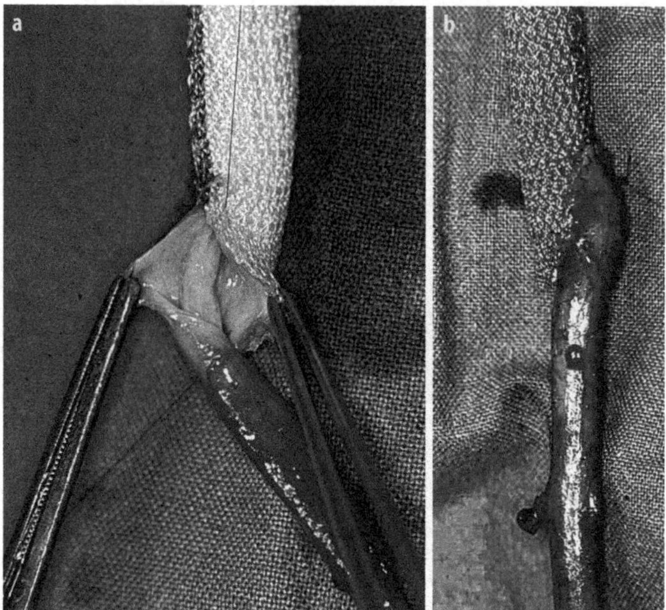

Abb. 6 a, b. Herstellung einer sog. Composite-Anastomose in angeschrägter End-zu-End-Technik. Die Fäden werden dabei jeweils an der halben Zirkumferenz geknotet

pass-Anteil mit einer HUV hergestellt werden. Hierbei kann wiederum die Verbindung zwischen HUV und Vene in End-zu-End-Technik (Abb. 7) oder auch in Form der Brückentechnik nach Deutsch (Abb. 8) erfolgen, wobei man eine aus restlichen Venensegmenten angelegte interkrurale Venenbrücke mit dem zentralen Implantat in End-zu-Seit-Technik verbindet [17].

Die historischen Ergebnisse mit der HUV-Composite-Technik sind allerdings als eher schlecht zu bezeichnen. Feinberg berichtete im Rahmen einer Serie von 21 HUV-Composite-Bypasses eine enttäuschende Offenheitsrate von nur 12% nach 12 Monaten, während die Offenheitsrate von 87 PTFE-Composite-Bypasses nach diesem Zeitraum noch 34,6% betrug. Entsprechend deutlich war auch der Unterschied in der Beinerhaltungsrate von 32% für HUV und 62% für PTFE [22]. Wir selbst fanden in einer Serie von 92 in der HUV-Composite-Technik mit einem infrapoplitealen Abstromgefäß durchgeführten Operationen eine Rate der sekundären Bypass-Offenheit von 40% mit einer Beinerhaltungsrate von 75% nach 5 Jahren (Abb. 9). Diese Daten unterscheiden sich nicht wesentlich von denen bei den mit PTFE-Composite-Bypasses operierten Patienten, wo Offenheitsraten zwischen 28% und 59% berichtet werden (Tabelle 2). Als Besonderheit sei lediglich vermerkt, dass beim Verschluss eines Composite-Bypasses von den Autoren zuweilen ein Offenbleiben des distalen Venenanteils bemerkt wurde, was dann wiederum eine technisch relativ einfache Re-Operation ermöglichte.

Als sehr ermutigend sind die Resultate einer ersten Serie von 54 Operationen mit der HUV in sequenzieller Composite-Technik anzusehen, wobei eine

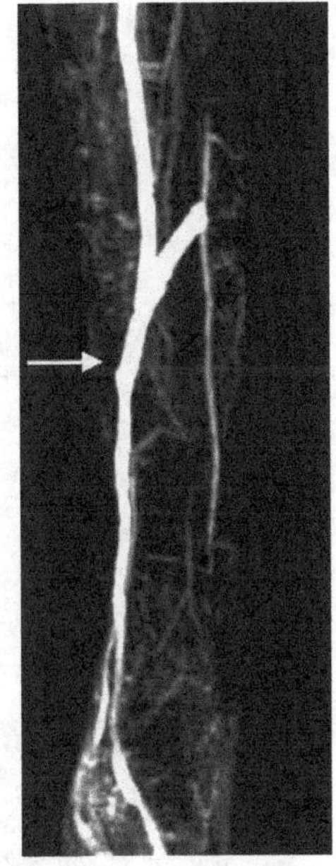

Abb. 8. Sequenzieller Composite-Bypass mit Brückentechnik nach Deutsch (der Pfeil zeigt auf die End-zu-Seit-Anastomose zwischen humaner Umbilikalvene und Venenbrücke)

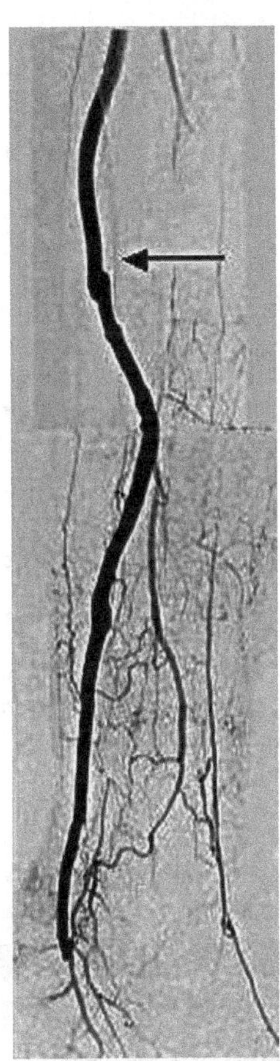

Abb. 7. Sequenzieller Composite-Bypass mit konventioneller End-zu-End-Technik (der *Pfeil* zeigt auf die End-zu-End-Anastomose)

Rate der sekundären Bypass-Offenheit von 62% und eine Beinerhaltungsrate von 90% nach 4 Jahren fast den Ergebnissen mit autologer Vene gleichkommen [42]. Auch die Ergebnisse der übrigen Autorengruppen, die diese komplexe Operationstechnik mit PTFE anwandten, sind als sehr positiv zu bewerten (Tabelle 2) [4, 7, 17, 21–23, 33, 37, 38, 42, 45]. Wir selbst, wie auch andere Autoren, machten hierbei die Beobachtung, dass jedoch selbst ein teilweiser Verschluss der Konstruktion im späteren Verlauf die Durchblutung der Gliedmaße nicht erneut beeinträchtigte [17, 42]. Die bereits in der Vergangenheit beschriebenen aneurysmatischen Veränderungen sind bislang nur in einem Fall eines über 80 Monate lang funktionstüchtigen kruralen Bypasses aufgetreten, ohne dass eine sekundäre Intervention notwendig geworden wäre. Die mögliche Neigung zur Biodegeneration scheint angesichts der eingeschränkten Lebenserwartung dieser Patienten nur von untergeordneter Bedeutung zu sein.

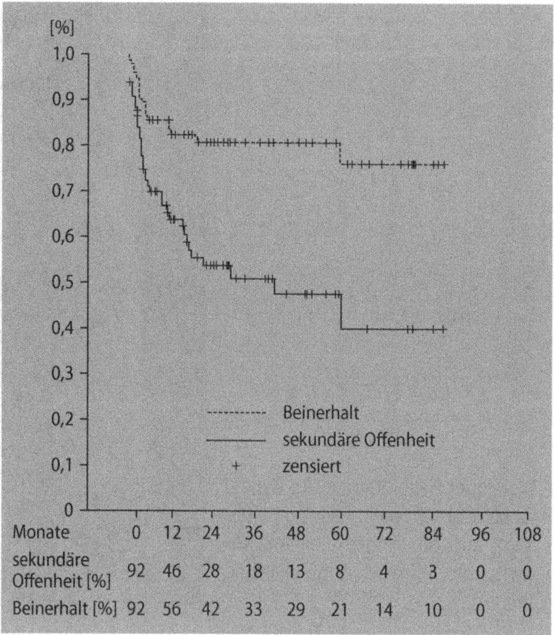

Abb. 9. Sekundäre Bypass-Offenheit und Beinerhalt nach 92 HUV-Composite-Operationen. *HUV* humane Umbilikalvene

Tabelle 2. Ergebnisse der Composite-Bypass-Technik in femorodistaler Position

Literatur	Publikationsjahr	Prothese	n	Offenheitsrate [%]	Beinerhaltungsrate [%]
Feinberg et al. [22]	1990	PTFE, einfach HUV, einfach	87 21	34 (1 Jahr) 12 (1 Jahr)	62 (1 Jahr) 32 (1 Jahr)
Londrey et al. [37]	1991	PTFE, einfach	45	28 (5 Jahre)	keine Angabe
Chang et al. [7]	1995	PTFE, einfach	48	35 (8 Jahre)	53 (8 Jahre)
Fichelle et al. [23]	1995	PTFE, einfach	53	36 (3 Jahre)	keine Angabe
Karacagil et al. [33]	1996	PTFE, einfach	169	35 (3 Jahre)	55 (3 Jahre)
Bastounis et al. [4]	1999	PTFE, einfach	96	58 (5 Jahre)	80 (5 Jahre)
Faries et al. [21]	2000	PTFE, einfach	31	44 (3 Jahre)	49 (3 Jahre)
Deutsch et al. [17]	2001	PTFE, sequenziell	45	39 (4 Jahre)	45 (4 Jahre)
Roddy et al. [45]	2002	PTFE, sequenziell	27	64 (2 Jahre)	88 (2 Jahre)
Mahmood et al. [38]	2002	PTFE, sequenziell	65	68 (3 Jahre)	75 (3 Jahre)
Neufang et al. [42]	2005	HUV, sequenziell	54	62 (4 Jahre)	90 (4 Jahre)

HUV humane Umbilikalvene; *PTFE* Polytetrafluorethylen

Wertung und Ausblick

Die Verwendung der HUV in femorokruraler Position ist als eine Operation anzusehen, die ein hohes Maß an operativer Expertise erfordert. Die Ergebnisse scheinen sehr von technischer Erfahrung im speziellen Umgang mit dem Implantat geprägt zu sein. Die Verwendung der „common ostium" arteriovenösen Fistel ist als gute technische Lösung zur Flusserhöhung mit guter Langzeitfunktion bei eingeschränktem Abstrom für schwierige Situationen anzusehen. Die Kombination der HUV mit Resten autologen Venenmaterials als sog. Composite-Bypass bietet beim Anschluss eines einzelnen kruralen Abstromgefäßes eine befriedigende, die Anwendung der sequenziellen Technik eine sehr gute Prognose. Die zweite Generation der HUV hat sich als geeignetes Implantat in der kruralen Bypass-Chirurgie erwiesen und den zukünftigen Stellenwert biologischer Implantate in der peripheren Bypass-Chirurgie fest untermauert.

Literatur

1. Aalders GJ, van Vroonhoven TJ (1992) Polytetrafluoroethylene versus human umbilical vein in above-knee femoropopliteal bypass: six-year results of a randomized clinical trial. J Vasc Surg 16(6):816-23; discussion 823–824
2. Andersen LI, Nielsen OM, Buchardt Hansen HJ (1985) Umbilical vein bypass in patients with severe lower limb ischemia: a report of 121 consecutive cases. Surgery 97(3):294–299
3. Ascer E, Gennaro M, Pollina RM, Ivanov M, Yorkovich WR, Lorensen E (1996) Complementary distal arteriovenous fistula and deep vein interposition: a five-year experience with a new technique to improve infrapopliteal prosthetic bypass patency. J Vasc Surg 24(1):134–143
4. Bastounis E, Georgopoulos S, Maltezos C, Alexiou D, Chiotopoulos D, Bramis J (1999) PTFE-vein composite grafts for critical limb ischaemia: a valuable alternative to all-autogenous infrageniculate reconstructions. Eur J Vasc Endovasc Surg 18(2):127–132
5. Batt M, Avril G, Gagliardi JM, Guzman R, Guidoin R, Boas N, et al. (1990) Femorodistal bypass using the chemically processed human umbilical vein graft: 9-year experience. Can J Surg 33(1):61–65
6. Boontje AH (1985) Aneurysm formation in human umbilical vein grafts used as arterial substitutes. J Vasc Surg 2(4):524–529
7. Chang JB, Stein TA (1995) The long-term value of composite grafts for limb salvage. J Vasc Surg 22(1):25–31
8. Dardik, II, Dardik H (1975) The fate of human umbilical cord vessels used as interposition arterial grafts in the baboon. Surg Gynecol Obstet 140(4):567–571
9. Dardik H, Ibrahim IM, Dardik I (1978) Evaluation of glutaraldehyde-tanned human umbilical cord vein as a vascular prosthesis for bypass to the popliteal, tibial, and peroneal arteries. Surgery 83(5):577–588
10. Dardik H, Veith FJ, Spreyregen S, Dardik I (1974) Arterial reconstruction with a modified collagen tube: a clinical experience. Ann Surg 180(2):144–146
11. Dardik H, Dardik, II, Sprayregen S, Ibrahim IM, Veith FJ (1975) Patient selection and improved technical factors in small-vessel bypass procedures of the lower extremity. Surgery 77(2):249–254
12. Dardik H, Ibrahim IM, Baier R, Sprayregen S, Levy M, Dardik, II (1976) Human umbilical cord. A new source for vascular prosthesis. Jama 236(25):2859–2862

13. Dardik H, Sussman B, Ibrahim IM, Kahn M, Svoboda JJ, Mendes D, et al. (1983) Distal arteriovenous fistula as an adjunct to maintaining arterial and graft patency for limb salvage. Surgery 94(3):478–486
14. Dardik H, Silvestri F, Alasio T, Berry S, Kahn M, Ibrahim IM, et al. (1996) Improved method to create the common ostium variant of the distal arteriovenous fistula for enhancing crural prosthetic graft patency. J Vasc Surg 24(2):240–248
15. Dardik H, Miller N, Dardik A, Ibrahim I, Sussman B, Berry SM, et al. (1988) A decade of experience with the glutaraldehyde-tanned human umbilical cord vein graft for revascularization of the lower limb. J Vasc Surg 7(2):336–346
16. Dardik I, Darkik H (1973) Vascular heterograft: human umbilical cord vein as an aortic substitute in baboon. A preliminary report. J Med Primatol 2(5):296–301
17. Deutsch M, Meinhart J, Howanietz N, Froschl A, Heine B, Moidl R, et al. (2001) The bridge graft: a new concept for infrapopliteal surgery. Eur J Vasc Endovasc Surg 21(6):508–512
18. Donaldson MC, Whittemore AD, Mannick JA (1993) Further experience with an all-autogenous tissue policy for infrainguinal reconstruction. J Vasc Surg 18(1):41–48
19. Eickhoff JH, Buchardt Hansen HJ, Bromme A, Ericsson BF, Kordt KF, Mouritzen C, et al. (1983) A randomized clinical trial of PTFE versus human umbilical vein for femoropopliteal bypass surgery. Preliminary results. Br J Surg 70(2):85–88
20. Eickhoff JH, Broome A, Ericsson BF, Buchardt Hansen HJ, Kordt KF, Mouritzen C, et al. (1987) Four years' results of a prospective, randomized clinical trial comparing polytetrafluoroethylene and modified human umbilical vein for below-knee femoropopliteal bypass. J Vasc Surg 6(5):506–511
21. Faries PL, Logerfo FW, Arora S, Pulling MC, Rohan DI, Akbari CM, et al. (2000) Arm vein conduit is superior to composite prosthetic-autogenous grafts in lower extremity revascularization. J Vasc Surg 31(6):1119–1127
22. Feinberg RL, Winter RP, Wheeler JR, Gregory RT, Snyder SO, Jr., Gayle RG, et al. (1990) The use of composite grafts in femorocrural bypasses performed for limb salvage: a review of 108 consecutive cases and comparison with 57 in situ saphenous vein bypasses. J Vasc Surg 12(3):257–263
23. Fichelle JM, Marzelle J, Colacchio G, Gigou F, Cormier F, Cormier JM (1995) Infrapopliteal polytetrafluoroethylene and composite bypass: factors influencing patency. Ann Vasc Surg 9(2):187–196
24. Gentile AT, Lee RW, Moneta GL, Taylor LM, Edwards JM, Porter JM (1996) Results of bypass to the popliteal and tibial arteries with alternative sources of autogenous vein. J Vasc Surg 23(2):272-9; discussion 279–280
25. Gill F, Guzman R, Guidoin R, Avril G, Charara J, Batt M, et al. (1989) An histo-morphological evaluation of ninety surgically excised human umbilical vein grafts. J Biomed Mater Res 23(A3 Suppl):363–380
26. Griffiths GD, Nagy J, Black D, Stonebridge PA (2004) Randomized clinical trial of distal anastomotic interposition vein cuff in infrainguinal polytetrafluoroethylene bypass grafting. Br J Surg 91(5):560–562
27. Harris PL, Bakran A, Enabi L, Nott DM (1993) ePTFE grafts for femoro-crural bypass–improved results with combined adjuvant venous cuff and arteriovenous fistula? Eur J Vasc Surg 7(5):528–533
28. Hirsch SA, Jarrett F (1984) The use of stabilized human umbilical vein for femoropopliteal bypass. Experience with 133 operations with 5-year follow-up. Ann Surg 200(2):147–152
29. Hobson RW, 2nd, O'Donnell JA, Jamil Z, Mehta K (1980) Below-knee bypass for limb salvage. Comparison of autogenous saphenous vein, polytetrafluoroethylene, and composite dacron-autogenous vein grafts. Arch Surg 115(7):833–837
30. Jacobs MJ, Gregoric ID, Reul GJ (1992) Prosthetic graft placement and creation of a distal arteriovenous fistula for secondary vascular reconstruction in patients with severe limb ischemia. J Vasc Surg 15(4):612–618

31. Jacobs MJ, Reul GJ, Gregoric ID, Ubbink DT, Tordoir JH, Kitslaar PJ, et al. (1993) Creation of a distal arteriovenous fistula improves microcirculatory hemodynamics of prosthetic graft bypass in secondary limb salvage procedures. J Vasc Surg 18(1):1–8; discussion 8–9
32. Johnson WC, Lee KK (2000) A comparative evaluation of polytetrafluoroethylene, umbilical vein, and saphenous vein bypass grafts for femoral-popliteal above-knee revascularization: a prospective randomized Department of Veterans Affairs cooperative study. J Vasc Surg 32(2):268–277
33. Karacagil S, Holmberg A, Narbani A, Eriksson I, Bergqvist D (1996) Composite polytetrafluroethylene/vein bypass grafts: conventional distal vein segment or vein cuff? Eur J Vasc Endovasc Surg 12(3):337–341
34. Laurila K, Lepantalo M, Teittinen K, Kantonen I, Forssell C, Vilkko P, et al. (2004) Does an adjuvant AV-fistula improve the patency of a femorocrural PTFE bypass with distal vein cuff in critical leg ischaemia?-a prospective randomised multicentre trial. Eur J Vasc Endovasc Surg 27(2):180–185
35. Layer GT, King RB, Jamieson CW (1984) Early aneurysmal degeneration of human umbilical vein bypass grafts. Br J Surg 71(9):709–710
36. Lee BY, Trainor FS, Kavner D, McCann WJ (1978) Evaluation of modified human umbilical vein as an arterial substitute in femoropopliteal reconstructive surgical procedures. Surg Gynecol Obstet 147(5):721–725
37. Londrey GL, Ramsey DE, Hodgson KJ, Barkmeier LD, Sumner DS (1991) Infrapopliteal bypass for severe ischemia: comparison of autogenous vein, composite, and prosthetic grafts. J Vasc Surg 13(5):631–636
38. Mahmood A, Garnham A, Sintler M, Smith SR, Vohra RK, Simms MH (2002) Composite sequential grafts for femorocrural bypass reconstruction: experience with a modified technique. J Vasc Surg 36(4):772–778
39. McCollum C, Kenchington G, Alexander C, Franks PJ, Greenhalgh RM (1991) PTFE or HUV for femoro-popliteal bypass: a multi-centre trial. Eur J Vasc Surg 5(4):435–443
40. Miller JH, Foreman RK, Ferguson L, Faris I (1984) Interposition vein cuff for anastomosis of prosthesis to small artery. Aust N Z J Surg 54(3):283–285
41. Miyata T, Tada Y, Takagi A, Sato O, Oshima A, Idezuki Y, et al. (1989) A clinicopathologic study of aneurysm formation of glutaraldehyde- tanned human umbilical vein grafts. J Vasc Surg 10(6):605–611
42. Neufang A, Espinola-Klein C, Dorweiler B, Reinstadler J, Pitton M, Savvidis S, et al. (2005) Sequential femorodistal composite bypass with second generation glutaraldehyde stabilized human umbilical vein (HUV). Eur J Vasc Endovasc Surg 30(2): 176–183
43. Nevelsteen A, MA DH, Deleersnijder J, Wouters L, Suy R (1986) The human umbilical vein graft in below-knee femoropopliteal and femorotibial surgery: an eight year experience. Ann Vasc Surg 1(3):328-34
44. Neville RF, Tempesta B, Sidway AN (2001) Tibial bypass for limb salvage using polytetrafluoroethylene and a distal vein patch. J Vasc Surg 33(2):266–271; discussion 271–272
45. Roddy SP, Darling RC, 3rd, Ozsvath KJ, Kreienberg PB, Chang BB, Mathew TS, et al. (2002) Composite sequential arterial reconstruction for limb salvage. J Vasc Surg 36(2):325–329
46. Scheltinga MR, Poeze M, de Haan MW, Tordoir JH, Kitslaar PJ (2003) Prosthetic femorocrural bypass surgery and adjuvant arteriovenous fistulae. Ann Vasc Surg 17(2):203–209
47. Sharf AG (1978) Experiences with Meadox-Dardik umbilical vein biograft as a lower extremity bypass graft. Int Surg 63(5):37–40
48. Taylor RS, Loh A, McFarland RJ, Cox M, Chester JF (1992) Improved technique for polytetrafluoroethylene bypass grafting: long-term results using anastomotic vein patches. Br J Surg 79(4):348–354.

Comparison of revascularization results after femoropopliteal, femorotibial and dorsalis pedis artery bypass surgery

V. Triponis, R. Vaitkevicius, D. Triponienė, L. Zabuliene

Summary. The results of 240 operations on infrainguinal arteries are presented. The comparison of patency and limb salvage rate of 162 femoropopliteal (FP), 71 femorotibial (FT) and 77 dorsalis pedis (DP) bypass operations was carried out. FP reconstructions comprised 80 femoropopliteal venous (FPv) and 82 prosthetic bypasses. All infrapopliteal and pedal bypasses were constructed of autologous veins. Comparisons of the results were performed taking into consideration runoff conditions and graft material. The results of above-knee FP bypass were compared with FT and DP artery venous bypass outcomes. None of the analyzed groups were distinguished in a sense of patency and limb salvage rates except for the FP bypass group which included both venous and prosthetic grafts. The latter was significantly inferior to the FT and DP bypasses. Exclusion of prosthetic grafts from the FP group improved the patency and limb salvage rates but did not outweigh the FT and DP bypasses in this respect. In addition, the FP above-knee vein bypass performed in patients with runoff scores ranging from 4.5 to 7 did not differ significantly from FT and DP bypasses in patency and limb salvage rates.

Neither patency nor by limb salvage rates differed in the FT and DP bypasses. DP bypass results are rather promising despite the limited distal vascular bed.

An aggressive approach to saving threatened ischemic limbs is supported by numerous studies which present high limb salvage rates after revascularization procedures on infrainguinal arteries. The primary major amputation rates decreased from 41% to 5% and total amputation rates decreased from 49% to 14% in cases of critical limb ischemia caused by femoral, popliteal and tibial arteries occlusive disease [1]. Some sources assert that femoropopliteal (FP) bypass is more beneficial than femorotibial (FT) bypass in the sense of better long-term results [2, 3]. It can be conditioned by the fact that the runoff capacity decreases when attaching the vein conduit to more distal arteries [2]. Patients subjected to FP and FT or popliteotibial bypasses have higher rates of diabetes than patients with crural artery occlusive disease [4]. Diabetes is a well-known factor with deteriorating infrapopliteal arteries, thus including a decreasing volume of vascular bed runoff [3, 5]. This is one of the reasons of less favorable runoff conditions in diabetic patients. The technique of the procedure plays an important role as well. It is no doubt that one has to be more precise at establishing anastomosis with small vessels such as the crural and pedal arteries, although the influence of the surgical technique is more apparent on short-term reconstructive operation results [6, 7]. Moreover the runoff in cases of FT bypass achieved through only one of the tibial arteries in the majority of cases [7], whereas the FP bypass conducts the blood mostly into more than one tibial artery. In addition, the branches of the popliteal artery can form a voluminous bed in cases of anastomosis with the popliteal artery [8]. The attitudes using a vascular prosthesis for infrainguinal artery bypass instead of a vein graft are diverse: there are numerous authors whose research data demonstrate high patency and limb salvage rates after prosthetic graft bypasses, thereby, recognizing the superiority of vein substitutes but retaining a proper place among the methods of revascularization of infrainguinal arteries [9–11].

The question arises whether a distal bypass itself running off the blood to a small artery is a cause of higher failure rate or whether the lower patency of these grafts is conditioned by the smaller vascular bed as compared with more proximal bypasses.

The aim of the study was to compare the results of femoropopliteal, femorotibial and dorsalis pedis artery venous bypasses and to determine whether the results of these operations depended on the runoff conditions.

▮ Material and method

This study consisted of 240 patients who underwent FP above-knee, FT and dorsalis pedis artery (DP) bypass operations. Comparisons of the 2-year follow-up results of FP revascularizations with bypasses to a tibial and DP artery were performed. The results of FT and DP bypasses were followed up for 5 years and compared together. All patients were operated for rest pain and gangrene. In 162 patients FP above-knee bypass operations were performed. In 82 patients synthetic vascular grafts were used for the above-knee bypass. Bypasses to a tibial artery in 71 patient and to the dorsalis pedis artery in 77 patients were performed by means of a vein graft. Patients operated or subjected to endovascular procedures for aortoiliac occlusive disease were excluded from the study.

Runoff conditions were defined by the Rutherford method, which evaluates distal arteries using the angiographic score from 1 to 10 [12]. Primary patency and limb salvage rates were studied in these three groups of patients.

The FT and the DP bypasses vs FP above-knee bypasses were compared with respect to patency and limb salvage rates. FP bypasses were followed 24 months, DP and FT bypasses for 60 months.

The following FP characteristics were taken into consideration:

- The FP bypass group comprising venous and prosthetic grafts (runoff scores 1–10).
- The femoropopliteal venous (FPv) group with runoff scores from 1 to 10.
- The FP bypass group comprising venous and prosthetic grafts (runoff scores 4.5–7).
- The FPv graft group (runoff score 4.5–7).

The latter group was chosen as the closest to the tibial group with respect to runoff conditions. The anastomosed tibial arteries had direct or indirect inflow to the pedal arch in all cases.

Operations were performed by one team following the same method of reversed vein, anastomosing the conduit directly to one of the tibial arteries or to the DP artery. Femorotibial bypass was performed in cases when the popliteal artery was not visualized or showed diffuse atherosclerotic damage with stenosed segments.

Statistical analysis

Providing descriptive statistics, the mean values of various variables, their standard error, 95% confidence intervals were calculated. Differences between the groups were evaluated using Student's t-test (for continuous variables) or the α^2 test (for discrete variables). The chosen level of significance was $\chi = 0.05$ (the differences were considered significant when error was $p < 0.05$).

The intervals of postoperative primary graft patency and limb salvage rates were calculated.

Based on these data, cumulative primary bypass patency and limb salvage rates were calculated by Kaplan–Meier analysis for different patient and case groups. The results were presented in percent with standard error and expressed by curves which were compared by the log-rank test. Statistical significance was accepted at a level of $p < 0.05$.

The statistical analysis of the results was performed using the program packages SPSS for Windows 13.0 and Microsoft® Office Excel 2003 SP2 Part of Microsoft Office Professional Edition 2003.

▮ Results

Patient characteristics are presented in Table 1.

Table 1. Patient characteristics

Patient characteristic	Bypass			
	Femoropopliteal above-knee	Femorotibial	Dorsalis pedis artery	p
▮ No. of patients	162	71	77	
▮ Age (mean±SD)	67.0±9.9	70.7±10.8	68,4±6.7	
▮ Male/female	128/34	51/20	29/48	<0.001
	3.8:1	2.6:1	1:1.7	
▮ Diabetes	39–24.1	16–22.5	49–63.6	<0.001
▮ Heart disease	96–59.3	39–55	41–53.2	0.64
▮ Fontaine III	102–63	44–62	45–58.4	0.8
▮ Fontaine IV	60–37	27–38	32–41.6	0.8

The age of patients between the femoropopliteal and femorotibial patient groups ($p<0.01$) differed significantly. The diabetes rate was significantly different in the dorsalis pedis artery group as compared with femoropopliteal and tibial artery groups ($p<0.001$), as was the difference in the male-to-female ratio ($p<0.001$). No difference was found between the three groups with respect of heart disease rate.

Patency rates of FP, FT and DP artery bypasses are presented in Figs. 1–4. Characteristics of the FP group varies according to graft material and angiographic runoff score, whereas FT and DP bypass groups remain uniform in the whole series.

The patency rates at the 2-year follow-up were 75.4±5.2% for DP, 70.7±6.1% for FT and 70.7±6.1% for FP above-knee bypasses (Fig. 1). The difference between the patency rates of FP and DP bypasses was significant ($p=0.007$).

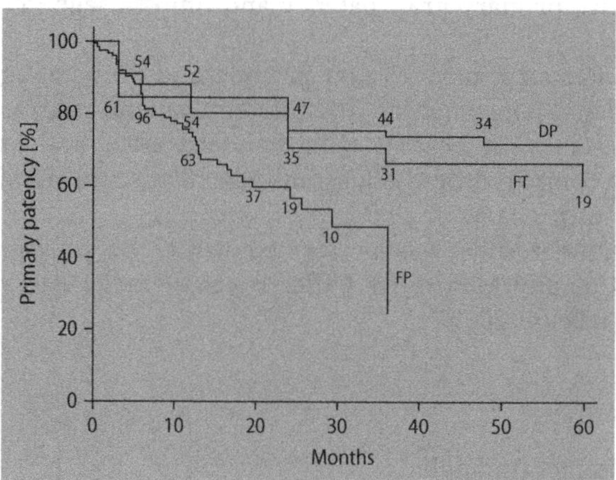

Fig. 1. Patency rates of FP, FT and DP bypasses. FP group comprises venous and prosthetic bypasses. The runoff score for FP ranged from 1 to 10

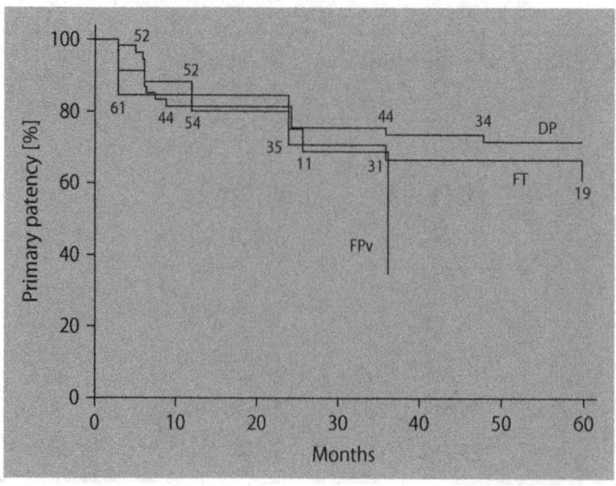

Fig. 2. Patency rates of femoropopliteal venous (FPv), FT and DP bypasses. The runoff score for FP bypass ranged from 1 to 10

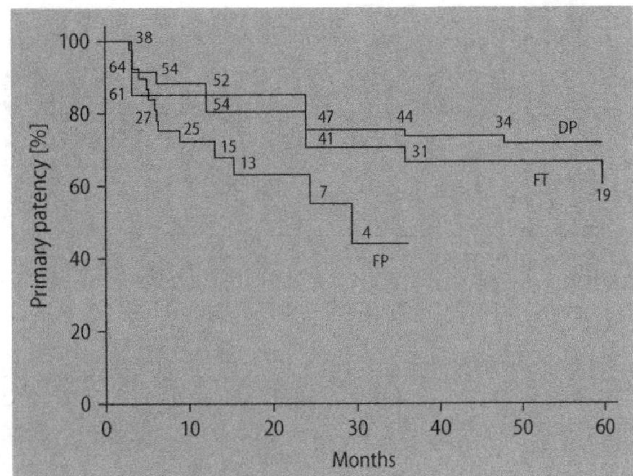

Fig. 3. Patency rates of FP, FT and DP bypasses. The FP group comprises venous and prosthetic bypasses. The runoff score for FP ranged from 4.5 to 7

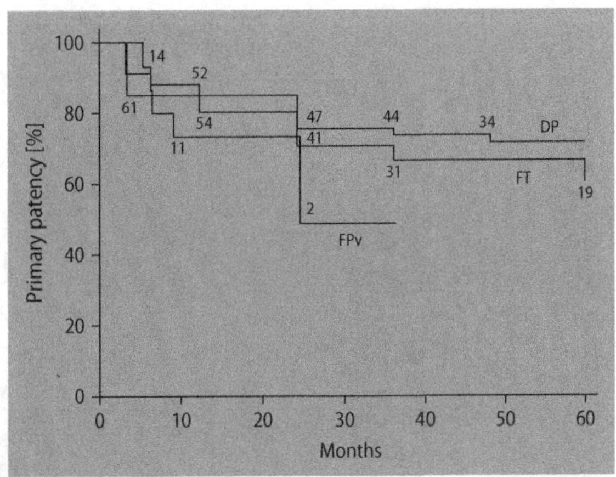

Fig. 4. Patency rates of FPv, FT and DP bypasses. The runoff score for FP ranged from 4.5 to 7

The patency rates at the 2-year follow-up were 75.4±5.2% for DP, 70.7±6.1% for FT and –81.6±5.3% for FP above-knee bypasses (Fig. 2). The differences between the patency rates of FP and DP (p=0.67), FP and FT (p=0.67), DP and FT (p=0.48) were insignificant.

The patency rates at the 2-year follow-up were 75.4±5.2% for DP, 70.7±6.1% for FT and –63.0±9.0% for FP above-knee bypasses (Fig. 3). The differences between patency rates of FP and DP (p=0.67), FP and FT (p=0.73), DP and TP (p=0.48) were insignificant.

The patency rates at the 2-year follow-up were 75.4±5.2% for DP, 70.7±6.1% for FT and –73.3±11.4% for FP above-knee bypasses (Fig. 4). The differences between patency rates of FPv and DP (p=0.42), FP and FT (p=0.36), DP and TP (p=0.48) were insignificant.

Limb salvage rates of FP, FT and DP bypasses are presented in Figs. 5-8.

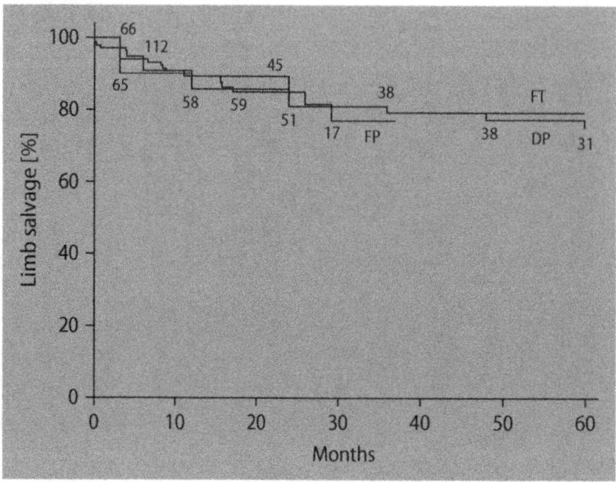

Fig. 5. Limb salvage rates in FP, FT and DP bypass groups. The FP group comprises venous and prosthetic bypasses. The runoff score for FP ranged from 1 to 10

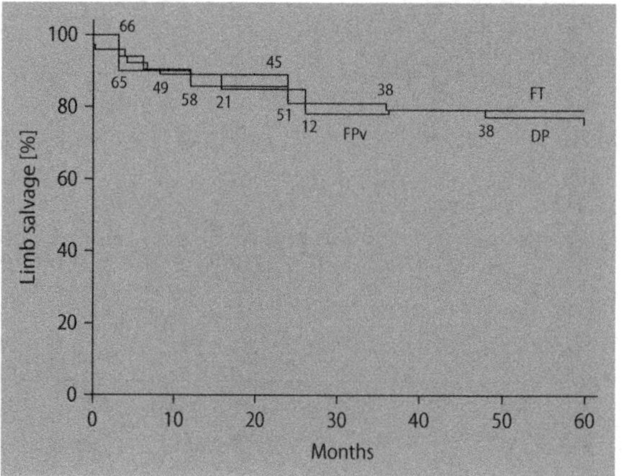

Fig. 6. Limb salvage rates in FPv, FT, DP bypass groups. The runoff score for FP ranged from 1 to 10

The limb salvage rates at the 2-year follow-up were 81.1±4.7% for DP, 81.5±5.1% for FT, and –85.0±3.6% for FP above-knee bypasses (Fig. 5). The differences between FP and DP (p=0.43), FP and FT (p=0.31), DP and TP (p=0.62) were insignificant.

The limb salvage rates at the 2-year follow-up were 81.1±4.7% for DP, 81.5±5.1% for FT, and –85.2±5.5% for FP above-knee bypasses (Fig. 6). The differences between FP and DP (p=0.99), FP and FT (p=0.78), DP and TP (p=0.62) were insignificant.

The limb salvage rates at the 2-year follow-up were 81.1±4.7% for DP, 81.5±5.1% for FT, and –80.3±7.7% for FP above-knee bypasses (Fig. 7). The differences between FP and DP (p=0.73), FP and FT (p=0.58), DP and TP (p=0.62) were insignificant

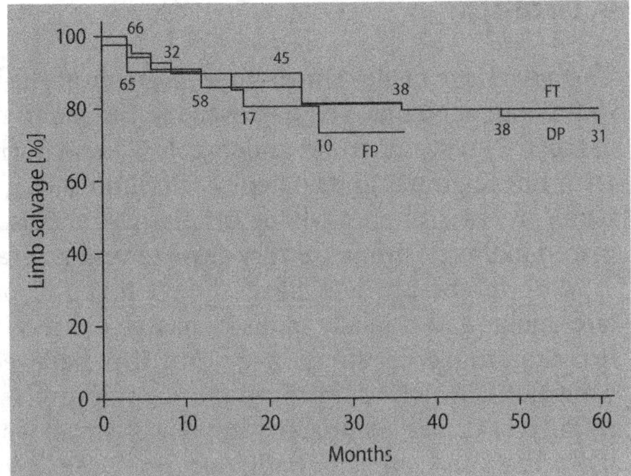

Fig. 7. Limb salvage rates in FP, FT and DP bypass groups. The FP group comprises venous and prosthetic bypasses. The runoff score for FP ranged from 4.5 to 7

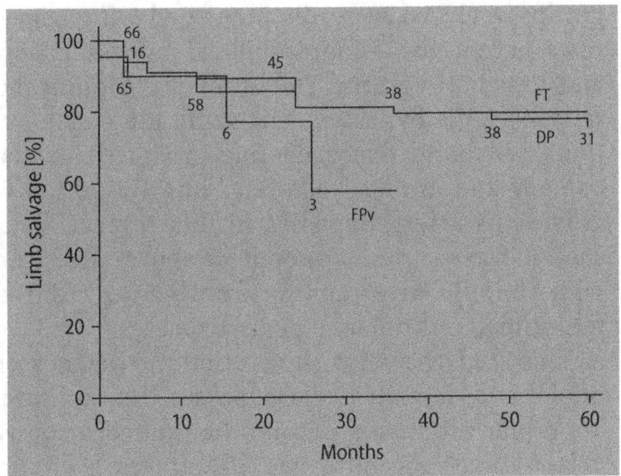

Fig. 8. Limb salvage rates in FPv, FT and DP bypass groups. The runoff score for FP ranged from 4.5 to 7

The limb salvage rates at the 2-year follow-up were 81.1±4.7% for DP, 81.5±5.1% for FT, and -77.2±13.2% for FP above-knee bypasses (Fig. 8). The differences between FP and DP (p = 0.42), FP and FT (p = 0.30), DP and TP (p = 0.62) were insignificant.

Discussion

The advantage of the above-knee segment of the popliteal artery with outflow to crural and genicular arteries over the tibial and dorsalis pedis artery as a runoff vascular bed seems to be undeniable. The majority of studies dealing with long-term infrainguinal graft patency and limb salvage rates show that the results are better in cases of above-knee distal anastomosis. Even prosthetic vascular grafts placed in this position are very close to venous grafts with respect to patency [13].

Most follow-up data have shown that the patency and limb salvage rates after tibial and dorsalis pedis bypasses are inferior to those after femoropopliteal shunting procedures [2–5, 13] . It is believed that this is due to the runoff conditions, which seem to be more compromised in the distal parts of the extremity [14]. We compared the results of above-knee femoropopliteal with femorotibial and dorsalis pedis artery venous bypasses. The runoff capacity of the popliteal artery varied from 1 to 9 by angiographic score. Comparing the patency and limb salvage rates in the three groups of patients (femoropopliteal, femorotibial and dorsalis pedis bypasses), we found that none of the groups analyzed were distinguished with respect to patency and limb salvage rates except the femoropopliteal bypass group which included both venous and prosthetic grafts. The latter was significantly inferior to femorotibial and dorsalis pedis bypasses. Analyzing the results of femoropopliteal bypass operations, we found that excluding prosthetic grafts from this group improved the patency and limb salvage rates but did not outweigh the femorotibial and dorsalis pedis artery bypasses in this respect. In addition, the patency and limb salvage rates in femoropopliteal above-knee vein bypass performed in patients with runoff scores ranging from 4.5 to 7 did not differ significantly from femorotibial and dorsalis pedis bypasses.

This study has also shown that the patency and limb salvage rates in femorotibial and dorsalis pedis bypasses did not differ. Dorsalis pedis bypass results are rather promising despite the limited distal vascular bed; this kind of revascularization procedure has advantages over more proximal infrapopliteal bypass [15–19].

In spite of significant differences in the diabetes rate between the dorsalis pedis artery bypass group and the other two groups we did not take into consideration this factor when analyzing the operation results. Although diabetes mellitus is known as a runoff arteries deteriorating factor [3], most recent authors claim that diabetes mellitus does not negatively influence the patency and limb salvage rates [15, 18, 19].

The present study revealed the effectiveness of distal venous bypass operations in salvaging limbs threatened by ischemia. The patency and limb salvage rates of femorotibial and dorsalis pedis bypasses were not worse compared with femoropopliteal above-knee bypass operations at the 2-year follow-up. In order to draw more valid conclusions, the analysis of patency rates in these three groups of bypass procedures needs to be continued over much longer periods of time. It is a suggestion that femorotibial bypass can be more reliable than femoropopliteal in cases of a compromised popliteal artery with insecure outflow to the crural arteries.

References

1. Veith FJ, Gupta SK, Wengerter KR et al. (1990) Changing arteriosclerotic disease patterns and management strategies in lower-limb-threatening ischemia. Ann Surg 212: 402–412
2. Rutherford RB, Jones DN, Bergentz SE et al. (1988) Factors affecting the patency of infrainguinal bypass. J Vasc Surg 8:236–246
3. Reichle FA, DeWeese A, Rob CG (1977) Autogenous venous grafts ten years later. Surgery 82:775–785
4. Seeger JM, Pretus HA, Lori C et al. (1999) Potential predictors of outcome in patients with tissue loss who undergo infrainguinal vein bypass grafting. J Vasc Surg 30:427–435
5. Gensler SW, Haimovici H, Hoffert P et al. (1965) Study of vascular lesions in diabetic, non-diabetic patients. Arch Surg 91:617–622
6. Veith FJ, Gupta SK (1980) Femorodistal artery bypasses. In: Bergan JJ, Yao JST (eds) Operative techniques in vascular surgery. Grune and Stratton, New York, pp 141
7. Veith FJ, Gupta SK, Lipsitz EC et al. (2004) Small artery bypasses to the tibial and peroneal arteries for limb salvage. In: Haimovici H (ed) Vascular surgery. Blackwell Publishing, Massachusetts, pp 568–581
8. Ballard J, Mills J (2005) Surgical management of critical limb ischemia. Techn Vasc Interv Radiol 8:169–174
9. Jackson MR, Belott TP, Dickason T et al. (2000) The consequences of a failed femoropopliteal bypass grafting: Comparison of saphenous vein and PTFE grafts. J Vasc Surg 32:498–505
10. Smeets L, Ho GH, Tangelder MJD et al. (2005) Outcome after occlusion of infrainguinal bypasses in the Dutch BOA study: Comparison of amputation rate in venous and prosthetic grafts. Eur J Vasc Surg 30:604–609
11. Panayiotopoulos YP, Taylor PR (1997) A paper for debate: Vein versus PTFE for critical limb ischaemia - an unfair comparison? Eur J Vasc Endovasc Surg 14:191–194
12. Rutherford RB, Baker JD, Ernst C et al. (1997) Recommended standards for reports dealing with lower extremity ischemia: revised version. J Vasc Surg 26:517–538
13. Neale ML, Graham JC, Lane RJ et al. (1994) The influence of graft type on patency of infrainguinal arterial bypass grafts. J Am Coll Surg 178:155–163
14. Dietzek AM, Gupta SK, Kram HB et al. (1990) Limb loss with patent infra-inguinal bypasses. Eur J Vasc Surg 4:413–417
15. Wölfle KD, Bruijnen H, Limmer S et al. (1999) Autologe „Distal-origin-Bypass" zur Überbrückung infrapoplitealer Verschlussprozesse bei Diabetikern mit kritischer Fußischämie. Gefässchirurgie 4:220–228
16. Schmiedt W, Neufang A , Dorweiler B et al. (2003) Krurale und pedale Bypasschirurgie bei kritischer Ischämie und nicht heilenden Fußläsionen. Gefässchirurgie 8:252–258
17. Harrington EB, Harrington ME, Schanzer H et al. (1992) The dorsalis pedis bypass - moderate success in difficult situations. J Vasc Surg 15:409–414
18. Awad S, Karkos CD, Serachino-Inglott F, at al. (2006) The impact of diabetes on current revascularisation practice and clinical outcome in patients with critical lower limb ischaemia. Eur J Vasc Endovasc Surg 32:51–59
19. Pomposelli FB, Kansal N, Hamdan AD (2003) A decade of experience with dorsalis pedis artery bypass: analysis of outcome in more than 1000 cases. J Vasc Surg 37: 307–315

Fehleranalyse bei Rezidiveingriffen im Unterschenkeltrifurkationsbereich

J. Hanzlick

Analysis of failed recurrent operations in the infragenual area

Summary. Recurrent vascular operations in the infragenual area are well known for its high occlusion rate. Own negative experiences induced us to a retrospective study of 23 failed recurrent bypass grafts below the knee between 2001 and 2005.

Eighty percent of the patients suffered from diabetes mellitus and 45% were under dialysis.

Critical ischemia or acute bypass occlusion required the recurrent operation.

In preparation to the renewed operative procedures, caused by graft occlusion or critical ischemia, patients underwent conventional complete angiography in 5 cases, select angiography only of the leg in 10 cases and MR-angiography in 8 cases.

To evaluate the efficiency of the surgical procedures, different factors like surgeon and patient criteria with different aspects are critically discussed.

A sufficient angiography and strategy seemed to be capable of improvement.

The pneumatic tourniquet by using the Löfquist bandage was an effective substitute for vascular clamping, especially in cases of seriously calcified arteries. By using the bio compound technique, veins could be improved for graft material.

Important complications were haematomas, lymphatic lesions, nerve injuries as well as minor and major amputations caused by graft occlusion or critical muscle ischemia.

Plastic surgery procedures led to a complete healing of extensive lesions in all cases.

It is obvious that complicated recurrent operations below the knee area require exact diagnostic, strategy, technical skill and patience.

Zusammenfassung. Rezidiveingriffe im Unterschenkeltrifurkationsbereich sind anspruchsvoll und mit einer hohen Frühverschlussrate von bis zu 20% behaftet. Diese unbefriedigenden Ergebnisse konnten in den letzten Jahren auch durch verschiedene adjuvante intra- und postoperative Verfahren wie PTA, intraoperative Lyse und PGE-Infusionen kaum verbessert werden.

Eigene negative Erfahrungen veranlassten zu einer retrospektiven Untersuchung von 23 Rezidiveingriffen im Bereich des 3. Popliteasegments und der Unterschenkeltrifurkation. Bei diesen Patienten kam es im Berichtszeitraum zwischen dem 1.1.2001 und dem 31.12.2005 zu einem erneuten Bypass-Verschluss oder zu einem bedrohlichen Ischämiesyndrom. Bei der Erstoperation erfolgte 17-mal ein Bypass-Anschluss an die infragenuale A. poplitea und 3-mal an die Unterschenkeltrifurkation, und 3-mal wurde eine primäre Patch-Plastik über der Trifurkation mit Anschluss aller 3 cruralen Gefäße durchgeführt. Das Durchschnittsalter der Patienten betrug 59 Jahre.

In diesem multimorbiden Krankengut wiesen 80% dieser 23 Patienten einen insulinpflichtigen Diabetes mellitus auf und 45% waren dialysepflichtig. Eine bedrohliche Fußischämie, Ruheschmerzen oder ein akuter Bypass-Verschluss erforderten die nochmalige operative Intervention. Im Rahmen der bildgebenden Diagnostik wurde 5-mal eine Becken-Bein-DSA, 10-mal eine Feinnadel-DSA in der Leiste des betroffenen Beines und 8-mal eine MR-Angiographie durchgeführt. In 6 Fällen musste die MR-Angiographie mit einer nachfolgenden Feinnadel-DSA komplettiert werden.

Die dann erneut durchgeführten erfolglosen 23 Rezidivoperationen waren Gegenstand der retrospektiven kritischen Analyse hinsichtlich verschiedener Fehlerquellen. Es wurde der Fragestellung nachgegangen, welche Gewichtung dem Faktor „Operateur" auf der einen Seite und dem Faktor „Patient" auf der anderen Seite zuzuordnen war.

Verbesserungsbedarf bestand in der exakten Bildgebung und der Strategie der erneuten Gefäßrekonstruktion. Operationstechnisch erwies sich das Vorgehen unter pneumatischem Tourniquet von Vorteil. Venenmaterial konnte durch äußere Stentung aufgerüstet werden. Die Beinerhaltungsrate lag unter Ausschöpfen additiver Maßnahmen bei etwa 50%. Teils aufwändige Lappenplastiken ermöglichten die Abheilung größerer peripherer Defekte.

Komplizierte Rezidiveingriffe im Unterschenkeltrifurkationsbereich erfordern eine exakte Diagnostik, eine wohlüberlegte Operationsstrategie, technisches Geschick und Geduld.

■ Einleitung

Arterielle Rekonstruktionen im Trifurkationsbereich des Unterschenkels stellen einen anspruchsvollen Eingriff dar. Insbesondere beim Rezidiveingriff findet sich in der Literatur eine Frühverschlussrate von bis zu 20% [1, 3, 6, 10–14]. Diese unbefriedigenden Ergebnisse konnten in den letzten Jahren auch durch verschiedene adjuvante intra- und postoperative Verfahren wie PTA, intraoperative Lyse und PGE-Infusionen nicht verbessert werden.

Eigene negative Erfahrungen und das Bemühen, Ursachen oder Behandlungsfehler zu erkennen, veranlassten zu einer kritischen retrospektiven Analyse der erneuten Bypass-Verschlüsse und aller weiteren Komplikationen bei Rezidiveingriffen im Unterschenkeltrifurkationsbereich.

▌ Patienten

Im Berichtszeitraum zwischen dem 1.1.2001 und dem 31.12.2005 kam es bei 23 Rezidiveingriffen im Bereich des 3. Popliteasegments und der Unterschenkeltrifurkation innerhalb von 30 Tagen zu einem erneuten Bypass-Verschluss oder zu einer vital bedrohlichen distalen Ischämie bei nachweislich offenem Bypass. Diese 23 Patienten waren bei der Erstoperation 17-mal mit einem Bypass-Anschluss im 3. Popliteasegment, 3-mal mit einem Anschluss an der Trifurkation und 3-mal mit einer direkten alleinigen Patch-Plastik über der Trifurkation versorgt worden. Bei 10 Patienten (43%) erfolgte die Erstoperation auswärts; 4 Patienten wurden 2-mal, und ein Patient wurde bereits 3-mal voroperiert. Das Durchschnittsalter betrug 59 Jahre.

In diesem multimorbiden Krankengut wiesen 80% dieser 23 Patienten einen insulinpflichtigen Diabetes mellitus auf und 45% waren dialysepflichtig. Acht Patienten (35%) kamen mit einer Fußischämie bei akutem Bypass-Verschluss zur stationären Aufnahme. Sieben Patienten (30%) befanden sich im Stadium III und 8 Patienten (35%) im Stadium IV nach Fontaine. Im Rahmen der bildgebenden Diagnostik wurde bei 5 Patienten eine komplette Becken-Bein-DSA, bei 10 Patienten eine Feinnadel-DSA in der Leiste des betroffenen Beines und bei 8 Patienten eine MR-Angiographie durchgeführt. In 6 Fällen wurde die MR-Angiographie mit einer nachfolgenden Feinnadel-DSA kombiniert. Die dann erneut durchgeführten erfolglosen 23 Rezidivoperationen waren Gegenstand der retrospektiven Analyse. In der Auswertung wurden Voroperationen im 3. Popliteasegment und direkte Rekonstruktionen an der Trifurkation bei den Erstoperationen zusammengefasst (Tabelle 1).

Tabelle 2 zeigt das zeitliche Auftreten des erneuten Bypass-Verschlusses sowie 4 Fälle, bei denen es trotz offenem Bypass zu einer vital bedrohlichen Ischämie mit nachfolgender Majoramputation kam.

In Tabelle 3 sind revisionsbedürftige relevante postoperative Komplikationen aufgelistet. Trotz erheblicher Komplikationen und insgesamt aufwändigen postoperativen Maßnahmen wie PGE-Infusionen Defektdeckungen in mehrfachen Sitzungen und Lappenplastiken in Zusammenarbeit mit einer Abteilung für plastische Chirurgie lag die Beinerhaltungsrate bei etwa 50% (11 von 23).

Tabelle 1. Darstellung der operativen Maßnahmen bei den 23 durchgeführten Rezidivoperationen im Unterschenkeltrifurkationsbereich (Berichtszeitraum: 1.1.2001 bis 31.12.2005)

	TEA/Patch-Plastik	Cruraler Bypass	Over-Bypass
▌ Rezidivoperationen (n=23)	8-mal	10-mal	5-mal
▌ Rezidivoperationen unter pneumatischem Tourniquet (n=14)	5-mal	6-mal	3-mal
▌ Additive Therapie	2-mal PTA, einmal Lyse	4-mal PTA, einmal Lyse, 3-mal Lappenplastik	2-mal PTA, einmal Stenting, einmal Lappenplastik

Tabelle 2. Zeitliches Auftreten der Bypass-Verschlüsse bei den 23 Rezidivoperationen und Anzahl der Muskelnekrosen bei offenem Bypass im Berichtszeitraum

	Bis 10. postoperativer Tag	**11.–16. postoperativer Tag**	**17.–30. postoperativer Tag**
▮ Rezidivoperationen (n=23)	7-mal	2-mal	14-mal
▮ Ischämie und Muskelnekrosen bei offenem Bypass	4-mal; 3-mal Majoramputation	2-mal; 2-mal Majoramputation	

Tabelle 3. Darstellung der postoperativen Komplikationen und der Beinerhaltungsrate von etwa 50% (12 von 23) im Berichtszeitraum

	Hämatome	**Lymphatische Komplikationen**	**Minor-amputationen**	**Major-amputationen**
▮ Rezidiv-operationen (n=23)	5-mal; 2-mal Peronaeusläsion	2-mal	8-mal	11-mal
▮ Beinerhalt	Ja	Ja	Ja	11-mal Amputation, bei 12 von 23 Patienten Beinerhalt

Tabelle 4. Gewichtung der Faktoren Operateur und Patuient

Faktor Operateur	**Faktor Patient**
▮ Exakte Bildgebung	▮ Begleiterkrankungen
▮ Indikation	▮ Vorschädigung
▮ OP-Strategie	▮ Vor-OP
▮ OP-Technik/operative Probleme	▮ Ausstrombahn
▮ Komplikationsmanagement	▮ Nachsorge

▮ Beeinflussende Faktoren für den Operationserfolg

Bekanntermaßen sind bei Rezidivoperationen im Unterschenkeltrifurkationsbereich vielfältige Faktoren für den Erfolg oder Misserfolg bei insgesamt schwieriger Ausgangssituation verantwortlich [3, 6, 8, 9, 12, 13].

Wir sind deshalb der Fragestellung nachgegangen, welche Rolle bzw. Gewichtung einerseits dem Faktor „Operateur“ und andererseits dem Faktor „Patient“ zuzuordnen war (Tabelle 4).

Die verschiedenen Aspekte werden im Folgenden anhand dieser 23 erfolglosen Rezidivoperationen und aufgrund eigener langjähriger Erfahrungen erörtert [5, 13]. Dabei werden vielschichtige Probleme - auch ohne statistisch relevantes Zahlenmaterial - ersichtlich.

Auf den Operateur bezogene Faktoren

▌ **Exakte Bildgebung.** Retrospektiv wurde das gesamte Bildmaterial als Basis für Operationsindikation und -strategie in Zusammenarbeit mit Radiologen ausgewertet [4, 12]. Es zeigte sich, dass nur in Ausnahmefällen ein optimales Becken-Bein-Angiogramm vorlag, welches für eine gezielte periphere Beurteilung ausreichte. In 6 Fällen wurde die MR-Angiographie ohnehin durch eine Feinnadel-DSA in der Leiste des betroffenen Beines ergänzt. Die meistens durchgeführte MRT bei einem hohen Anteil (45%) von niereninsuffzienten Patienten zeigte im Nachhinein ein zu optimistisches Bild der scheinbar problemlos anzuschließenden peripheren Gefäße. In 4 Fällen wurde das durch die digitale Bearbeitung und mit einem berechneten Innenlumen von 2,3 mm dargestellte Gefäß intraoperativ nur als Minilumen gesehen. Bei ambulant diagnostizierten Patienten wurde 3-mal eine MR-Angiografie bei vorhandener Kniegelenksprothese durchgeführt. Die entscheidende Knieregion war damit nicht zu beurteilen. Als Resümee konnte festgestellt werden, dass in der Bildgebung Verbesserungsbedarf besteht. Unabhängig davon sollte nicht vergessen werden, cruale Gefäße in Vorbereitung auf den Eingriff mit einem normalen Dopplergerät zu orten und präoperativ zu markieren. Dies erspart unnötige, komplikationsträchtige Fehlpräparationen.

▌ **Indikation und Strategie.** Die Indikation erschien in allen Fällen gerechtfertigt [11, 13, 14].

Strategisch wäre im Nachhinein ein sofortiger Over-Bypass unter Vermeidung einer erneuten Präparation des Trifurkationsbereichs in 8 Fällen wahrscheinlich erfolgversprechender gewesen [5, 14].

▌ **Operationstechnik.** Zur Beurteilung wurden die Operationsberichte nach verschiedenen intraoperativ beschriebenen Problemen analysiert. Die Auswertung ist in Tabelle 5 dargestellt.

Gerade beim Rezidiveingriff ist das direkte Erreichen der Gefäßregion schwierig. Einerseits ist jede unnötig präparierte Wegstrecke mit Aufwand und Komplikationen (unerkannt verletzte Lymphgefäße!) verbunden, andererseits muss ein übersichtlicher Situs vorliegen [2, 3, 7, 10, 11, 14]. Um die Trifurkation freizulegen, müssen Muskel- und Faszienanteile eingekerbt und oft die Arterien begleitenden girlandenförmigen Venen ligiert werden. Ein zu großzügiges Abpräparieren der Muskulatur von der Tibiakante führte in 2 Fällen über zunächst kleine Muskelthromben zu erheblichen Muskelnekrosen und letztendlich zur Majoramputation bei offenem Bypass. Die von uns durchgeführte periphere Gefäßrekonstruktion unter pneumatischem temporären Tourniquet mit der flexiblen Löfquist-Manschette erwies sich immer als großer Vorteil, sofern sie technisch durchführbar war (in 14 von 23 Fällen). Sie

Tabelle 5. Auflistung der im Operationsbericht dokumentierten Schwierigkeiten bei den 23 Rezidivoperationen im Berichtszeitraum

	TEA/Patch-Plastik (8 Operationen)	Cruraler Bypass (10 Operationen)	Over-Bypass (5 Operationen)
▮ Schwierige Erreichbarkeit (Narben, Tiefe, Muskelprobleme)	2-mal	3-mal	4-mal
▮ Mangelnde Übersicht	2-mal	3-mal	4-mal
▮ Grenzwertiges Lumen	–	3-mal	2-mal
▮ Mangelndes Ersatzmaterial	–	4-mal	2-mal
▮ Nahtprobleme (Plaques, kalzifizierte Wand)	2-mal	5-mal	3-mal
▮ Schlechte Ausstrombahn	1-mal	5-mal	3-mal

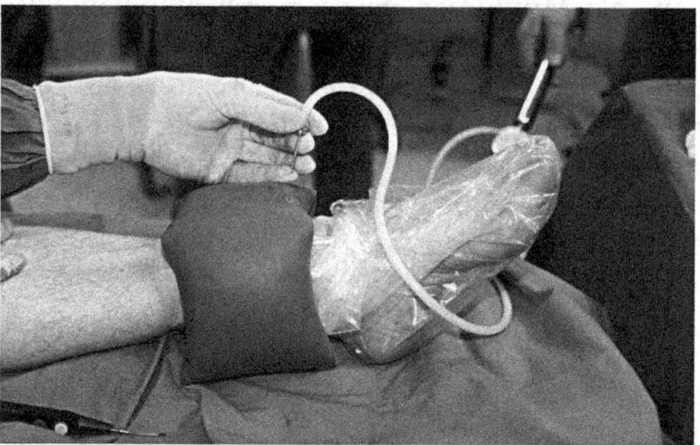

Abb. 1. Aufgepumpte, am Knöchel platzierte sterile Löfquist-Manschette vor dem Hochrollen zur Erzeugung des pneumatischen Tourniquets zum Zeitpunkt der Wahl. Durch das Hochrollen zum Oberschenkel wird sowohl die Blutleere als auch die Blutsperre erreicht

erlaubte eine sparsame, zügige Präparation bei absolut bluttrockenem Operationsfeld (Abb. 1). Das Tourniquet kann generell zum Zeitpunkt der Wahl angelegt werden; die Gefäße brauchen nur an der Vorderwand freigelegt zu werden, und es resultiert kein Klemmtrauma [7] (Abb. 2). Vorraussetzung ist allerdings eine subtile Operationstechnik, um beispielsweise Verletzungen kleinster Venen zu erkennen. Sonst führt die anschließende reaktive Hyperämie zu einem völlig unübersichtlichen Situs, und die beschriebenen Vorteile werden ins Gegenteil verkehrt [8]. Als Folge der Anwendung des pneumatischen Tourniquets verzeichneten wir ein operationspflichtiges Hämatom.

Die technischen Probleme mit kaum nahtfähigen, verkalkten Gefäßwänden, einem zu geringen Lumen oder insuffizientem Gefäßersatzmaterial bleiben davon unberührt [8]. Unbestritten ist der Einsatz venösen Materials [2, 6, 10, 13, 14]. Hier bietet sich das Aufrüsten der Vene mit einer sog. externen Stentung

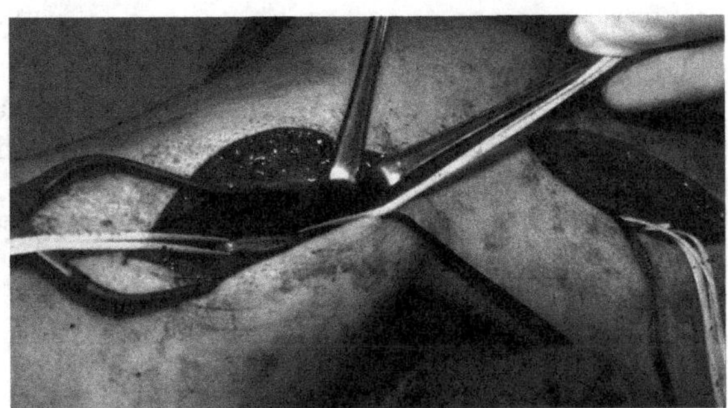

Abb. 2. Absolut blutfreier Operationssitus unter pneumatischem Tourniquet

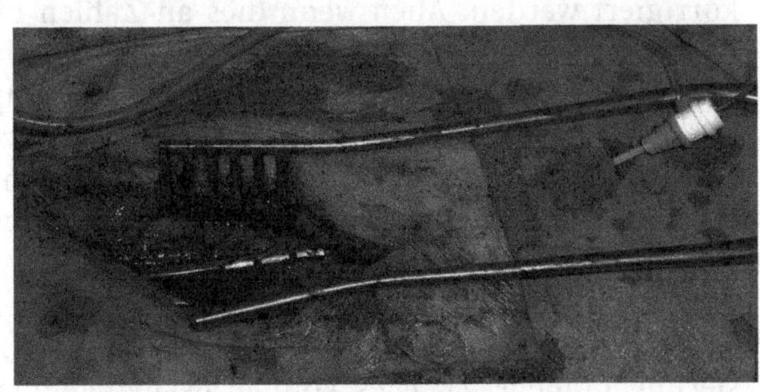

Abb. 3. Postoperative Katheterlyse über eine operativ eingebrachte Schleuse oberhalb der Bypassanastomose

an [15]. Ein Metallgitterschlauch wird von außen mit der aufgedehnten Vene verbunden und optimiert quasi die Vene (Bio-Compound-Shunt). Diese Technik wurde 3-mal angewendet.

■ **Komplikationsmanagement.** Adjuvant zur Gefäßrekonstruktion wurden verschiedene, teils aufwändige Zusatzmaßnahmen durchgeführt [14]. Sie alle demonstrieren, dass die Situation bereits intraoperativ als unbefriedigend empfunden wurde (Tabelle 1). In 2 Fällen wurde eine intraoperativ begonnene, intraarterielle lokale Lyse postoperativ fortgeführt und der Lysekatheter vor Ort belassen (Abb. 3). Unter Inkaufname revisionsbedürftiger Blutungen konnte die Majoramputation zumindest in einem Fall vermieden werden. Die gefürchtete Bypass-Infektion trat in keinem Fall auf. Oberflächliche Infekte wie Wundrandnekrosen und subkutane Serombildungen konnten immer zur Ausheilung gebracht werden.

Lymphatische Komplikationen [3, 7] als Folge der aufwändigen Präparation im Narbengebiet erforderten 3 operative Revisionen.

Trotz offener Gefäßrekonstruktion kam es in 4 Fällen zu irreparablen Muskelnekrosen und 2-mal zu einer ischämiebedingten Peroneusläsion, wobei einmal eine artifizielle Verletzung möglich schien. Die Patienten stimmten der Unterschenkelamputation zu. Ein sich anbahnendes Kompartmentsyndrom muss rechtzeitig erkannt werden. Der Bypass darf nicht nur auf „Offenheit" kontrolliert werden. Insbesondere nachts auf der Intensivstation muss eine Beinschwellung richtig beurteilt werden. Im Zweifelsfall sollte eine Druckmessung in allen 3 Unterschenkelkompartments erfolgen. Die notwendigen großen

Inzisionen zur Kompartmentspaltung lassen sich nach Abschwellung erstaunlich gut verschließen.

Bei den Re-Verschlüssen während des Klinikaufenthalts wurde 5-mal innerhalb von 24 Stunden und 4-mal - durch wochenendbedingte Verzögerung - erst nach 2 Tagen revidiert. Obwohl sofortiges Handeln unbestritten erforderlich ist, konnten wir bei den aufgezeigten Fällen unter Vorbehalt keine Nachteile für unsere Patienten feststellen.

Auf den Patienten bezogene Faktoren

Die wesentlichsten patientenbedingten Aspekte sind objektiv und können nicht korrigiert werden. Auch wenn dies an Zahlen nicht ersichtlich ist - retrospektiv hätten wir in einigen Fällen dem Patienten den Verzicht auf weitere rekonstruktive Maßnahmen und die primäre Majoramputation diktieren müssen. Bei erhöhtem peripheren Widerstand wurden Papaverin- oder Prostavasininjektionen verabfolgt. Dies führte zu einer sofort sichtbaren verbesserten Durchblutung. Postoperativ wurden in allen uns subjektiv kritisch erscheinenden Fällen (15-mal) PGE-Infusionen durchgeführt [5, 14].

Die zeitliche Auflistung der Re-Verschlüsse zeigte ab dem 17. postoperativen Tag, d.h. nach Entlassung, 14 Verschlüsse gegenüber 9 während der Hospitalisierung (Tabelle 2). Dies könnte als mangelnde Nachsorge ausgelegt werden. Es ließ sich im Einzelfall nicht herausfinden, ob das von uns festgelegte Thrombembolieprophylaxeregime eingehalten wurde.

Schlussfolgerungen

Arterielle Rekonstruktionen im Trifurkationsbereich des Unterschenkels stellen insbesondere bei der Rezidivoperation einen anspruchsvollen Eingriff dar. Eine optimale Bildgebung, das Erwägen aller therapeutischen Möglichkeiten einschließlich des Verzichts auf eine nochmalige Gefäßrekonstruktion und eine

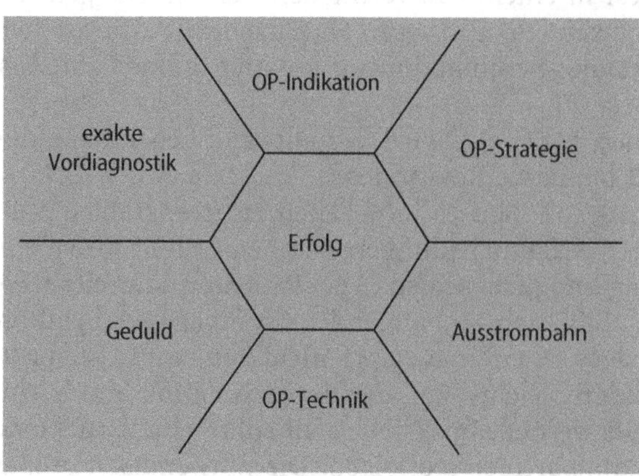

Abb. 4. Als Resümee gilt: Im Mittelpunkt steht der Erfolg

exakte Planung bei Stellung der Operationsindikation sind erste Voraussetzungen (Abb. 4). Operationstechnisch erleichtert ein Vorgehen unter pneumatischer Blutleere die Präparation und die Gestaltung der Anastomose erheblich. Venöses Material kann durch äußere Stentung als sog. Bio-Compound-Shunt aufgewertet werden. Sollte keine geeignete Vene zur Verfügung stehen, muss prothetisches Material zumindest auf einem Linton-Patch aufgesetzt werden. Durch teils aufwändige postoperative Lappenplastiken lassen sich große Weichteildefekte peripher erfolgreich behandeln, wenn die arterielle Rekonstruktion trotz aller Schwierigkeiten erfolgreich war. Planung, technisches Geschick und Geduld sind unverzichtbar.

Literatur

1. Chang BB, Darling RC, Bock DE, Shah DM, Leather RP (1995) The use of spliced vein bypasses for infrainguinal arterial reconstruction. J Vasc Surg 21:403–412
2. Debus ES (2002) Der dorsolaterale Fibularisbypass. Beschreibung des Zugangsweges und erste klinische Erfahrungen. Gefäßchirurgie 7:89–93
3. Deutsch M (2000) Krurale Gefäßchirurgie: Alternativen und Innovationen. Wiener klin Wschr 11a:10–16
4. Faglia E, Favales F, Qurantiello A et al. (1998) Angiographic evaluation of peripheral arterial occlusive disease and its role as a prognostic determinant for major amputation in diabetic subjects with foot ulcers. Diabetes Care 21:625–630
5. Gentile AT, Berman SS, Reinke KR et al. (1998) A regional pedal ischemia scoring system for decision analysis in patients with heel ulceration. A J Surg 176:109–114
6. Gruss JD (2004) Der in-situ-Bypass. In: Heberer G, van Dongen RJAM (Hrsg) Gefäßchirurgie. Springer, Berlin Heidelberg, S 413
7. Hanzlick J (1999) Is a tourniquet of value in distal bypass surgery? 19. Annual meeting of Association of International Vascular Surgeons. Leogang At, 6.–12. März
8. Hanzlick J (2006) Pneumatische Tourniquet-Blutstromunterbrechung in der distalen Bypasschirurgie. Zbl Chir 131:37–41
9. Hiatt WR, Hoag S, Hamman RF (1995) Effect of diagnostic criteria on the prevalence or peripheral arterial disease. Circulation 91:1472–1479
10. Hepp W (2001) Chronische femoropopliteale Verschlüsse. In: Hepp W, Kogel H (Hrsg.) Gefäßchirurgie. Urban & Fischer, München Jena, S 428
11. Rivers SP, Scher L, Vieth FJ (1990) Indications for distal arterial reconstruction in the presence of palpable pedal pulses. J Vasc Surg 12:552–557
12. Toursakissian B, D'Ayala M, Stefanidis D et al. (2002) Angiographic scoring of vascular occlusive disease in the diabetic foot: Relevance to bypass graft patency and limb salvage. J Vasc Surg 35:494–500
13. Transatlantic inter-society consensus (TASC) (2000) Management of peripheral arterial disease. J Vasc Surg 31:178–238
14. Wölfle KD, Bruinen H, Reeps C et al. (2000) Tibioperoneal arterial lesions and critical foot ischemia: Successful management by use of short vein grafts on percutaneous transluminal angioplasty. Vasa 29:207–214
15. Zurbrügg HR, Musci M, Sänger S et al. (2001) Prevention of venous graft sclerosis with Clopidogrel and Aspirin with mesh tubing in a dog model of arteriovenous bypass grafting. Eur J Vasc Surg 22:337–341

Ist die periphere Bypass-Chirurgie bei über 80-Jährigen sinnvoll? Retrospektive Analyse von 911 Patienten

M. Naundorf

Infrainguinal bypass surgery in octogenarians – is the risk acceptable?

Summary. Infrainguinal bypass procedures, profundaplasty and percutaneous transluminal angioplasties have been used to treat patients with peripheral arterial disease. In 911 octogenarians preoperative diagnostics, bypass techniques and their results are demonstrated. All patients have intermittent claudication and critical limb ischemia. 864 infrainguinal procedures are retrospectively analyzed, including a review of the corresponding literature. The results of the treatment procedure are reasonably acceptable. Graft occlusion may result in a higher rate of limb loss, but age alone is not a risk factor of vascular treatment.

Zusammenfassung. Die periphere Bypass-Chirurgie im infrainguinalen Abschnitt stellt für jedes Lebensalter bei Vorliegen entsprechender klinischer Schweregrade der peripheren arteriellen Verschlusskrankheit eine effektive Behandlungsoption dar. Das Langzeitergebnis infrainguinaler Rekonstruktionen – sieht man von technischen Details ab – hängt zum einen in einem hohen Maße von der Zahl der Risikofaktoren und zum anderen von dem „spontanen" Verlauf der peripheren arteriellen Verschlusskrankheit als Ausdruck einer generalisierten Erkrankung ab. Für den über 80-Jährigen ist das Lebensalter per se ein vorrangiger Prädiktor möglicher Komplikationen und bedingt deshalb eine besondere Umfelddiagnostik mit spezifischen Ein- und Ausschlusskriterien.

Der demographische Wandel und eine allgemeine Zunahme arterieller Durchblutungsstörungen mit ihren facettenreichen Begleiterscheinungen stellen die Gefäßchirurgie des Hochbetagten – über 80-Jährigen – vor große therapeutische Herausforderungen, da gerade für diese Patientengruppe der Verlust einer Extremität mit einer hohen Mortalität behaftet ist. Die eingeschränkte Mobilität und die eintretende plötzliche Hilfebedürftigkeit, wie sie unbehandelt als Ergebnis der Durchblutungsstörung auftreten können, stellen eine besondere Dramatik dar.

Alter – Prädiktor perioperativer Komplikationen

Die perioperativen Komplikationen hochbetagter, über 80-jähriger Patienten sind schwerpunktmäßig durch kardiale und nichtkardiale Erkrankungen bedingt. Einen heute noch gültigen und akzeptablen Risikoindex schuf Goldmann im Jahre 1977, der bereits neben den Risikofaktoren KHK, Diabetes mellitus etc. das Lebensalter als einen eigenständigen Risikofaktor deklarierte. Dieser erste Risikoindex wurde von Lee im Jahre 1999 modifiziert und in einer vereinfachten Form dargestellt, die die perioperative kardiovaskuläre Risikoevaluierung für nichtkardiale Eingriffe systematisieren und erleichtern sollte. Marker dieser Risikoprädiktion sind u.a. Hochrisikooperation, chronische ischämische Herzerkrankung, chronische Herzinsuffizienz, zerebrovaskuläre Erkrankungen, insulinabhängiger Diabetes mellitus und Serumkreatininwert von >2 mg/dl. Im Kontext möglicher Risikofaktoren konnte belegt werden, dass das fortgeschrittene Lebensalter demnach einen unabhängigen Risikofaktor für kardiale und nichtkardiale Komplikationen darstellt. Patienten zwischen 70 und 79 Jahren weisen ein 1,8 fach erhöhtes, Patienten über 80 Jahre ein 2,1 fach erhöhtes Risiko gegenüber Patienten im 5.–6. Lebensdezennium aus. Es verwundert daher nicht, dass in der öffentlichen Diskussion vereinzelt Vorbehalte gegen Behandlungsmaßnahmen bei hochbetagten Patienten zu erkennen sind, ohne jedoch nach Lebensqualität und Mobilität zu fragen. Zunehmend werden Kostenaspekte und deren Rolle für das Gesundheitswesen in den Fokus der Behandlung gestellt. Bereits jetzt muss zur Kenntnis genommen werden, dass 80-jährige Frauen im Mittel noch 9,1 Jahre und gleichaltrige Männer noch 7,3 Jahre erleben können. Eine Altersgrenze bei 80 Jahren ziehen zu wollen, ist nicht nur obsolet, sie widerspricht auch allen ethischen Grundsätzen der medizinischen Therapie.

Diagnostik – Datenlage

Zwischen 40000 und 80000 Patienten erleiden in Deutschland jährlich eine kritische Extremitätenischämie, in deren Folge bis zu 20000 Patienten durch eine Ober- oder Unterschenkelamputation behandlungspflichtig werden. Neben diesen unverändert extrem hohen Zahlen von Amputationen wissen wir, dass Patienten mit Amputationen eine deutlich erhöhte kardiovaskuläre und auch Gesamtmortalität aufweisen. Entsprechend des bekannten Risikoindex herrscht hier ein hoher Prozentsatz an koronaren Herzerkrankungen und/oder zerebralen Durchblutungsstörungen vor. Bekannt ist die Zunahme der peripheren arteriellen Verschlusskrankheit, deren alterskorrigierte Prävalenz etwa 12% beträgt. Das mittlere Lebensalter wird in den nächsten 20–30 Jahren auf über 85 Jahre ansteigen. Eine geschlechtsspezifische Prävalenz mit Dominanz des männlichen Geschlechtes der über 80-Jährigen, die an einer pAVK leiden, wurde in der deutschlandweiten getABI-Studie beschrieben. Bekannt und anerkannt ist die enge Korrelation der pAVK mit kardiovaskulären und zerebrovaskulären Risiken sowie einer allgemein erhöhten Mortalität von bis zu 20%.

Das diagnostische Procedere gilt für den hochbetagten, geriatrischen Patienten in gleicher Weise, wie es im infrainguinalen Bereich bei allen Patienten unverzichtbar ist. Neben der angiologischen Umfelddiagnostik umfasst die bildgebende Diagnostik:

- Duplexsonographie,
- Angio-CT,
- DSA,
- Angio-MRT.

Voraussetzungen für die Planung der Therapie

Bei der bildgebenden invasiven Diagnostik ist entsprechend des Risikoprofils abzuwägen, inwieweit die Kontrastmittelbelastung bei vorbestehender kompensierter Niereninsuffizienz vertretbar und anwendbar ist. Neben dieser Diagnostik ist die kardio-vaskuläre Risikoevaluierung bei Vorliegen einer pAVK unverzichtbarer Bestandteil der Diagnostik. Nach Durchführung von EKG und Echokardiographie bis zur eventuellen Koronarangiographie mit nachfolgender temporärer oder dauerhafter Begleitmedikation können Ausschlusskriterien definiert werden. Das kardiologische Mapping bei KHK sowie bei bereits stattgehabtem Myokardinfarkt hat einen wesentlichen Einfluss auf die Senkung der Letalität des operativen Eingriffs.

Die Trias aus Echokardiographie, Ischämiediagnostik und Koronarangiographie stellt auch für den hochbetagten Patienten eine Kombination unverzichtbarer diagnostischer Verfahren zur Differenzialindikationsstellung dar.

Eigenes Krankengut

In der vorgestellten Analyse, die einen Zeitraum von 5,3 Jahren umfasst, haben wir bei 6879 Patienten arterielle Eingriffe durchgeführt. Davon zählten 2870 Patienten zu den alten, über 75-jährigen Patienten. Entsprechend der Auswertung und unter Zuhilfenahme der ICD-Datenlage, wie sie durch das zentrale Controlling zugängig war, waren 911 Patienten als hochbetagt einzustufen und überschritten das 80. Lebensjahr (Abb. 1).

Die behandelten Patienten zeigen eine Geschlechtsverteilung zuungunsten des weiblichen Geschlechts, das in der Häufigkeit der Behandlung in unserem Krankengut eindeutig dominierte. Neben der weiblichen Dominanz zeigte sich zudem ein eindeutiger Häufigkeitsgipfel bei den 80- bis 86-jährigen Patienten. Neben der Erfassung des kalendarischen Alters sind alle Patienten präoperativ in die ASA-Klassifikation eingeteilt worden. Eine Altersbeschränkung per se besteht nicht. Hauptanliegen bei dieser Patientengruppe der über 80-Jährigen ist neben dem Erhalt der Extremität der Erhalt der Mobilität als Bestandteil der individuellen Selbstständigkeit. Im ausgewerteten Krankengut von insgesamt 911 Patienten waren oftmals in unterschiedlichen Zeitintervallen kombinierte interventionell-rekonstruktive Maßnahmen durchgeführt worden.

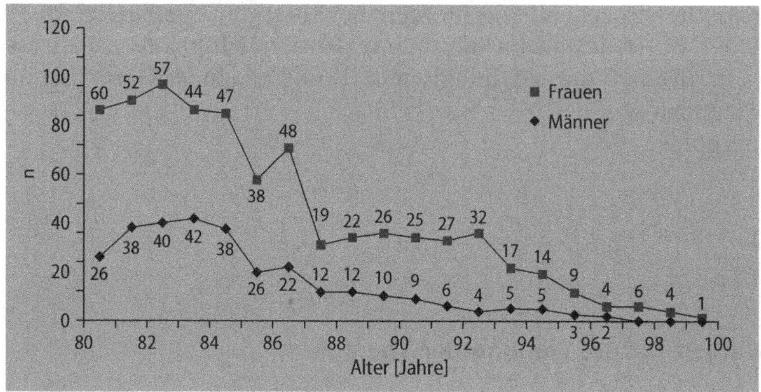

Abb. 1. Anzahl behandelter Patienten, die das 80. Lebensjahr zum Zeitpunkt der Operation überschritten hatten

Die Indikation zur Operation stellten wir ausschließlich bei den klinischen Schweregraden III und IV sowie nach subjektivem Leidensdruck im Einzelfall auch im Stadium IIB.

Die präoperative Diagnostik umfasste – wie auch bei allen anderen Patienten mit pAVK – nach dem angiologischen Mapping eine bildgebende nichtinvasive und invasive Diagnostik, von der Dopplerdruckmessung über die farbkodierte Duplexsonographie und die digitale Subtraktionsangiographie bis zur Angio-CT bzw. Angio-MRT in ausgewählten Fällen.

Standardverfahren für die periphere infrainguinale Rekonstruktion sind:

- Thrombendarteriektomie mit Patch-Plastik der Femoralisgabel oder des alleinigen profundalen Stromgebiets,
- femoropoplitealer Bypass mit distalem Anschluss im P1-Segment,
- femoropoplitealer Bypass mit distalem Anschluss im P3-Segment,
- femorokrurale Rekonstruktionen aller kruralen (A. tibialis anterior, A. tibialis posterior, A. fibularis) Gefäße.

Im femoropoplitealen P1-Bereich wurden wahlweise ePTFE- und Dacron-Interponate gewählt, vereinzelt kam der In-situ-Bypass zur Anwendung wie auch die halbgeschlossene indirekte Ringdesobliteration. Bei Anschlüssen im femoropoplitealen P3-Bereich wie auch im kruralen Stromgebiet sind ringverstärkte ePTFE-Prothesen dominierend, gefolgt von ringverstärkten Dacron-Prothesen. Bei klinischem Erfordernis (pAVK im Stadium IV) ist der Venen-Bypass als In-situ-Venen-Bypass oder „reversed" Bypass implantiert worden. Die vereinzelt durchgeführte Ringdesobliteration der Oberschenkeletage wurde im P1-Bereich wie auch in der Region der A. femoralis superficialis jeweils mit einer Erweiterungs-Patch-Plastik versorgt. Der Prothesendurchmesser des alloplastischen Gefäßersatzmaterials wurde entsprechend des distalen Anschlusssegments gewählt, im Oberschenkelbereich der Häufigkeit nach 7 mm, 8 mm und 6 mm, im Unterschenkel- und im kruralen Bereich der Häufigkeit nach 6 mm und 7 mm. Die Komplikationshäufigkeit wird in über 80-jährige, über 85-jährige und über 90-jährige Patienten unterteilt.

Mit einer hohen Konstanz mussten in unserem Krankengut thromboembolische Verschlüsse bei kardialen Grunderkrankungen behandelt werden. Als Begleiterkrankungen dominierten hierbei:

- KHK,
- arterielle Hypertonie,
- diabetische Stoffwechsellage,
- Niereninsuffizienz im Stadium der kompensierten Retention.

Ergebnisse

Im Zeitraum vom 1.1.2000 bis zum 1.6.2006 sind bei 911 Patienten, die das 80. Lebensjahr überschritten hatten, 846 primäre Behandlungen der paVK als femoropopliteale, femoroinfragenuale und femorokrurale Thrombendarteriektomien mit Patch-Plastiken sowie als interventionelle Behandlungen und Amputationen durchgeführten worden. Zum Zeitpunkt der Operation befanden sich 292 Patienten im Stadium IIb nach Fontaine, 273 Patienten im Stadium III und 346 Patienten im Stadium IV (Abb. 2). Das Patientenkollektiv der 846 primär behandelten Patienten setzte sich aus 294 männlichen und 552 weiblichen Patienten zusammen. Alle Patienten hatten ein Mindestalter von 80 Jahren erreicht, der älteste Patient war 100 Jahre alt. Die Risikostratifizierung zum Zeitpunkt der Operationen ist in Tabelle 1 zusammengefasst und ergibt bei allen 911 Patienten eine Dominanz von Erkrankungen des kardiopulmonalen Formenkreises mit arterieller Hypertonie und KHK einschließlich vorausgegangener Koronarrevaskularisationen (ACVB, Klappenersatz, einzelne oder mehrere Koronarstents), gefolgt von kardiopulmonalen Erkrankungen. Zudem trat ein Diabetes mellitus vermehrt als Altersdiabetes auf und führte bei 1/3 der Patienten zu typischen Begleiterkrankungen des Alters. Bei ~23% der Patienten lag eine Niereninsuffizienz im laborchemischen Stadium der kompensierten Retention vor. Die Behandlungsverfahren bei den über 80-jährigen Patienten sind in Abbildung 3 dargestellt. Bei 144 Patienten wurde als distaler Anschluss das Poplitealsegment 1 gewählt, bei 96 Patienten das Poplitealsegment 3. Bei 41 Patienten ist ein kruraler Anschluss angelegt worden. Zahlenmäßig am häufigsten war die Thrombendarteriektomie mit Patch-Plastik, wie

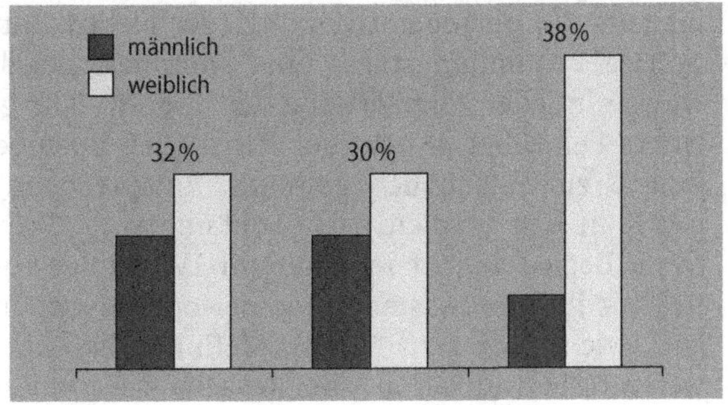

Abb. 2. pAVK-Stadien nach Fontaine: IIB (292 Patienten), III (273 Patienten), IV (346 Patienten)

Tabelle 1. Begleiterkrankungen aller 911 Patienten mit Revaskularisation der unteren Extremität zum Zeitpunkt der Operation

Begleiterkrankungen	Anzahl (Häufigkeit in %)
▌ KHK vorangegangene Koronarrevaskularisation, ACVB, Klappenersatz oder Stenting	356 (39,1)
▌ Arterielle Hypertonie	824 (90,5)
▌ Diabetes mellitus	339 (37,2)
▌ Niereninsuffizienz im Stadium der kompensierten Retention	214 (23,5)
▌ Dialysepflichtige Niereninsuffizienz	89 (9,7)
▌ Nikotinabusus	265 (29,1)
▌ Symptomatische chronische venöse Insuffizienz	289 (31,7)
▌ Asymptomatische Stenose der A. carotis interna (<70%)	5 (1,3)

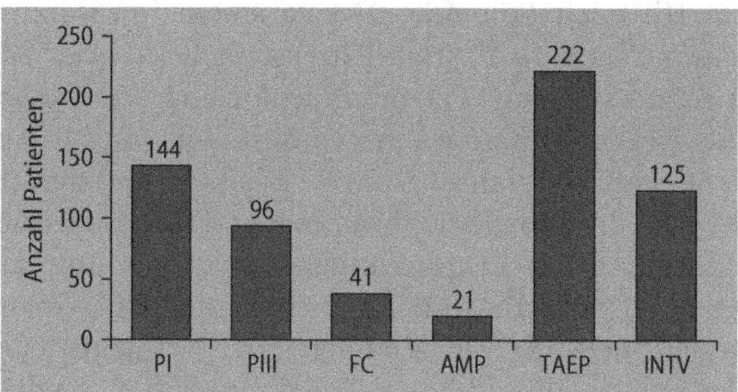

Abb. 3. Behandlungsverfahren bei über 80-jährigen Patienten (n = 649). *PI* femoropoplitealer Bypass mit Anschluss an das P1-Segment; *PIII* femoropoplitealer Bypass mit Anschluss an das P3-Segment; *FC* femorokruraler Bypass; *AMP* Amputation; *TEAP* Thrombendarteriektomie mit Patch-Plastik; INTV singuläre Intervention

sie in 222 Fällen durchgeführt wurde, und 125-mal ist nach der TASC-Klassifikation eine interventionelle Therapie durchgeführt worden. Eine primäre Amputation musste in 21 Fällen durchgeführt werden. Insgesamt konnten derart 649 Patienten in die Analyse eingeschlossen werden. Die Analyse der über 80-Jährigen, der über 85-Jährigen und der über 90-Jährigen ergab im Verlauf bis zum 30. postoperativen Tag (der elektive Aufenthalt belief sich auf 22 stationäre Behandlungstage) eine Dominanz kardiopulmonaler Komplikationen, wie sie in jeder Altersgruppe der über 80-Jährigen häufiger aufgetreten war. In einem Fall (über 85-jähriger Patient) ist postoperativ ein Hirninfarkt mit Ranking 6 zu verzeichnen gewesen. Entsprechend der Häufigkeitsverteilung der pAVK in den Stadien nach Fontaine sind Grenzzonenamputationen der häufigste Begleiteingriff im Stadium IV, gefolgt von Majoramputationen von unterschiedlichem Ausmaß. Im perioperativen und frühen postoperativen Verlauf, wie er bis zum 30. Tag definiert ist, sind 4 Todesfälle zu beklagen gewesen. Die Indikation zur Revaskularisation ergab sich aus den klinischen

Tabelle 2. Komplikationshäufigkeiten während des stationären Aufenthalts sowie Verweildauer und postoperativer Tod bei 846 Patienten

	>80 Jahre (n=502)	>85 Jahre (n=171)	>90 Jahre (n=173)
▮ Kardiale Komplikationen (Myokardinfarkt, dekompensierte KHK)	2	0	2
▮ Pulmonale Komplikationen	6	3	2
▮ Stoffwechselentgleisungen	0	1	0
▮ „Minor stroke"	1	1	0
▮ „Major stroke"	0	1 (Ranking 6)	0
▮ Grenzzonenamputation	26	15	12
▮ Amputation	12	7	2
▮ Nachblutung	0	2	0
▮ Wundheilungsstörung	0	12	0
▮ Bypass-Verschluss	2	1	3
▮ Tod	0	3	1
▮ Operationszeit bei Verwendung von alloplatischem Graft-Material		132±35 min	
▮ Operationszeit bei Verwendung einer autologen Vene		142±69 min	
▮ Verweildauer auf der Intensivstation		14±8 h	
▮ Postoperative Krankenhausverweildauer		10,9–22 Tage	

Schweregraden nach Fontaine. Hier zeigte sich auch für die über 80-jährigen Patienten eine Dominanz der pAVK in den Stadien III und IV bei mehr als 2/3 der Patienten.

Die bei unserem Krankengut möglichen Rekonstruktionsverfahren sind in Abbildung 3 dargestellt. Die Rekonstruktionen als P1-/P3-Bypass sind unproblematisch durchzuführende Standardverfahren.

Nach Risikostratifizierung und angiomorphologischem Lokalbefund war die Thrombendarteriektomie mit Patch-Plastik der Femoralisgabel oder als isolierte Profundarekonstruktion der häufigste rekonstruktive Primär- und Sekundäreingriff. Verschlüsse traten nach diesem Eingriff nicht auf. Anders verhielt es sich bei den femorodistalen Rekonstruktionen. Im Bereich der femoropoplitealen Etage (P1) mussten wir 2 Anastomosenblutungen verzeichnen, außerdem 2 Frühverschlüsse nach In-situ-Venen-Bypass-Verfahren sowie einen Frühverschluss bei alloplastischem Interponat. Anders verhält es sich bei der femoropoplitealen Rekonstruktion mit Anschluss an das 3. Poplitealsegment. Hier war bei 5 Patienten ein Frühverschluss zu verzeichnen. Trotz Re-Intervention musste in einem Fall eine Oberschenkelamputation erfolgen. Der deutlich seltener angelegte In-situ-Venen-Bypass zum P3-Segment hatte eine etwas geringere Frühverschlussrate.

Das Alter allein ist kein Faktor, um den operativen Eingriff auszuschließen. Die angewandten Verfahren einschließlich der Protheseninterposition stellen sichere und hocheffektive Behandlungsmöglichkeiten dar, auch für die Altersgruppe der über 80-Jährigen.

Augenscheinlich in unserem Datenmaterial ist ein günstiger Ausgangsbefund bei oftmals gut therapierten Begleiterkrankungen, der für eine effiziente ambulante kardiale Therapie sprach. Ebenso waren Blutdruck und Stoffwechsel gut eingestellt.

■ Diskussion

Die Therapie der femoropoplitealen Rekonstruktion, wie sie im Oberschenkel-, im Unterschenkel- und im kruralen Abstromgebiet möglich ist, zählt zu den etablierten Behandlungsverfahren der paVK in den Stadien III und IV sowie mit Einschränkung auch im Stadium IIB. Als Gefäßersatzmaterial weist die V. saphena magna die bei Weitem beste Offenheitsrate auf, wenngleich alloplastisches Gefäßersatzmaterial unverändert fester Bestandteil der gefäßchirurgischen Rekonstruktion ist [1, 8, 9].

„Lebenserwartung", „Alterspyramide" und „demographischer Faktor" sind Schlagworte, die in der täglichen öffentlichen Diskussion Verwendung finden sowie in ihrer Ausprägung und ihrer fragwürdigen Interpretation mit dem Begriff der Überalterung negativ besetzt sind [5]. Der Komplikationsprädiktor „Alter", wie er oftmals singulär angeführt wird, beinhaltet gleichzeitig eine große Anzahl paralleler Risikofaktoren, die in unterschiedlicher Kombination und Ausprägung das Krankheitsbild der pAVK umfassen [3, 4, 6, 7]. Die Sinnhaftigkeit von Bypass-Verfahren zur Wiederherstellung oder zumindest Verbesserung der arteriellen Durchblutung muss ergebnisorientiert die Wiederherstellung der Mobilität, die soziale und familiäre Resozialisierung (familiäre Akzeptanz), den langfristigen Extremitätenerhalt wie auch eine wenn möglich wieder erreichbare Zimmergehstrecke berücksichtigen. Verschiedene Studien [3, 6] konnten vereinzelt das Alter als unabhängigen Risikofaktor für kardiale und nichtkardiale Komplikationen identifizieren. Bekannt ist aus diesen Studien zudem, dass Patienten in einem Alter zwischen 70 und 79 Jahren ein 1,8fach und Patienten über 80 Jahren bereits ein 2,1fach erhöhtes Risiko gegenüber solchen Patienten aufweisen, die das 5.–6. Dezennium noch nicht überschritten haben. Der Schwerpunkt der genannten Studien lag auf dem Häufigkeitsanstieg nichtkardialer Komplikationen, in erster Linie kardiopulmonaler Komplikationen (Lungenembolie, nichtkardiales Lungenödem, Lobärpneumonie, postoperativer Herzinfarkt), aber auch von dialysepflichtiger Niereninsuffizienz und zerebrovaskulärem Insult mit neurologischem Defizit [11]. Die in unserem Krankengut analysierten Begleiterkrankungen entsprechen insgesamt dem begleitenden Risikoprofil, wie es für über 80-Jährige bekannt ist.

Die Indikation zur Operation richtet sich nach angiomorphologischen und klinischen Gegebenheiten, wie sie für jede Indikationsstellung zur operativen Revaskularisation erforderlich ist. Abbildung 4 zeigt die Anlage einer femoro-

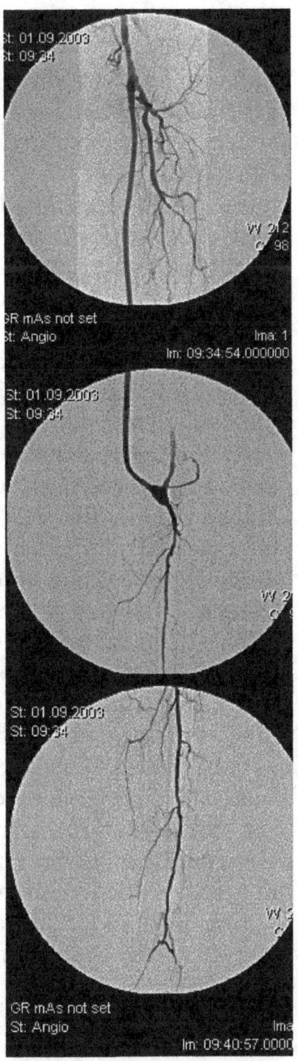

Abb. 4. Infragenualer P3-Anschluss bei singulärer Ausstrombahn, pAVK im Stadium III und angiomorphologisch femoropoplitealem Verschluss. Postoperative digitale Subtraktionsangiographie nach Anlage einer Cuff-Prothese im distalen Anastomosenbereich

poplitealen Rekonstruktion mit distalem Anschluss des P3-Segments bis in den Tractus tibiofibularis hinein bei singulärer Ausstrombahn und Fußversorgung über die A. fibularis. In unserem Patientengut dominiert das operativ-rekonstruktive Verfahren, gefolgt von interventionellen Maßnahmen. Neben dem Bypass-Verfahren wird der femoralen/profundalen Revaskularisation bei den älteren Patienten aufgrund der Kürze der Operation (unter Voraussetzung einer effizienten Kollateralisation) eine besonders günstige Wirkung zugeschrieben.

Als Anastomosenform bei Bypass-Verfahren wählten wir generell die terminolaterale Anastomosierung, wie sie u.a. für die residuale proximale Perfusion der A. femoralis superficialis bzw. das Rete genu bedeutsam ist. Im Stadium

IV der pAVK mit Gangrän und Ulzeration wählten wir vereinzelt für die femoropopliteale (P1-)Rekonstruktion die halbgeschlossene indirekte Desobliteration, die bei Nichtvorhandensein der V. saphena magna das Stadium IV weitgehend zur Abheilung bringt bzw. die Grenzzonenamputation in einer verbesserten peripheren Durchblutungssituation durchführbar werden lässt. Das diagnostische Procedere bei Vorliegen einer kompensierten Niereninsuffizienz muss das kontrastmittelbedingte Nierenversagen mit einkalkulieren. Die Duplexsonographie (äußerst erfahrene Untersucher) wie auch die Angio-MRT ermöglichen die Operationsplanung. Anhand der dargestellten Komplikationscharakteristik während des stationären Aufenthalts lässt sich für die periphere Revaskularisation beim über 80-jährigen Patienten ein stabiles und günstiges Verhalten dokumentieren.

Die Einteilung der Behandlungsindikation nach den TASC-Kriterien ist auch für dieses Patientengut günstig, wenngleich die interventionelle Therapie zahlenmäßig hinter den rekonstruktiven Behandlungsverfahren zurückfiel. Die behandelten klinischen Schweregrade entsprechen denen der Gesamtbehandlungsverfahren der pAVK. Hier umfassten die Fontaine-Stadien III und IV über 60% der Patienten.

Eine große Rolle spielten in unserem Krankengut oftmals allein lebende „Singles“ mit instabilem familiären Umfeld und Fremdbetreuung. Der klinische Befund und der Gesamtzustand des Patienten müssen im hohen Alter bei der Entscheidung über die Art des Rekonstruktionsverfahrens mit berücksichtigt werden. Das alloplastische Bypass-Verfahren ist bezüglich der Belastung sowie des technischen und des Zeitaufwandes geringer als der Venen-Bypass oder ein Composite-Verfahren. Beim ausgeprägten klinischen Stadium IV kann die halbgeschlossene Ringdesobliteration ein ausreichendes Verfahren zur Perfusionsverbesserung und zur Abheilung bestehender Ulzera sein – bei grenzwertiger Nierenfunktionsstörung ist die angiographische intraoperative Kontrolle jedoch kritisch zu werten.

Das Ergebnis der Revaskularionsmaßnahme muss – wenn auch nur als Zimmergehstrecke – eine individuell ausreichende Mobilität sein.

■ Literatur

1. Böckler D, Schumacher H, Allenberg JR (2005) Gefäßchirurgie im Alter. Chirurg 76: 113–125
2. Eagle KA, Berger PB, Calkins H et al. (2002) Arteria carotis communis/AHA guideline update for perioperative cardiovascular evaluation for non cardiac surgery. Circulation 105:1257–1267
3. Goldman L, Caldera DL, Nussbaum SR et al. (1977) Multifactorial index of cardiac risk in noncardiac surgical procedures. N Engl J Med 297:845–850
4. John AD, Sieber FE (2004) Age associated issues: geriatrics. Anaesth Clin N Am 22: 45–58
5. Körtner UHJ (2006) FRAILTY. Ethik Med 18:108–119
6. Lee T, Marcantonio ER, Mangione CM et al. (1999) Derivation and prospective validation of a simple Index for prediction of cardiac risk of major non cardiac surgery. Circulation 100:1043–1049

7. Maack C, Cremers B, Böhm M (2005) Perioperative Risikoevaluierung des alternden Mannes. Blickpunkt DER MANN 3:5–13
8. Naundorf M (2007) Femoro-popliteale Gefäßverschlüsse. In: Luther B (Hrsg) Kompaktwissen Gefäßchirurgie. Springer, Berlin Heidelberg, S 215–233
9. Naundorf M (2008) Die femoro-popliteale Rekonstruktion – was hat sich in 50 Jahren Bypasschirurgie geändert? In: Hepp W (Hrsg.) Läsionen der Becken- und Oberschenkelarterien. Steinkopff, Heidelberg, S 93–107
10. Peeters P, Verbist J, Deloose K, Bosiers M (2006) Results with heparin bonded PTFE grafts for femorodistal bypasses. J Cardiovasc Surg 47:407–413
11. Polanczyk CA, Marcantonio E, Goldman L et al. (2001) Impact of age on perioperative complications and length of stay in patients undergoing non cardiac surgery. Ann Intern Med 134:637–643
12. Tangelder MD, Algra A, Lawson JA, Eichelboom BC (2000) Risc factors for occlusion of infrainguinal bypass grafts. Eur J Vasc Endovasc Surg 20:118–124
13. Teufelsbauer H, Polterauer P, Prusa A, Märk J, Kretschmer G, Huk J (2001) Der geriatrische Patient aus chirurgischer Sicht – Infrarenales Aortenaneurysma und Carotisstenose. Acta Chir Austriaca 33:223–227

Wundbehandlung bei gefäßchirurgischen Patienten

T. Horn

Wound treatment in vascular surgery patients

Summary. "Modern wound management" has become an often used buzzword, but without exact definition. It comprises "dry" and "moist woundhealing" as well as further procedures like maggottherapy, vacuum etc. For users, the multitude of wound products and the variety of treatments is rather confusing. In the following, an overview of presently available local wound treatments with consideration of patients with vascular diseases is given.

Zusammenfassung. „Modernes Wundmanagement" ist zu einem viel benutzten Schlagwort geworden, allerdings ohne eindeutige Definition. Das beinhaltet die Begriffe „trockene" und „feuchte Wundbehandlung" sowie weitere Verfahren wie Biochirurgie (Madentherapie), Vakuumversiegelung von Wunden etc. Für den Anwender sind die Vielzahl der angebotenen Wundprodukte sowie die damit verbundenen zahlreichen Möglichkeiten der Behandlung eher verwirrend. Im Folgenden wird eine Übersicht der zurzeit zur Verfügung stehenden lokalen Wundbehandlungsmöglichkeiten unter Berücksichtigung der Situation bei gefäßchirurgischen Patienten gegeben.

Einleitung

„Feuchte Wundbehandlung" ist nicht neu – in den vergangenen Jahrtausenden wurden Wunden mit Öl, Weinumschlägen etc. behandelt. Die Entwicklung keimfreier Wundauflagen führte im 20. Jahrhundert zur „trockenen Wundbehandlung" unter der Vorstellung des Primats einer Wundasepsis.

Gefäßchirurgische Patienten wurden daher bis zur Renaissance der feuchten Wundbehandlung ebenfalls trocken behandelt. Der Nachteil des unmittelbaren Verklebens der Wundauflage sowie ein langsames Abheilen nicht primär verschließbarer Defekte waren die Folgen.

Unter einer intakten Hautblase verläuft die Wundheilung beschleunigt ab. Winter [5] konnte 1952 nachweisen, dass eine Wundfläche, die mit einer Polyurethanfolie abgedeckt ist, ebenfalls schneller abheilt. Diese an akuten Wunden gemachte Beobachtung diente als Grundlage für die Entwicklung von Auflagesystemen zur Behandlung akuter, aber auch chronischer Wunden unter dem Stichwort „feuchte Wundbehandlung". Interzellulär werden die Abheilungsvorgänge durch Zytokine, Wachstumsfaktoren und sonstige Mediatoren vermittelt; sie verlaufen unter feuchter Wundbehandlung wesentlich beschleunigt [2]. Dabei führt die Okklusion einer nicht infizierten Wunde bei normaler Gewebedurchblutung nicht zu einer Keimvermehrung mit nachfolgender Infektion [2]. Turner [4] hat die *Forderungen an einen idealen Wundverband* abgeleitet:

- Entfernung und Speicherung von überschüssigem Wundsekret,
- Erhaltung eines feuchten Milieus im Wundbereich,
- Gewährleistung des Gasaustausches,
- thermische Isolierung gegenüber der Umwelt,
- Undurchlässigkeit für Mikroorganismen,
- keine Abgabe von Fremdstoffen (Fasern, Fasermaterial etc.),
- atraumatische Entfernbarkeit.

Ein feuchtes Wundmilieu ergibt somit optimale Abheilungsvoraussetzungen. Dem steht jedoch entgegen, dass eine Wundoberfläche mit zu hohem Flüssigkeitsanteil zur Mazeration der Wundumgebung, häufig zur kritischen Kolonisation und unter entsprechenden Bedingungen auch zur Infektion führt.

Dagegen führt eine zu trockene Wunde zur oberflächlichen Nekrosebildung mit deutlich verzögerter oder gar stagnierender Abheilung. Ein erneutes Débridement würde eine neue, noch größere Nekrose hervorrufen.

Je besser die lokalen und systemischen Voraussetzungen für die Wundheilung sind, umso unkritischer ist der Einsatz der feuchten Wundbehandlung möglich. Gerade bei gefäßchirurgischen Patienten ist jedoch oft durch weitere Zusatzfaktoren eine verzögerte Wundheilung gegeben und somit der Einsatz der feuchten Wundbehandlung kontraindiziert bzw. im Einzelfall kritisch abzuwägen und nur unter engmaschiger Beobachtung durchführbar. Die *Kriterien einer verzögerten Wundheilung* sind:

- Minderdurchblutung,
- Anämie,
- Eiweißmangel,
- Ödem,
- chronische, konsumierende Erkrankung,
- Verwendung immunsuppressiver Medikamente.

Der wesentlichste Faktor bei gefäßchirurgischen Patienten ist die verzögerte Wundheilung bei verminderter arterieller Durchblutung. In Tabelle 1 ist die Differenzierung von Browne und Sibbald [1] dargestellt.

Bei einer Anämie mit einem Hb-Wert von < 10 g/dl ist mit einer verzögerten Abheilung zu rechnen, bei Werten von < 7–8 g/dl ist die Wunde als kaum heilbar einzuschätzen. Gleiches gilt für einen Eiweißmangel bei einem Albuminwert von < 30 g/dl, auch hier ist eine verzögerte Abheilung zu erwarten. Bei Albuminwerten von < 20 g/dl ist die Wunde als kaum heilbar anzusehen. Zusätzlich verzögernde Faktoren für die Wundheilung sind lokale Ödeme, chronische Erkrankungen wie Kollagenosen oder rheumatoide Arthritis sowie vorangegangene Organtransplantation, Chemotherapien bzw. der Einsatz immunsuppressiver Medikamente [3].

Tabelle 1. Kriterien für eine verzögerte Wundheilung nach Browne et. al 2001

Knöchel-Arm-Index	Zehendruck (mmHg)	Zehen-Arm-Index	Doppler-kurve	$TcpO_2$ (mmHg)	Diagnose
>0,8	>55	>0,6	Normal	>40	keine pAVK
>0,6	>40	>0,4	Bi-/monophasisch	30–39	PAVK, ggf. leichte Kompression
>0,4	>20	>0,2	Bi-/monophasisch	20–29	PAVK
<0,4	>20	<20	Monophasisch	<20	Hohes Ischämierisiko

pAVK periphere arterielle Verschlusskrankheit, *$TcpO_2$* transkutaner Sauerstoffpartialdruck

Grundsätzlich gilt: Je größer das Ausmaß einer Wundheilungsverzögerung oder gar Wundheilungshemmung durch eine arterielle Minderdurchblutung, gegebenenfalls in Kombination mit einer Anämie, einem Eiweißmangel etc., ist, umso größer ist das Risiko, unter einer feuchten Wundbehandlung eine Exazerbation des Befundes mit Entwicklung einer Phlegmone und konsekutivem Extremitätenverlust zu erleiden. Da mehrere dieser Faktoren unter Berücksichtigung der individuellen Wundlokalisation, der individuellen Wundgröße und weiterer Gegebenheiten nicht exakt definierbar sind, verbleibt eine erhebliche Grauzone zwischen den klar definierten Indikationsbereichen der trockenen und der feuchten Wundtherapie.

- **Indikationen zur trockenen Wundtherapie**
  - Primärer chirurgischer Wundverschluss
  - Unkomplizierte Wunde in der Epithelisierungsphase
  - Trockene Nekrose bei ausgeprägter, nicht besserbarer peripherer arterieller Verschlusskrankheitunkomplizierte Bagatellwunde
- **Indikationen zur feuchten Wundbehandlung**
  - Chronische Wunde
  - Sekundär heilende Wunde
  - Nekrotisch oder mit Fibrin belegte Wunde
  - Großflächig unverschlossenes Granulationsgewebe

Struktureller Aufbau von Wundauflagen

Grundsätzlich ist jede Wundauflage im Wesentlichen aus *3 Komponenten* aufgebaut:

- Die **Deckschicht** schützt die Wunde gegenüber Umwelteinflüssen wie externe Kontamination, thermische Abkühlung etc. und verhindert ein Verkleben des Verbandes mit darüber liegender Kleidung etc.
- Die *Adhäsivschicht* bewirkt eine Fixation der Wundauflage auf der umgebenden gesunden Haut und verhindert z. B. einen Wundsekretaustritt in die Umgebung.
- Der *Wundfüller* ist die eigentliche Auflage, die als Festmaterial oder Flüssigkeit in unmittelbarem Kontakt zur Wundfläche steht.

Wundauflagen mit Abschluss sind Komplettsysteme, in denen alle 3 Verbandkomponenten in einem Produkt vereint sind. *Wundauflagen ohne Abschluss* benötigen dagegen beispielsweise als Wundfüller eine zusätzliche Fixation und eine Abdeckung zum Schutz gegenüber der Umgebung.

Es existiert zurzeit keine einheitliche international gültige Klassifikation der Wundprodukte. Üblich ist eine tabellarische Aufstellung der unterschiedlichen Produktgruppen anhand spezifischer Eigenschaften.

Typen von Wundauflagen

Man unterscheidet inaktive, interaktive und aktive Wundauflagen.

Inaktive (passive) Wundauflagen

Inaktive Wundauflagen nehmen mehr oder weniger Sekret aus der Wunde auf, ohne ein spezifisches, die Wundheilung förderndes Mikromilieu zu schaffen. Es kommt im Vergleich zur offenen Wunde nicht zu Veränderungen auf zellulärer Ebene. Inaktive Wundauflagen sind:
- Gaze,
- Mullkompressen,
- Vliesstoffauflage.

Interaktive Wundauflagen

Interaktive Wundauflagen verändern das Mikroklima der Wunde und bewirken über die Nachahmung des physiologischen Prozesses unter Bildung eines feuchten Wundmilieus (nicht zu trocken und nicht zu nass) eine beschleunigte Wundheilung. Interaktive Wundauflagen sind:
- Hydrokolloide,
- Hydropolymere,
- Alginate,
- Hydrofaser,
- Hydrogel,
- Aktivkohleverband,
- enzymatische Wundauflage,
- Transparentverband (Film),
- Wundauflage mit antiseptischen Zusätzen,
- sonstige Produkte.

Aktive Wundauflagen

Aktive Wundauflagen haben einen definierten Wirkungsmechanismus, indem sie in (patho-)physiologische Vorgänge in der Wunde durch Substitution oder Suppression von Faktoren eingreifen. Aktive Wundauflagen sind:
- proteasemodulierende Matrixprodukte,
- Wachstumsfaktoren,
- Hyaluronsäure.

Inaktive Wundauflagen

▮ **Imprägnierte Wundgazen.** Wundgazen sind grobmaschige Netze aus Baumwolle, Zellulose oder Kunstfasern, die mit Öl-in-Wasser-Emulsionen, Fettsalben, Hydrokolloiden etc. imprägniert sind, damit ein Verkleben der Wundoberfläche mit weiterem Verbandmaterial verhindert wird.

Die Struktur erlaubt ein ungehindertes Durchtreten des Wundexsudats in die darüber liegende, flüssigkeitsaufnehmende Wundauflage.

▮ **Mullkompressen.** Mullkompressen bestehen aus Baumwollgewebe mit grober oder feinerer Gitterstruktur. Abhängig von der Dicke der Kompresse besteht ein unterschiedliches inter- und intrakapilläres Wasseraufnahmevermögen. Bei fehlender oder mäßiger Sekretion ist zum Schutz vor Verkleben mit der Wundoberfläche die Verwendung von imprägnierten Wundgazen erforderlich. Eine Sonderform stellen mit Kochsalz imprägnierte Fließstoffkompressen dar, die bei stark sezernierenden Wunden mit nekrotischem Wundgrund dehydrierend wirken.

▮ **(Hochabsorbierende) Saugverbände.** Saugverbände sind oft mehrschichtig aufgebaut und bestehen aus Baumwolle, Viskose, synthetischen Fasern etc. mit einem z. T. speziell präparierten, hochsaugfähigen Kern, um gegenüber Mullkompressen eine noch höhere Saugkapazität sowie zusätzlich gute Polstereigenschaften mit Anpassung an die Körperkontur zu erreichen. Sonderformen sind Saugverbände mit superabsorbierendem Polymerkern mit extrem hoher Saugleistung, bei denen Bakterien und Zelltrümmer zusammen mit der Flüssigkeit aufgenommen werden. Diese Verbandform ist hochkompressibel, d.h. auch unter Kompressionsverbänden wird Flüssigkeit nicht wieder abgegeben.

Interaktive Wundauflagen

▮ **Wundauflagen mit mäßigem Flüssigkeitsaufnahmevermögen: Hydrokolloide.** Hydrokolloide sind grundsätzlich 2-schichtig aufgebaut und enthalten neben der Polyurethanabdeckung ein hochhygroskopisches Mikrogranulat, das bei Kontakt mit der Wundflüssigkeit (Bedingung!) eine kontinuierliche Aufnahme des Wundsekrets einschließlich Detritus und Bakterien bewirkt. Das Material ist in der Regel selbsthaftend und verflüssigt sich unter Sekretaufnahme (sog. Phasenumkehr). Aus Wundsekret und verflüssigter hydrokolloidaler Schicht bildet sich eine Flüssigkeitsblase, die mit zunehmender Menge den Kleberand anlöst und zum Sekretabfluss nach außen führt. Spätestens dann ist der Verband zu wechseln. Die austretende Flüssigkeit darf nicht mit Eiter oder anderen Wundsekreten verwechselt werden. Aufgrund der relativen Starrheit von Hydrokolloidplatten sind diese nur bei oberflächlichen Wunden in gelenkfernen Arealen indiziert. Sehr gut eignen sie sich als Hautschutz vor Druckstellen (bei Kathetern und sonstigen Schlauchsystemen).

Es werden „dünne Hydrokolloide“, die sich recht gut an Wundkonturen anschmiegen, aber nur eine begrenzte Flüssigkeitsaufnahmefähigkeit haben, von „dicken Hydrokolloiden“ unterschieden.

▌ Wundauflagen mit hohem Flüssigkeitsaufnahmevermögen

Schaumstoffkompressen/Hydropolymere. Die bekannteste Hydropolymergruppe sind Polyurethane, die ungeschäumt als Folien und geschäumt als „Schaumstoff" konfektioniert sind. Dreischichtig werden sie häufig als Komplettsystem angeboten, mit wundseitigem aufsaugenden, geschäumten Polyurethankörper, der von einer semipermeablen Polyurethanfolie wasserdicht abgeschlossen wird. Zur Fixation ist ein meist mit Polyacrylkleber versehener Rand konfektioniert. Man unterscheidet geschlossen- und offenporige Schaumstoffe. Offenporige Schaumstoffe eignen sich nur zur Wundkonditionierung vor Transplantationen, da das darunter liegende Granulationsgewebe des Wundgrundes in den Schaumstoffkörper einwächst und somit eine gute Kapillarisierung des Transplantationsbetts erreicht wird.

Zur Wundbehandlung werden geschlossenporige Schaumstoffe verwendet, die das Einwachsen von Granulationsgewebe am Wundgrund verhindern.

Hydropolymere sind formstabil. Im Gegensatz zu Hydrokolloiden verändern sie ihre Struktur unter Flüssigkeitsaufnahme nicht. Je nach Grad der Schäumung können sie unterschiedlich viel Flüssigkeit aufnehmen. Eine Modifikation ist die Einarbeitung von Superabsorbern (Polyacrylate), die ein sehr hohes Flüssigkeitsbindungsvermögen aufweisen.

Moderne Hydropolymere zeigen eine hohe Elastizität und damit die Möglichkeit zur Anwendung im Gelenkbereich und außerdem eine ausgeprägte Kompressibilität ohne Sekretverlust (Anwendung unter Kompressionsverbänden).

Alginate. Alginate werden als Kompressen oder tamponadenartige Fasergestricke hergestellt. Sie sind schneid- und reißbar und werden als Wundfüller locker in die Wunde eingelegt. Bei ausreichender Flüssigkeitssekretion quellen sie unter Kalziumabgabe und Natriumaufnahme und gelieren, was ein Verkleben mit dem Wundgrund verhindert. Hervorzuhebend sind leichte hämostyptische Eigenschaften.

Als Wundfüller benötigen sie zusätzlich einen Wundabschluss.

Hydrofasern. Hydrofasern bestehen aus Natriumcarboxymetylzellulose mit extrem hoher Hydrophilie. Innerhalb von Sekunden bilden sie ein nicht mit dem Wundgrund verklebendes Gel und sind ebenfalls – wie Alginate – zur Aufnahme hoher Flüssigkeitsmengen geeignet.

Auch sie benötigen – wie Alginate – eine sekundäre Wundabdeckung.

Bei allen Wundsystemen mit einem hohen Flüssigkeitsaufnahmevermögen, insbesondere bei Alginaten und Hydrofasern, ist auf eine ausreichende Flüssigkeitssekretion der Wunde zu achten. Ansonsten besteht die Gefahr, dass austrocknungsgefährdete Strukturen wie Periost, Perichondrium, Peritendineum etc. vertrocknen und damit nekrotisch werden.

▌ Wundsystem mit der Fähigkeit zur Flüssigkeitsaufnahme und -abgabe: Hydrogele. Hydrogele bestehen aus hydrophilen Polymeren mit einem vergleichsweise sehr hohen Wasseranteil und werden amorph in Tuben, Faltflaschen, Aluminiumblistern etc. konfektioniert. Je nach Wundzustand können sie Wundsekret bis zum doppelten Eigengewicht absorbieren, aber bei trockenen Nekrosen auch umgekehrt Flüssigkeit abgeben. Sie eignen sich daher hervorragend zum autolytischen Débridement bei chirurgisch nicht angehbaren Nekrosen und Belägen. Hydrogele benötigen einen Sekundärverband als Wundabdeckung.

Eine weitere Indikation ist der Schutz austrocknungsgefährdeter Strukturen in Wunden. Hydrogele eignen sich aufgrund ihrer Transparenz in mäßigem Umfang zur Wundinspektion ohne Entfernung des Verbandes. Sie benötigen einen Sekundärverband als Wundabdeckung.

▌ **Wundauflagen zur Geruchsabsorption: Aktivkohleverbände.** Aktivkohleverbände besitzen aufgrund der sehr großen Oberfläche eine hohe Absorptionsfähigkeit für Bakterien, Sekret und Zelldetritus, insbesondere aber auch für die geruchsintensiven biogenen Amine, die bei der bakteriellen Eiweißzersetzung entstehen. Sie sind damit bei übel riechenden nekrotischen Wunden (z.B. zerfallende Tumoren oder großflächige Ulzera), bei denen die unangenehme Geruchsbildung im Vordergrund steht, einsetzbar. Zu beachten ist, dass die meisten Produkte nicht schneidbar sind, da sonst die eingefügte Kohle in die Wunde eindringt. Einige der Produkte müssen zusätzlich mit einer Wundgaze vor Verklebung mit dem Wundgrund geschützt werden.

▌ **Enzymatische Wundreinigung.** Produkte der enzymatischen Wundreinigung hatten in der Vergangenheit einen großen Stellenwert als Wundtherapeutika. Inzwischen werden sie nur noch gezielt zum Nekrosen- und Fibrinabbau angewendet. Ihr Einsatz ist beschränkt, da das autolytische Débridement unter Anwendung zahlreicher anderer Wundprodukte ebenfalls eine hervorragende Wundreinigung bewirkt.

▌ **Transparentverband (Folien).** Polyurethanfilme sind semipermeabel, d.h. luft- und wasserdampfdurchlässig, dagegen impermeabel für Wasser und Mikroorganismen. Man unterscheidet eine mäßig durchlässige Konfektion mit 200–850 ml H_2O-Durchlässigkeit/m^2/24 h, die besonders bei Schwitzen (Fieber) eine Mazeration der Wundumgebung bewirkt, von einer stärker durchlässigen Gruppe mit 1100–3000 ml H_2O-Durchlässigkeit/m^2/24 h; letztere ist als Wundabdeckung geeignet, um zahlreiche Wunden zu versorgen. Bei schon gering gegebener Wundsekretion ist dann jedoch die zusätzliche Einlage eines Wundfüllers erforderlich. Besonders indiziert sind Folien aufgrund ihrer Transparenz, wenn eine ständige Beurteilung ohne Verbandwechsel erreicht werden soll.

Aktive Wundauflagen

▌ **Matrixmetalloproteinaseninhibitoren.** Matrixmetalloproteinaseninhibitoren bewirken eine Erniedrigung der in chronischen Wunden stark erhöhten Matrixmetalloproteinasenkonzentration. Die Matrixmetalloproteinasen sind im Wesentlichen für die niedrige Wachstumsfaktorenaktivität in solchen stagnierenden Wunden mit verantwortlich.

Die Produkte werden kompressenartig hergestellt und auf die Wunden aufgebracht, wo sie – je nach Flüssigkeitssekretion – innerhalb von 2–3 Tagen in der Regel vollständig resorbiert werden.

Als Wundfüller benötigen sie zusätzlich eine Abdeckung.

▌ **Hyaluronsäure.** Hyaluronsäure ist ein lineares Polysaccharid aus der Gruppe der Glukosaminoglykane, einem Bestandteil der extrazellulären Matrix. Verestert stehen sie als Granulat, als Kompressen, als Tamponaden und als Spray zur Verfügung. Sie weisen je nach Konfektion eine mäßige bis hohe Saugfähigkeit für Wundsekret, Detritus und Bakterien auf und wandeln sich unter vollständiger Biodegradation in ein Gel um.

Als Wundfüller benötigen sie eine Wundabdeckung. Trotz der wissenschaftlich erwiesenen ausgeprägten granulationsfördernden Wirkung haben sich die Produkte aufgrund des hohen Preises nicht auf dem Markt durchgesetzt.

▌ **Thrombozytenwachstumsfaktor.** Thrombozytenwachstumsfaktor ist zur Behandlung an stagnierenden diabetisch-neuropathischen Wunden bis zu einer umschriebenen Maximalgröße zugelassen.

Aufgrund des hohen Preises ist eine routinemäßige Anwendung nicht praktikabel.

Allgemeine Hinweise: Sämtliche aktiven Wundauflagen unterscheiden sich von den übrigen Produkten durch ein aktives Eingreifen in den physiologischen Wundprozess. Als Voraussetzung benötigen sie saubere Wunden (nekrosefrei) und werden regelhaft über mehrere Wochen als Zweitoption nach Versagen der zuerst eingesetzten Therapie auf stagnierenden, ausschließlich mit Granulationsgewebe bedeckten Wunden eingesetzt.

Antiseptikahaltige Wundauflagen

Als derzeitiges Standardwundantiseptikum mit kontinuierlicher Wirkstofffreigabe wird fast ausschließlich Silber eingesetzt. Es hat eine antiinflammatorische Wirkung und ist antimikrobiell gegenüber mehr als 150 Bakterienspezies einsetzbar. Der genaue Wirkungsmechanismus ist noch nicht vollständig aufgeklärt. Fast jede der hier aufgeführten Produktgruppen (Hydrokolloide, Polyurethane, Alginate, Methylzellulose, Kohle etc.) werden auch als Produkte mit einem solchen Silberzusatz konfektioniert. Neben den spezifischen Materialeigenschaften der verwendeten Grundsubstrate unterscheiden sie sich zusätzlich wesentlich durch sehr unterschiedliche Silberfreisetzungen in der Wunde. Es gibt Produkte wie Kohlekompressen mit Silberzusatz, die kaum Silber freisetzen, aber auch Produkte wie silberhaltige Hydrokolloide, die in so hohem Maße Silber freisetzen, sodass eine Grau- bis Schwarzverfärbung der Wunde resultieren kann. Silber wird vom Körper aufgenommen; bei exzessiv hohen Mengen bestünde die Gefahr einer Argyrose (irreversible Grauverfärbung der Haut und der Skleren). Dies ist bisher für Wundprodukte nicht nachgewiesen.

Der Einsatz von Antiseptika sollte daher nicht unkritisch, sondern nur bei kritisch kolonisierten Wunden über einen begrenzten Zeitraum erfolgen. Die alleinige Anwendung bzw. die Kombination mit einer systemischen Antibiotikatherapie ist von Fall zu Fall zu erwägen.

Mikronisiertes PVP-Jod wird ebenfalls als antiseptisch wirksames Wundprodukt mit einer protrahierten PVP-Jod-Freisetzung angeboten.

■ Allgemeine Hinweise zur Verwendung von modernen Wundauflagen

- Nur Hydropolymere und Hydrokolloide sind Produkte, die als Komplettsysteme ohne weitere Notwendigkeit eines zusätzlichen Verbandes angewendet werden können.
- Alle übrigen Wundproduktgruppen (Alginate, Hydrofaser, Hydrogel, Aktivkohleverbände, enzymatische Wundprodukte etc.) benötigen einen sekundären Wundabschluss, üblicherweise als Hydropolymer-, aber auch als Hydrokolloid- oder Transparentverband.
- Noch nicht vollständig gesättigte Wundfüller (Alginat, Hydrofaser etc.) können durch Anfeuchten (z.B. durch NaCl- oder Ringer-Lösung) schmerzärmer entfernt werden.
- Auf feuchter oder fettiger Haut können mit Polyacrylatkleber versehene Wundprodukte oder auch Hydrokolloide nicht ausreichend fixiert werden. Es sind daher entsprechende Vorbehandlungen notwendig.
- „Moderne Wundprodukte“ erlauben mehrtägige Verbandwechselintervalle. Bei zu starker Sekretion, die ein tägliches oder evtl. mehrmals tägliches Wechseln erfordert, sind diese Produkte zu teuer. Wenn nicht die falsche Produktgruppe ausgewählt wurde, sollte bei zu häufigen Wechselintervallen in der Akutphase auf diese Produkte verzichtet werden. Es ist dann ggf. eine „konventionelle Vorgehensweise“ mit Produkten der trockenen Wundbehandlung so lange notwendig, bis die hier aufgeführten Produkte – dann mit längeren Verbandwechselintervallen – angewendet werden können.

■ Weitere Wundtherapien

Biochirurgie (Madentherapie)

Sterile Fliegenlarven (Maden) werden zum Abräumen von nekrotischem und gangränosem Gewebe auf die Wunde aufgelegt und zum Schutz vor einem Entweichen durch ein feinmaschiges, steriles, luftdurchlässiges Netz abgedeckt. Maden sind ausschließlich Nekrophagen, d.h. sie schonen das gesunde Gewebe. Durch proteolytische Systeme verflüssigen sie extrakorporal das abgestorbene Gewebe und ingestieren es anschließend. Die durch die Maden hervorgerufenen Effekte sind eine Gewebenekrolyse, eine lokale antiseptische Wirkung und eine Wundheilungsbeschleunigung. Neben „freien Maden“ werden Maden in Polyvinylalkoholbeuteln abgepackt. Das Handling dieser Präparation ist wesentlich einfacher, die Wirkung der Maden aber auf die jeweilige Auflagefläche des Beutels begrenzt. Die Wirkung ist daher in Regionen mit zerklüftetem Wundgrund eingeschränkt. Maden benötigen Sauerstoff und einen ausreichenden Sekretabfluss der Wunde.

Indikationen sind umschriebene Nekrosen, die chirurgischerseits nicht klar von vitalem Gewebe abgegrenzt werden können. Bei Anwendung von Maden bei arterieller Minderdurchblutung und zusätzlicher Immuninkompetenz sind aggressive Verläufe mit Abtragung und Andauung von gesundem Gewebe möglich.

Vakuumversiegelung

Durch Auflage eines Schwammes mit eingearbeitetem oder aufgelegtem Drainagesystem und luftdichtem Abschluss mit einer transparenten Polyurethanfolie werden über eine elektrische Pumpe ein permanenter Unterdruck erzeugt und Wundsekret, Detritus etc. abgesaugt. Als Schwammmaterialien wird für kontaminierte, mit Restnekrosen belegte Wunden ein offenporiger Polyurethanschaum mit einer Porengröße von 400–600 μm empfohlen, bei sauberen Wunden vor oder unmittelbar nach Spalthauttransplantation ein Polyvinylalkoholschwamm, in den das Granulationsgewebe des Wundgrundes nicht einwachsen kann. Neben der Evakuierung von Wundsekret werden durch die Vakuumtherapie eine Steigerung der kutanen Perfusion und eine beschleunigte Granulationsgewebsbildung hervorgerufen.

Als Komplikationen können Blutungen bei in der Wundhöhle freiliegenden Gefäßen sowie Fasziitiden, Osteitiden, Verletzungen an Nerven und periphere Stauungsödeme mit Infektionsgefahr entstehen.

Bei gefäßchirurgischen Patienten ist streng auf einen an die jeweilige Durchblutungssituation angepassten Unterdruck zu achten, da sonst irreversible Ischämien hervorgerufen werden.

▌ Fazit

Zur modernen Wundtherapie bei gefäßchirurgischen Patienten steht eine breite Palette sehr unterschiedlicher Wundtherapien zur Verfügung. Primär ist immer eine Entscheidung hinsichtlich des adäquaten Einsatzes der feuchten oder der trockenen Wundtherapie erforderlich.

Bei Kenntnis der Materialeigenschaften und richtiger Indikation kann durch adäquate Anwendung von Produkten der feuchten Wundbehandlung eine deutliche Verbesserung der Abheilungsgeschwindigkeit zahlreicher Wunden erreicht werden. Die Therapie hat inzwischen neben der Biochirurgie und der Vakuumtherapie einen festen Platz in der heutigen Wundbehandlung gefäßchirurgischer Patienten.

Dabei sind interaktive Wundprodukte als Primärbehandlung zu bevorzugen. Bei Therapieresistenz kann in geeigneten Fällen dann auf ein Produkt der aktiven Wundtherapie übergegangen werden.

Die finanziell und personaltechnisch wesentlich aufwändigeren Verfahren wie biochirurgische Therapie und Vakuumversiegelung haben aufgrund ihrer spezifischen Eigenschaften feste, aber umschriebenen Indikationen.

Eine ideale Wundauflage für alle Situationen gibt es nicht.

Es existiert zurzeit keine „intelligente Wundauflage", die sich automatisch an die jeweilige Wundheilungsphase anpasst. Indikatoren für einen Wundzustand sind bisher noch nicht entwickelt.

In der Praxis lassen sich viele der auf dem Markt vorhandenen Produkte hervorragend einsetzen und erlauben somit eine Optimierung der „endogenen Wundheilung". Die wissenschaftliche Datenlage im Sinne einer evidenzbasierten Medizin bedarf jedoch dringend einer Verbesserung.

Die kostenaufwändigeren Verfahren wie der Einsatz aktiver Wundauflagen, biochirurgische Therapiemaßnahmen sowie die Vakuumversiegelung sind ein erster Schritt zu spezifischen Therapien. Alle Verfahren erfordern aber noch weitere Forschung und Validierung durch entsprechende Studien, um exakte Indikationsbereiche zu erarbeiten.

▌ **Anmerkung.** Teile des Manuskripts wurden modifiziert der „Krefelder Wundfibel", 3. überarbeitete Auflage, Stand 11/2005, Klinikum Krefeld, sowie dem Artikel „Modernes Wundmanagement", ärztliches journal, reise & medizin, orthopädie Nr. 5/2006, Hoffmanns Verlag, München, entnommen.

▌ Literatur

1. Browne AC, Sibbald RG (1999) The diabetic neuropathic ulcer. An overview. Ostomy/ Wound Manage Suppl. 1A:S65–205
2. Kunimoto B, Coolin M, Gulliver W, Houghton P, Orsted H, Sibbald R (2001) Best Practices for the prevention and treatment of venous keg ulcers. Ostomy Wound Manage 47:34–50
3. Sibbald R, Orsted H, Coutts P, Keast D (2006) Preparing the wound bed. Wound Care Canada 4 (1):S6–S18
4. Turner TD (1979) Hospital usage of absorbent dressings. Pharm J 222:421–426
5. Winter GD (1962) Formation of the scab and the rate of epithelization of superficial wound in the skin of the domestic pig. Nature 193:293–294

Wie empfindet der Patient die „Vorteile" der peripheren Bypass-Chirurgie?

M. Engelhardt, C. Willy, W.A. Wohlgemuth, K.D. Wölfle

Self-assessment of health-related quality of life after infrainguinal bypass surgery

Summary. Health-related quality of life after successful bypass grafting for limb salvage is improved, despite frequent adverse effects such as delayed wound healing and the need for repeated operations. The dimension "physical health", including pain reduction, improved physical functioning and mobility, benefits most. Improvement of quality of life is delayed and less pronounced in diabetic patients in comparison to non-diabetic patients. However, a long lasting improvement of quality of life can not be achieved in this problematic group of patients with critical limb ischemia, despite successful bypass surgery.

Zusammenfassung. Patienten mit kritischer Extremitätenischämie empfinden nach peripherer Bypass-Anlage eine deutliche Verbesserung ihrer gesundheitsbezogenen, krankheitsübergreifenden Lebensqualität – trotz eines oftmals beschwerlichen postoperativen Verlaufs mit langwieriger Wundheilung und der Notwendigkeit wiederholter Operationen. Am meisten profitiert der Bereich der körperlichen Befindlichkeit mit Schmerzreduktion, verbesserter körperlicher Funktionsfähigkeit und erhöhter Mobilität. Der Gewinn an Lebensqualität tritt bei Diabetikern verzögert ein und ist weniger stark ausgeprägt als bei Nichtdiabetikern. Langfristig vermag jedoch auch eine erfolgreiche periphere Bypass-Anlage nicht die krankheitsübergreifende Lebensqualität dieser problematischen Patientengruppe mit fortgeschrittener arterieller Verschlusskrankheit dauerhaft zu verbessern.

Einleitung

Fortschritte in der peripheren Gefäßchirurgie erlauben inzwischen auch arterielle Rekonstruktionen weit peripher gelegener Gefäßverschlüsse mit Anschluss an distale krurale und pedale Arterien. Primäre und sekundäre 5-Jahres-Bypass-Offenheitsraten von 57% bzw. 63% sowie Beinerhaltungsraten von 78% selbst nach pedaler Bypass-Anlage in großen Serien [2] scheinen hierbei eine aggressive Indikationsstellung zur arteriellen Rekonstruktion zu rechtfertigen. Der Extremitätenerhalt nach erfolgreicher Revaskularisation ermöglicht vielen dieser Patienten mit kritischer Extremitätenischämie („critical limb ischemia“, CLI) die Bewahrung oder Wiederherstellung ihrer Mobilität und damit ihrer Selbstständigkeit.

Diese Vorteile werden jedoch aus Sicht des Patienten vielfach teuer erkauft. Die periphere Bypass-Chirurgie bei CLI ist typischerweise durch mehrfache, lange Krankenhausaufenthalte sowie die Notwendigkeit wiederholter Interventionen und Operationen zum Erhalt oder zur Wiederherstellung der Bypass-Offenheit gekennzeichnet. Hinzu kommt eine oftmals protrahierte Wundheilung der ischämischen und operativen Wunden, auch nach erfolgreicher Revaskularisation mit einer durchschnittlichen Wundheilungsdauer von 4,2 (0,4–48) Monaten [20]. Insgesamt fanden Nicoloff und Mitarbeiter bei einem Follow-up von 3,5 Jahren nach infrainguinaler Bypass-Anlage somit gerade einmal in 14% der Fälle ein „ideales Ergebnis“ ohne Komplikation oder Notwendigkeit der Re-Intervention [20].

Im Rahmen der Qualitätssicherung nach peripherer Gefäßchirurgie arterieller Gefäßverschlüsse stellt sich somit folgende Frage: Wie empfindet der Patient selbst die periphere Bypass-Chirurgie?

▌ Lebensqualität bei kritischer Extremitätenischämie

Das Empfinden des Patienten spiegelt sich am ehesten in Untersuchungen zur gesundheitsbezogenen, krankheitsübergreifenden Lebensqualität („health-related quality of life“, HRQoL) wider. Im ersten Trans-Atlantic-Inter-Society-Consensus-(TASC-)Dokument wird daher ausdrücklich die Erfassung der HRQoL anhand ausreichend validierter psychometrischer Tests wie dem Short Form (SF) 36 [32] als zusätzliches Instrument der Ergebniskontrolle nach Bypass-Anlage empfohlen [26].

Gesichert ist inzwischen, dass Patienten mit kritischer Extremitätenischämie eine schwere Einschränkung ihrer Lebensqualität erfahren. Dies gilt sowohl für die krankheitsspezifische [4] als auch für die krankheitsübergreifende Lebensqualität [1, 5, 13, 15, 18]. Letztere ist in ihren Beeinträchtigungen der Lebensqualität denen eines fortgeschrittenen Tumorleidens [1] oder einer klinisch manifesten koronaren Herzkrankheit [13] vergleichbar.

▌ Lebensqualität nach peripherer Bypass-Chirurgie

Zahlreiche Studien haben inzwischen die Lebensqualität in den ersten 12 Monaten nach peripherer Revaskularisation bei Patienten mit arterieller Verschlusskrankheit (AVK) untersucht (Tabelle 1). Die Ergebnisse sind aufgrund teilweise uneinheitlicher Indikationen zur Intervention (Claudicatio intermittens, CLI), verschiedener Techniken der Revaskularisation (z. B. Angioplastie, Thrombendarteriektomie, Bypass-Anlage) und unterschiedlicher Instrumente zur Erfassung der Lebensqualität (z. B. SF-36, Nottingham Health Profile, Spitzer's Quality of Life Index) nur eingeschränkt miteinander vergleichbar. Trotz dieser Inhomogenität der Studien ergibt sich jedoch insgesamt das einheitliche

Tabelle 1. Gesundheitsbezogene Lebensqualität nach Bypass-Anlage (Follow-up von ≤12 Monaten)

Literatur	Publikationsjahr	Indikation	Operationsverfahren	Messinstrument	Gesundheitsbezogene Lebensqualität
[1]	1992	CLI	Multiple	QL-Index	Verbessert
[12]	1995	CI, CLI	Bypass-Anlage	Multiple	Verbessert
[17]	1997	CLI	Multiple	Multiple	Verbessert
[6]	1998	CLI	Bypass-Anlage	SF-36	Verbessert
[19]	2001	CI, CLI	Multiple	NHP	Verbessert
[29]	2001	CLI	Bypass-Anlage	SF-36	Teilweise verbessert
[14]	2001	CI, CLI	Bypass-Anlage	SF-36	Verbessert
[28]	2002	CLI	Multiple	NHP	Verbessert
[24]	2003	CLI	Bypass-Anlage	SF-36	Verbessert
[31]	2005	CI, CLI	Multiple	NHP	Verbessert
[9]	2006	CLI	Bypass-Anlage	SF-36	Verbessert

CI Claudicatio intermittens; *CLI* „critical limb ischemia"; *NHP* Nottingham Health Profile; *QL* „quality of life"; *SF-36* Short Form 36

Bild einer deutlichen Verbesserung der Lebensqualität innerhalb der ersten 6–12 Monate (Tabelle 1) durch die Revaskularisationsmaßnahmen. Beispielsweise ließ sich 6 Monate nach infragenualer Bypass-Anlage zum Extremitätenerhalt eine signifikante Verbesserung der HRQoL in allen 8 Dimensionen des SF-36 nachweisen [9]. Dieser Gewinn war jedoch nicht in allen Bereichen gleich ausgeprägt, sondern unterschiedlich stark auf die einzelnen Dimensionen verteilt.

Eine genauere Analyse der einzelnen Dimensionen der Lebensqualität zeigt erwartungsgemäß, dass die Patienten im Bereich der körperlichen Befindlichkeit („physical health") mit körperlicher Funktionsfähigkeit und Rollenempfinden, Mobilität und Schmerz am meisten von einer erfolgreichen Revaskularisation profitieren. Mit der verbesserten Mobilität eng verbunden ist der Bereich der sozialen Funktionsfähigkeit, welcher ebenfalls in den meisten Untersuchungen eine Verbesserung erfährt. Weniger einheitlich sind die Zugewinne in den Bereichen der mentalen Gesundheit („mental health") mit emotionalem Rollenempfinden und psychischem Wohlbefinden sowie der Vitalität. Auffallend ist, dass die Dimension der allgemeinen Gesundheitswahrnehmung generell kaum eine Verbesserung erfährt, auch nach erfolgreicher Revaskularisation.

Uneinheitlich wird bislang der Einfluss wiederholter Interventionen und Operationen bei Wundheilungsstörungen und „failing" bzw. „failed" Bypass bewertet. Gerade diese sekundären Prozeduren stellen jedoch eine wesentliche Belastung und Beeinträchtigung für den Patienten dar. So beobachteten Tretinyak und Mitarbeiter bei Patienten mit stationärer Wiederaufnahme wegen einer perioperativen Komplikation nach Bypass-Anlage bei CLI eine Beeinträchtigung in der Domäne „Emotionales Rollenverhalten" (SF-36) [29]. Einschränkungen dieser Studie sind jedoch der kurze Nachuntersuchungszeitraum von median nur 3 Monaten und die geringe Fallzahl von 8 Wiederaufnahmen bei insgesamt nur 46 untersuchten Patienten. Tangelder und Mitarbeiter fanden beim Vergleich verschiedener Outcome-Gruppen des großen Kollektivs der Dutch-Bypass-Oral-Anticoagulants-or-Aspirin-(BOA-)Studie eine signifikant schlechtere Lebensqualität (gemessen mittels SF-36 und EuroQol: European Quality of Life-Questionnaire) bei Patienten mit sekundär offenem Bypass als bei solchen mit primär offener Rekonstruktion [25]. Im Gegensatz dazu konnten Thompson und Mitarbeiter keinen Unterschied in der Lebensqualität dieser beiden Patientengruppen nachweisen [27]. Diese Beobachtung konnte von Thorsen und Mitarbeitern anhand des Nottingham Health Profile 12 Monate nach Revaskularisation bestätigt werden [28].

Insgesamt scheint nach bisheriger Kenntnis die Notwendigkeit sekundärer Prozeduren einen überraschend geringen Einfluss auf die postoperative Lebensqualität nach peripherer Bypass-Anlage zu haben. Dies spiegelt sich auch in den Antworten zu eher allgemein gehaltenen Fragen zur Zufriedenheit mit dem Operationsergebnis wider. Danach befragt äußerten sich 80–99% der Patienten insgesamt zufrieden mit dem erreichten Ergebnis [9, 22, 23]. Selbst nach frustraner Revaskularisation mit Bypass-Verschluss und/oder sekundärer Amputation schätzen die Patienten mehrheitlich allein schon den Versuch als lohnend ein [21, 28].

Wichtig bei der Beurteilung dieser Daten ist, dass es sich um den selbst empfundenen, also vom Patienten selbst eingeschätzten Gesundheitsstatus handelt. Diese subjektive Gesundheit ist in der Regel eher besser als die Einschätzung des externen Beobachters. Obwohl sich beispielsweise die objektiv gemessene Laufleistung (Erhebung mittels 20-Meter- und 6-Minuten-Walking-Test) und die körperliche Aktivität (Messung mittels Akzelerometer und Pedometer) 3–4 Monate nach Bypass-Anlage nicht wesentlich verbesserten, beurteilten die Patienten ihre Laufleistung (Erhebung mittels Walking Impairment Questionnaire, WIQ) und ihre Aktivität (Messung mittels Peripheral Arterial Disease-Physical Activity Recall, PAD-PAR, und Minnesota Leisure Time Physical Activity Questionnaire bzw. LTPA-Questionnaire) als signifikant gesteigert [11].

Diabetes mellitus und periphere Bypass-Chirurgie

Obwohl sich Diabetiker und Nichtdiabetiker mit CLI bezüglich der Offenheitsraten, der Beinerhaltungsrate und der Wundheilung nach Bypass-Anlage nicht wesentlich voneinander unterscheiden [3, 33], scheinen die Diabetiker in Hinblick auf die postoperative Lebensqualität eine Sonderrolle zu spielen. Während sich in einer eigenen Untersuchung die Lebensqualität sowohl bei Diabetikern als auch bei Nichtdiabetikern 6 Monate nach infragenualer Bypass-Anlage deutlich verbesserte, schnitten im direkten Vergleich beider Gruppen die Diabetiker in allen Domänen des SF-36 signifikant schlechter ab als die Nichtdiabetiker [9]. Diese Beobachtung konnte 6 Monate nach unterschiedlichen arteriellen Rekonstruktionen übereinstimmend auch anhand des Spitzer's

Quality of Life Index [10] und des Nottingham Health Profile [28] bestätigt werden. Nach 12 Monaten war dieser Unterschied in allen Studien zu Ungunsten der Diabetiker zwar noch vorhanden, jedoch nicht mehr signifikant. In einer retrospektiven Langzeitbeobachtung nach Bypass-Anlage identifizierten Holtzman und Mitarbeiter das Vorhandensein eines präoperativen Diabetes mellitus - neben einem erhöhten Lebensalter - als negativen Prädiktor des „Physical Functioning Score" (SF-36) [16]. Bei Diabetikern, die zumeist noch mehr Komorbiditäten aufweisen und mit einer schlechteren Prognose quoad vitam behaftet sind als Nichtdiabetiker mit CLI, scheint die postoperative Erholung zumindest bezüglich der verbesserten Lebensqualität somit verzögert.

■ Langzeitverlauf der Lebensqualität nach peripherer Bypass-Chirurgie

Während sich zahlreiche Studien mit den ersten 12 Monaten nach Revaskularisation beschäftigt haben, liegen bislang nur wenige, zumeist retrospektive, in Studiendesign und Fragestellung sehr unterschiedliche Untersuchungen zu längeren Nachbeobachtungszeiträumen vor (Tabelle 2).

Soweit aus den wenigen Daten gefolgert werden kann, haben Patienten mit Extremitätenerhalt auch im Rahmen mehrjähriger Nachuntersuchungen zum funktionellen Ergebnis eine akzeptable Mobilität und Selbstständigkeit, wenn auch bei insgesamt deutlicher Einschränkung ihrer körperlichen Funktions-

Tabelle 2. Gesundheitsbezogene Lebensqualität nach Bypass-Anlage (Follow-up von > 12 Monaten)

Literatur	Publikationsjahr	Indikation	Operationsverfahren	Follow-up [Monate]	Gesundheitsbezogene Lebensqualität
[7]	1994	CLI	Bypass-Anlage	19 (3–30)	Vermindert
[27]	1995	CLI	Bypass-Anlage und Amputation	18 (1–59)	Besser als nach primärer Amputation
[23]	1999	CLI	Bypass-Anlage	46 (6–128)	Subjektiv gleich; objektiv schlechter als Kontrollen
[16]	1999	CI, CLI	Multiple	1–90	Eingeschränkt, jedoch akzeptable Mobilität
[25]	1999	CI, CLI	Bypass-Anlage	21	Eingeschränkt
[31]	2005	CI, CLI	Multiple	Bis zu 48	Verschlechterung nach den ersten 12 Monaten
[22]	2006	CI, CLI	Bypass-Anlage	24	Eingeschränkt
[8]	2006	CLI	Bypass-Anlage	24	Verschlechterung nach den ersten 12 Monaten

CI Claudicatio intermittens; *CLI* „critical limb ischemia"

fähigkeit schon bei einfachen Aufgaben des täglichen Lebens. Insgesamt ist die gesundheitsbezogene Lebensqualität gegenüber altersentsprechenden Gesunden erheblich eingeschränkt.

Eine Limitierung prospektiver Langzeitbeobachtungen bei allen Patienten mit CLI ist der Selektionsbias zugunsten der an sich schon gesünderen Patienten. Bei einer 5-Jahres-Mortalität von etwa 50% [30] sind zum Zeitpunkt der Nachuntersuchung bereits zahlreiche Patienten mit schlechterem Ausgangsbefund verstorben oder zumindest zu schwach, um am Follow-up weiter teilnehmen zu können.

In den wenigen prospektiven Untersuchungen mit einem Nachuntersuchungszeitraum von >12 Monaten zeigte sich nach einem Jahr ein Maximum der messbaren Lebensqualität, welche dann wieder langsam abzunehmen begann [8, 31]. Dieser erneute Verlust an Lebensqualität – trotz funktionierender Revaskularisation – ist wahrscheinlich Ausdruck der zunehmenden gesundheitlichen Einschränkungen aufgrund der zahlreichen, oft schwerwiegenden Begleiterkrankungen dieser Patienten.

Schlussfolgerungen

Nach peripherer Bypass-Anlage bei CLI verspüren die Patienten mehrheitlich eine deutliche Verbesserung ihrer ansonsten erheblich eingeschränkten gesundheitsbezogenen Lebensqualität. Dieser vom Patienten selbst empfundene Gewinn an Lebensqualität zusammen mit der Zufriedenheit, etwas gegen den drohenden Extremitätenverlust unternommen zu haben, scheint auch weiterhin eine großzügige Indikationsstellung zur Bypass-Anlage bei CLI zu rechtfertigen, auch aus Sicht des Patienten. Langfristig vermag jedoch auch ein funktionierender Bypass nicht die krankheitsübergreifende Lebensqualität dieser Patienten am Ende ihres Lebenswegs dauerhaft zu verbessern.

Literatur

1. Albers M, Fratezi AC, De Luccia N (1992) Assessment of quality of life of patients with severe ischemia as a result of infrainguinal arterial occlusive disease. J Vasc Surg 16:54–59
2. Aulivola B, Pomposelli FB (2004) Dorsalis pedis, tarsal and plantar artery bypass. J Cardiovasc Surg (Torino) 45:203–212
3. Awad S, Karkos CD, Serrachino-Inglott F et al. (2006) The impact of diabetes on current revascularisation practice and clinical outcome in patients with critical lower limb ischaemia. Eur J Vasc Endovasc Surg 32:51–59
4. Bullinger M, Cachovan M, Creutzig A et al. (1996) Entwicklung eines krankheitsspezifischen Instruments zur Erfassung der Lebensqualität von Patienten mit arterieller Verschlusskrankheit (PAVK-86 Fragebogen). VASA 25:32–40
5. Chetter IC, Spark JI, Dolan P, Scott DJA, Kester RC (1997) Quality of life analysis in patients with lower limb ischaemia: Suggestions for European standardisation. Eur J Vasc Endovasc Surg 13:597–604
6. Chetter IC, Spark JI, Scott DJA, Kent PJ, Berridge DC, Kester RC (1998) Prospective analysis of quality of life in patients following infrainguinal reconstruction for chronic critical ischaemia. Br J Surg 85:951–955

7. Duggan MM, Woodson J, Scott TE, Ortega AN, Menzoian JO (1994) Functional outcomes in limb salvage vascular surgery. Am J Surg 168:188–191
8. Engelhardt M, Bruijnen H, Scharmer C, Wohlgemuth WA, Willy C, Wölfle KD (2008) Prospective 2-years follow-up quality of life study after infrageniculate bypass surgery: Lasting improvements only in non-diabetic patients. Eur J Vasc Endovasc Surg 36:63–70
9. Engelhardt M, Bruijnen H, Scharmer C, Jezdinsky N, Wölfle K (2006) Improvement of quality of life six months after infrageniculate bypass surgery: Diabetic patients benefit less than non-diabetic patients. Eur J Vasc Endovasc Surg 32:182–187
10. Fratezi AC, Albers M, De Luccia N, Pereira CAB (1995) Outcome and quality of life of patients with severe chronic limb ischaemia: A cohort study on the influence of diabetes. Eur J Vasc Endovasc Surg 10:459–465
11. Gardner AW, Killewich LA (2001) Lack of functional benefits following infrainguinal bypass in peripheral arterial occlusive disease patients. Vasc Med 6:9–14
12. Gibbons GW, Burgess AM, Guadagnoli E et al. (1995) Return to well-being and function after infrainguinal revascularization. J Vasc Surg 21:35–45
13. Graaff de JC, Ubbink DT, Kools EJC, Chamuleau SAJ, Jacobs M (2002) The impact of peripheral and coronary artery disease on health-related quality of life. Ann Vasc Surg 16:495–500
14. Gugg A, von Sommoggy S (2001) Lebensqualität nach Bypassoperation. Gefäßchirurgie 6 (Suppl 1):S74–S79
15. Hernández-Osma E, Cairols MA, Martí X, Barjau E, Riera S (2002) Impact of treatment on the quality of life in patients with critical limb ischaemia. Eur J Vasc Endovasc Surg 23:491–494
16. Holtzman J, Caldwell M, Walvatne C, Kane R (1999) Long-term functional status and quality of life after lower extremity revascularization. J Vasc Surg 29:395–402
17. Johnson BF, Singh S, Evans L, Drury R, Datta D, Beard JD (1997) A prospective study of the effect of limb-threatening ischaemia and its surgical treatment on the quality of life. Eur J Vasc Endovasc Surg 13:306–314
18. Klevsgård R, Hallberg IR, Risberg B, Thomsen MB (1999) Quality of life associated with varying degrees of chronic lower limb ischaemia; comparison with a healthy sample. Eur J Vasc Endovasc Surg 17:319–325
19. Klevsgård R, Risberg BO, Thomsen MB, Hallberg IR (2001) A 1-year follow-up quality of life study after hemodynamically successful or unsuccessful surgical revascularization of lower limb ischemia. J Vasc Surg 33:114–122
20. Nicoloff AD, Taylor LM, McLafferty RB, Moneta GL, Porter JM (1998) Patient recovery after infrainguinal bypass grafting for limb salvage. J Vasc Surg 27:256–266
21. Paaske WP, Laustsen J (1995) Femorodistal bypass grafting: Quality of life and socioeconomic aspects. Eur J Vasc Endovasc Surg 10:226–230
22. Sasajima Y, Sasajima T, Inaba M et al. (2006) Effects of successful bypass on mental status and quality of life in patients with lower-limb ischemia. Int Angiol 25 (Suppl 1):153–154
23. Seabrook GR, Cambria RA, Freischlag JA, Towne JB (1999) Health-related quality of life and functional outcome following arterial reconstruction for limb salvage. Cardiovasc Surg 7:279–286
24. Shechter M, Auslander G, Weinmann EE, Bass A (2003) Quality of life and social support following distal arterial bypass in elderly patients. Isr Med Assoc J 5:322–325
25. Tangelder MJD, McDonnel J, Van Busschbach JJ et al. for he Dutch Bypass Oral Anticoagulants or Aspirin (BOA) Study Group (1999) Quality of life after infrainguinal bypass grafting surgery. J Vasc Surg 29:913–919
26. TASC Working Group (2000) Management of peripheral arterial disease (PAD). J Vasc Surg 31:S39–S41

27. Thompson MM, Sayers RD, Reid A, Underwood MJ, Bell PRF (1995) Quality of life following infragenicular bypass and lower limb amputation. Eur J Vasc Endovasc Surg 9:310–313
28. Thorsen H, McKenna S, Tennant A, Holstein P (2002) Nottingham Health Profile scores predict the outcome and support aggressive revascularisation for critical ischaemia. Eur J Vasc Endovasc Surg 23:495–499
29. Tretinyak AS, Lee ES, Kuskowski MA, Caldwell MP, Santilli SM (2001) Revascularization and quality of life for patients with limb-threatening ischemia. Ann Vasc Surg 15: 84–88
30. Van Damme H (2004) Crural or pedal artery revascularisation for limb salvage: is it justified? Acta Chir Belg 104:148–157
31. Wann-Hansson C, Hallberg IR, Risberg B, Lundell A, Klevsgård R (2005) Health-related quality of life after revascularization for peripheral arterial occlusive disease: long-term follow-up. J Advanced Nursing 51:227–235
32. Ware JE, Sherbourne CD (1992) The MOS 36-item Short-Form Health Survey (SF-36): I. Conceptual framework and item selection. Medical Care 30:473–483
33. Wölfle KD, Bruijnen H, Loeprecht H et al. (2003) Graft patency and clinical outcome of femorodistal arterial reconstruction in diabetic and non-diabetic patients: Results of a multicenter comparative analysis. Eur J Vasc Endovasc Surg 25:229–234

Printing: Krips bv, Meppel, The Netherlands
Binding: Stürtz, Würzburg, Germany